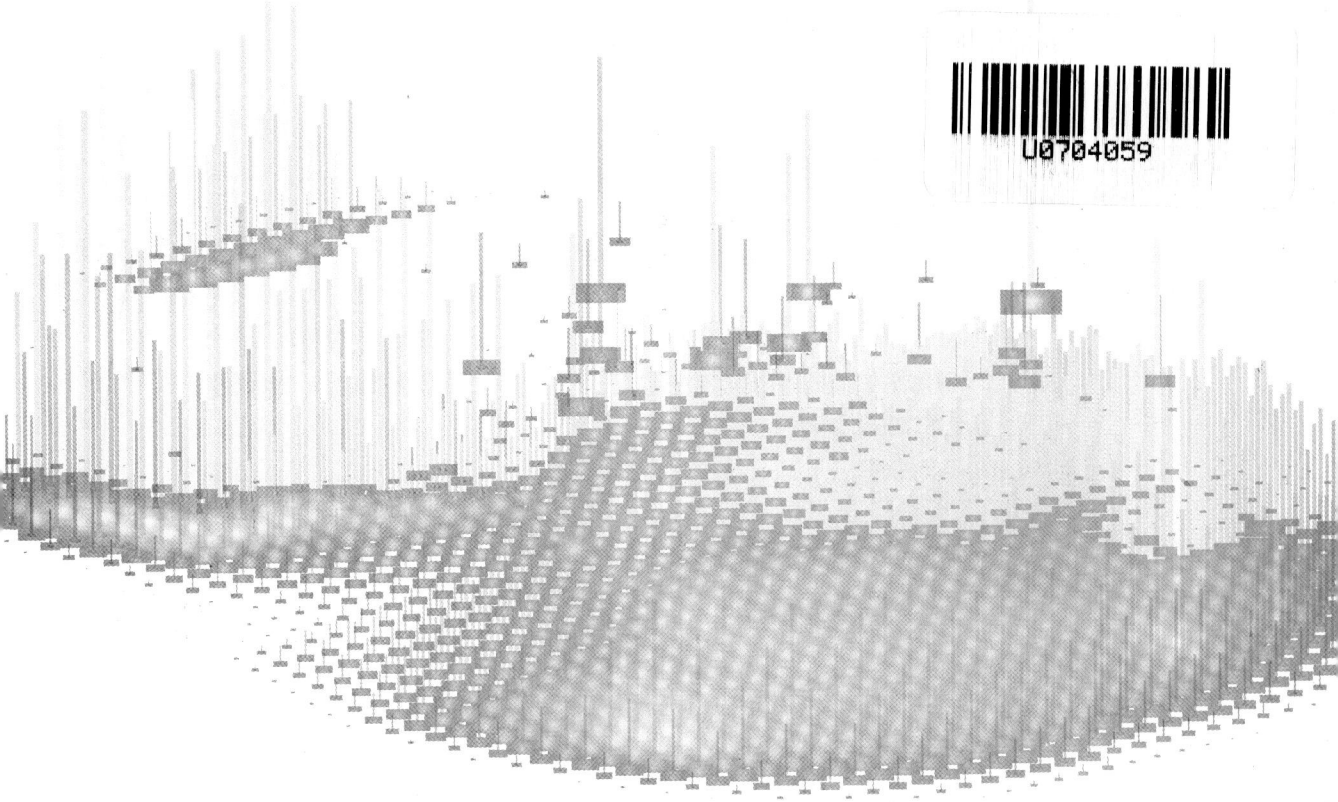

医效融新

中医孟河派传人邓学稼
中西医证病结合医案集

邓学稼 编著　邓友之 整理

上海科学技术文献出版社
Shanghai Scientific and Technological Literature Press

图书在版编目（CIP）数据

医效融新：中医孟河派传人邓学稼中西医证病结合医案集 / 邓学稼编著；邓友之整理 . —上海：上海科学技术文献出版社，2019

ISBN 978-7-5439-8017-4

Ⅰ.① 医⋯　Ⅱ.①邓⋯②邓⋯　Ⅲ.①中西医结合疗法—医案—汇编　Ⅳ.① R45

中国版本图书馆 CIP 数据核字（2019）第 216435 号

责任编辑：应丽春
封面设计：袁　力

医效融新：中医孟河派传人邓学稼中西医证病结合医案集
YIXIAO RONGXIN: ZHONGYI MENGHEPAI CHUANREN DENGXUEJIA ZHONGXIYI ZHENGBING JIEHE YI'AN JI
邓学稼　编著　邓友之　整理
出版发行：上海科学技术文献出版社
地　　址：上海市长乐路 746 号
邮政编码：200040
经　　销：全国新华书店
印　　刷：常熟市人民印刷有限公司
开　　本：787×1092　1/16
印　　张：21.75
字　　数：462 000
版　　次：2020 年 1 月第 1 版　2020 年 1 月第 1 次印刷
书　　号：ISBN 978-7-5439-8017-4
定　　价：88.00 元
http://www.sstlp.com

九五自叙

稼出生于公元1922年冬,江苏省无锡市南门外南长街72号新宅(即现今南长街人民医院院址)内。江苏省名医邓星伯次子,出生时,母梦巨龙遨游天空,旋即下降,将及屋顶,梦醒产下,取名梦辰,因字排行,改名学稼。

幼受庭训,勤读医书,及长,侍诊父侧,时父门诊日约百余。有门人3~5位,先兄锡耕协助门诊,稼日抄录门诊医案约50余例,部分选入《邓星伯临证医集》(邓学稼 张元凯编纂,上海科学技术文献出版社于2002年出版)中。

1937年秋,日军侵犯,时父年事已高,又积劳成疾,不久去世。后举家避难外地,遂即和先兄行医于沪上,抗日战争胜利,稼即回锡继续行医,直到1949年春。近10年的中医辨证治病,深感尚有不足之处,随即决定再系统学习西医,充实知识,后即考入上海同德医学院。1952年,院系调整,和约大、震旦合并名第二医学院,5年后(1955年)医本科毕业,分配到第一医学院附属第一医院,后改名为华山医院,任外科医师。1949年后,妻唐瑞珍考入苏尚公学银行系,毕业后在银行工作。

1959年冬,中央号召西医学习中医,院领导调我到中医科,开办全上医(各附医院)西医学习中医,先办普通班(均半脱产),每期3个月,每班20人,共办了12期,接着办提高班,每班10~15人,共办了10期,教材自编,不断改进充实。其间,一度被邀去北京,参加医疗组去印尼为苏加诺诊治尿石病,获愈而归。

嗣后又参加每年一次的全国中西医结合外科学术交流经验大会,每年各院自选题会上发言,我代表华山医院亦参加,我的两篇论文:①补肾法与分利法对尿石病伴有肾盂积水证的一些体会。②胆道运动功能观察(附录像)。引起与会者极大兴趣,并得到认可。

后又多次去浙江省莫干山,参加编写全国中西医结合内外科教材中有关中医药部分。

华山医院开设急腹症病房及门诊,科领导要我去负责,我用证病结合治则,提高了疗效、惠及病人,若干已成坏症,竟获缓解,我的专业知识和经验,不断改进,逐步形成独特的治病风格。

1989年，到了退休年龄，此时华山医院涉外病房及门诊开设，院领导请我去协助，直到2013年，我已91高龄，谢辞回家。

赋闲在家，特将数十年来诊余随笔及临证医案整理，持有西医检测较完备者，用病证结合医治者数百例，治法则均属管见，病证辨治，临床上明确了病的性质、部位，再结合体质及对病的反应，综合治疗，其治愈率可明显提高。如腰酸、尿欠畅，伴有尿红细胞阳性，检出有肾下垂，不用分清下焦湿热法，用补中益气法；偏头痛，不用平肝息风法，用川芎茶调扩张血管药物；四肢痿软乏力，不用养阴清热健脾法，改用食疗加麻桂类诊治，急性或感染引发者，仍沿用古法。

目前，肿瘤患者，年复一年地增多，治则以手术、放疗、化疗为主。中医对肿瘤治疗，如有用清热解毒的草药；有用活血化瘀的虫类药；有用软坚散结的贝介类药，均可取得一定疗效，而按我多年治疗肿瘤的心得，认为首先要注意患者的脾胃功能。一经手术、放疗、化疗后，体力虚弱，不急用大量补益药，更不使用治疗肿瘤药物，应首先调整脾胃功能，古训有"有胃气则生，无胃气则死""脾胃为后天生化之本"，脾胃功能调整，生化有力，营养增加，体力改善。该类药物亦可起增效戒毒之力，在用补益药时，更能奏效。多例西医认为预后很差，生存期仅数月而已，但经治疗，竟能存活数年、或10余年者。

医学科学，发展迅速，我每日必读医学杂志，以增新智，翻阅中医古典医籍，温故而知新，这能充实我对医学的更深入了解。

回顾我决心学习西医，对"病"有了新的认知，这是中医的短处，西医治病，忽略了对人体因疾病反应(即'证')，这是西医的短处。两者长处融合在一起，使病人可得到更好的疗效，本医案名为"医效融新"即有此意。

由于本人年事已高，体力日差，由子友之协同全程整理。

邓学稼书于沪寓
时年九十有六
公元2018年3月

几点说明

（一）本书未按中医传统分门列类编排，改为病证原发归属现代医学各系统来分，因病有兼夹，又有取舍不同之故。

（二）处方用药剂量，不用两钱分厘旧制，改用克为单位计算，原处方三钱，按1斤500克计为10克，如按1斤16两计则为9克。

（三）处方中，常有"方有补中益气汤意""当归六黄汤法"等，临床中医，均能领会，故书后未列出。

（四）按语由笔者对病证的说明和治法，有的偏重于中医常用词汇，有的参酌现代医学解说。

（五）作者系江南孟河马培之第二代传人，处方用药，常按此规范，偶亦仿北京、重庆医师有效方酌用。80年代后改为病证结合法诊治，但用药仍宗马氏遗韵。

目 录

第一章　脑心系病证 ……………………………………………………… 1

头痛　偏头痛　昏痛　胀痛	/ 1	胸痹	/ 24
昏胀　眩晕	/ 6	中风	/ 25
脑梗	/ 15	高血压	/ 26
心悸	/ 17	低血压	/ 26
心功能减退	/ 22	四肢冰凉	/ 28
心包积液　心脏扩大	/ 23	下肢静脉曲张	/ 28

第二章　呼吸系病证 ……………………………………………………… 30

砂肺	/ 30	久咳	/ 39
时毒	/ 31	哮喘	/ 41
风热感冒	/ 32	伏气	/ 42
风寒感冒	/ 33	疰夏	/ 45
体虚感冒	/ 34	中暑先兆	/ 46
外感高热	/ 34	暑病	/ 47
外感肤痒	/ 35	支气管扩张	/ 48
外感咳嗽	/ 35	肺脓疡	/ 48
秋燥咳嗽	/ 36	肺部病变(胸腔积液)	/ 49
入冬咳嗽	/ 36		

第三章　消化系病证 ……………………………………………………… 51

噎格	/ 51	胃寒	/ 59
食道溃疡	/ 52	慢性胃炎	/ 60
泛酸	/ 52	急性胃炎	/ 63
胃脘胀	/ 57	脾湿	/ 64

肠易激综合征	/ 65	便秘	/ 72
巨结肠梗阻	/ 66	腹泻	/ 75
结肠炎	/ 66	肝、胆、胰结石	/ 76
结肠多发息肉	/ 67	胰腺囊肿	/ 81
结肠溃疡	/ 68	肝病	/ 83
内脏下垂	/ 71		

第四章　神经精神系病证 …………………………………………… 94

脑炎	/ 94	精神障碍	/ 103
癫痫	/ 95	失眠	/ 104
帕金森氏综合证	/ 97	妄想症	/ 107
三叉神经痛	/ 97	恐惧感	/ 107
面瘫	/ 98	焦虑	/ 108
面肌痉挛	/ 100	健忘（善忘）	/ 108
肌纤维化	/ 100	神经元病	/ 109
雷诺氏现象	/ 101	局限性重症肌无力	/ 113
神经官能症　神经衰弱	/ 101	肌萎缩	/ 114
情绪不安,意识障碍	/ 102	下肢乏力	/ 115

第五章　运动系病证 ……………………………………………… 116

颈椎病	/ 116	腰肌、髋骨、胫骨头踝关节外伤扭伤	
强直性脊柱炎	/ 119		/ 134
腰椎间盘术后	/ 123	冲击波致伤	/ 136
坐骨神经痛	/ 123	膝关节置换术后	/ 137
腰膝关节痛	/ 124	车祸外伤	/ 138
关节痛、急性关节炎	/ 126	外伤引发头痛,性格改变	/ 141
痹症　风湿	/ 127	胸、肋、腰刺痛	/ 143
类风湿病	/ 131		

第六章　泌尿系病证 ……………………………………………… 144

肾炎	/ 144	肾无功能	/ 159
乳糜尿、乳糜血尿	/ 151	尿路感染	/ 159
肾下垂	/ 153	尿失禁	/ 160
肾结石　输尿管结石	/ 154	前列腺炎	/ 161

前列腺肥大	/ 164	性功能下降	/ 167
血精	/ 164	不育	/ 169
副睾炎	/ 166	不射精	/ 170
阴茎病变	/ 167		

第七章　代谢、甲状腺、血液系病证 ……………………………………… 172

糖尿病	/ 172	低钾症	/ 188
三高证(高血压、高血脂、高血尿酸、糖尿病)		甲状腺病变(甲状腺功能亢进证)	/ 189
	/ 178	甲状腺病	/ 189
痛风	/ 185	脾切除后血小板升高症	/ 194
降脂	/ 188	骨髓增生异常综合证	/ 195

第八章　皮肤系病证 ……………………………………………………… 197

全身淋巴结肿大	/ 197	湿疹样皮炎	/ 204
牛皮癣	/ 197	湿疹	/ 205
白癜风	/ 198	下肢丹毒	/ 216
外阴白斑	/ 200	硬皮病	/ 216
汗斑病	/ 200	老年搔痒症	/ 218
日光皮炎	/ 201	干燥综合病	/ 220
荨麻疹	/ 202	红斑性狼疮	/ 222

第九章　眼、耳、鼻、口腔系病证 ………………………………………… 225

视力下降	/ 225	鼻鼽(过敏性鼻炎)	/ 233
刻目病	/ 227	鼻衄	/ 236
眼结膜充血	/ 227	咽喉炎	/ 237
两耳失聪	/ 227	慢性扁桃体炎	/ 240
听力下降	/ 228	牙龈肿	/ 240
暴聋	/ 229	颞、颌关节活动受阻	/ 241
耳鸣	/ 230	口气秽臭	/ 241
嗅觉失灵	/ 232	口疮	/ 242

第十章　妇儿系病证 ……………………………………………………… 244

月经量多	/ 244	月经量少	/ 245

月经先期	/ 247	妊娠后便秘	/ 266
月经落后	/ 247	妊娠期高血压	/ 267
月经愆期	/ 248	多次人流后乏力,体弱	/ 267
经阻(月经不来)	/ 250	更年期综合证	/ 268
子宫内膜异位	/ 253	小儿脑瘫后遗症	/ 269
居经	/ 254	幼儿虚弱	/ 270
带下(白带)	/ 254	幼儿寝汗	/ 271
不育	/ 255	多动症	/ 272
卵巢囊肿	/ 262	智力差	/ 273
宫外孕	/ 264	夜尿	/ 274
妊娠后外感咳嗽	/ 266		

第十一章 杂病系病证 275

消瘦	/ 275	寝汗	/ 280
肝气失疏	/ 275	高年虚弱	/ 281
口干两下肢乏力	/ 276	肝、心、肺、肾病证	/ 283
戒毒	/ 277	嗜睡	/ 287
无汗	/ 278		

第十二章 肿瘤系病证 288

脑胶质瘤	/ 288	肝癌	/ 306
脑垂体瘤	/ 290	胆道中肿瘤	/ 309
左额顶叶棱形细胞瘤	/ 291	胰腺癌	/ 312
听神经瘤	/ 292	结肠癌(肝、肺、淋巴转移)	/ 318
鼻窦黏液性肿瘤	/ 292	直肠癌	/ 322
鼻咽癌	/ 293	类癌	/ 323
舌癌	/ 297	肾脏肿瘤	/ 324
喉癌	/ 298	阴茎癌	/ 326
甲状腺肿瘤	/ 299	膀胱肿瘤	/ 326
食道癌	/ 299	前列腺癌	/ 328
胃癌	/ 300	乳腺癌	/ 329
肺癌	/ 302	卵巢癌	/ 333
胸腹肿块	/ 305	B淋巴细胞癌	/ 334

索引 ………………………………………………………… **336**

后记 ………………………………………………………… **337**

第一章
脑心系病证

头痛 偏头痛 昏痛 胀痛

许×× 男 36岁 中国台湾

受热、着冷,即感头痛,时伴作恶,不耐烦劳,已经有年,在外检测阴性。诊得两脉细濡,舌苔薄腻,纳食睡眠可。

大生地	12克	当归	9克	白术芍(各)	12克
潼白蒺藜(各)	9克	大川芎	6克	钩藤	9克
蒸萸肉	9克	茯苓神(各)	12克	枸杞子	15克
丹皮参(各)	15克	制半夏	9克	石决明	20克

[按] 肝肾不足,肝风内动之证,用补养肝肾,和中息风之味,3月后来电,顽症竟获痊愈。

唐×× 男 52岁 中国台湾

头痛偏右,每遇情绪不好,气候、周围环境剧烈变化均易诱发,发时伴有两目羞明,西医检测阴性,两手掌时麻,纳眠均好,二便如常。

当归	9克	大白芍	15克	白蒺藜	9克
制僵蚕	9克	黑料豆	9克	大川芎	9克
石决明	20克	丹皮参(各)	15克	甘菊	6克
决明子	9克	茯苓神(各)	15克		

另服 川芎茶调丸,6克,日2次。蝎尾(研末),每次1克,日2次。

[按] 养血平肝,息风止痉治法,竟获痊愈。

戴×× 女 34岁 印度尼西亚

偏头痛缠绵,已八年,劳累和经来时更甚,在外服止痛片,现已失效,特来要求中医治疗,诊得一般情况萎软少力,两脉濡细,眠不安,纳尚可。

当归	15克	刺蒺藜	10克	大川芎	10克
钩藤	10克	细辛	6克	蔓荆子	10克
丹参	15克	柏子仁	15克	合欢皮	10克
夜交藤	15克	制半夏	10克	陈皮	10克
太子参	10克	大白芍	10克		

[按] 中气不足,清阳不升之体,用益气聪明,通阳清窍法调摄,方中川芎一味,可疏利血中之气,祛血中之风,药后头痛大减,续服原方月余,多年宿疾,竟获痊愈,欣喜万分,特来电致谢。

姚×× 女 42岁 中国台湾

每逢阴雨,气候变化,情绪不好时,辄发偏头痛。恙起外伤之后,有高血压史,一直服西药控制,脉濡带滑,舌如常,二便好,卧欠安。

刺蒺藜	9克	钩藤	9克	大川芎	9克
明天麻	9克	制僵蚕	9克	大丹参	15克
蔓荆子	9克	当归	9克	荆防风(各)	3克
羌活	6克	桑麻丸(包)	15克		

[按] 和营平肝,疏风通络,竟获良效。

陆×× 男 32岁

偏头痛已多年,事繁,情绪不安易发,发作时,有剧痛,西药对剧痛已失效,特要求中医药调治。因近来发作转频,已影响睡眠及日常工作。

白蒺藜	10克	大川芎	10克	延胡	10克
制僵蚕	10克	甘菊	10克	苍耳子	10克
香白芷	6克	荆防风(各)	6克	明天麻	10克
羌活	6克	钩藤	10克	合欢花	10克
石决明	15克				

[按] 患者头痛伴剧痛如刀割,发作频繁,服上方后,剧痛程度减轻,痛时间缩短,发作次数减为4/日,1月后,剧痛已消失,偏头痛已减为每月发1—2次;服上药2月后,症状基本已不发;又服上方1月后,宿疾竟消失,欣喜不已。嘱原方再服1月巩固,处方治则,平肝祛风止痛。

周×× 男 34岁 合肥

两额部裂痛,牵引到头后枕部,久视亦可引起,恙起在校时常开夜车之后,参加工作后,又患两下肢酸楚不适,时而掌心易汗、两脉细数,舌润,纳好,拟养阴平肝,益肾化湿法。

刺夕利	9克	钩藤	9克	大川芎	9克

九节菖	9克	炙远志	9克	杞子	9克
制首乌	9克	茯苓神(各)	9克	沙苑子	9克
女贞子	15克	明天麻	9克	白芍	15克
丹皮参(各)	9克	焦苡仁	15克	川续断	9克

[按] 服上药后，头部裂痛，久视亦引发明显缓解，身心感到轻松，精神压力大减，嘱原方可续服，直到所有症状全部消失。3月后得悉，一切已如常人矣。

戴×× 女 62岁 福建

多年前，被人用钝器击伤头部，引起脑膜下血肿，后经保守疗法，血肿吸收，旋即常有头痛头晕出现，牵引到肩背，痛时眼球有突出感，伴有听力失聪，痛消失后，上述诸症随之消失。因常反复发作，要求中医药调理。诊得一般情况可，神情尚佳，因来诊时头痛未发作，精神脉舌无特殊，纳眠亦可，拟方调摄。

当归	9克	大丹参	15克	白夕利	9克
大川芎	9克	延胡	9克	制僵蚕	9克
制半夏	9克	钩藤	9克	桃仁	9克
合欢皮	9克				

另服 天麻片及三七片。

[按] 过去常用和营散去结止痛法对此等病症调治，均能获愈，本例亦循用此法调治。1年后，电告已愈。

仇×× 男 53岁 湖州

头额昏痛，有高血压史，服抗高血压药后，痛减，昏频发，脉虚弦，舌净，眠可，纳平平。

白夕利	10克	钩藤	10克	甘菊	10克
大川芎	10克	丹参	15克	茯苓	10克
制半夏	10克	陈皮	10克	制僵蚕	10克
明天麻	10克	白术	10克	泽兰泻(各)	10克

[按] 用仿半夏白术天麻汤法加减，症状竟很快消失。

郭×× 女 38岁 浙江

右偏头痛10余年，开始和月经来潮有关，近数年来，和月经无关，且经常发作，患者用手机8年，测血压110/70，神经科检测阴性，纳眠尚可，舌中红，边白润，脉细濡，要求中医药调治。

大生地	9克	大白芍	15克	当归	9克
大川芎	9克	大丹参	15克	钩藤	9克
制僵蚕	9克	法半夏	9克	制香附	9克
浙贝母	9克	郁金	9克	川楝子	6克

[按] 仿补肝养营汤调治,取其脉细濡,舌中心红,服后2月余,头痛逐渐缓解,1年后电悉,偏头痛纠缠多年,竟获痊愈。

王×× 女 67岁 上海

左额头痛,痛时需止痛片才能缓解,已经多年,近发作较频,疗效日益不显,多食或过饱,即泛恶,甚则吐出为快,舌略胖,眠佳,拟疏风平肝、和胃止吐。

刺夕利	9克	钩藤	9克	大川芎	9克
大白芍	9克	蔓荆子	9克	制半夏	9克
制僵蚕	9克	制香附	9克	陈皮	9克
枳实壳(各)	6克	桑麻丸(包)	9克	白术	9克
茯苓	9克

[按] 偏头痛,常以血管痉挛性引发较多见,治则以疏风平肝,可收到一定疗效,本例又有多食饱胀不适,加和胃止吐,两法合用,收到疗效。

陈× 女 20岁

偏头痛,精神紧张,情绪不佳时即发,月事不准,纳可眠差多梦。

当归	10克	丹参	15克	大川芎	15克
大白芍	10克	淮小麦	20克	炙甘草	10克
郁金	10克	制香附	10克	焦山楂	10克
柏子仁	10克	茯苓神(各)	10克	茺蔚子(包)	10克
青陈皮(各)	10克	合欢皮	10克

药后,症状明显减轻,月事已来,眠亦转佳,要求续治。

当归	10克	大川芎	15克	大丹参	15克
大白芍	15克	淮小麦	20克	炙甘草	6克
酸枣仁	10克	郁金	10克	茯苓神(各)	10克
焦楂曲(各)	10克	白术	10克	夜交藤	10克
制半夏	10克	月季花	3朵

因去澳洲,服汤药不便,上药3倍量共研细末。水蜜各半泛丸,如绿豆大,每服5克,早晚各1次,开水过下。

[按] 平肝息风,和营止痛调经法获效。

金×× 女 52岁

右侧偏头痛,已近廿年,经汛期尤甚,现已绝经,但症状仍发作,遇风或因工作繁忙时增剧,痛时牵引到眼角,甚则作恶,西药止痛片可暂时缓解,姑拟疏风平肝止痛。

| 白蒺藜 | 10克 | 钩藤 | 10克 | 大川芎 | 15克 |

香白芷	6克	大白芍	10克	制僵蚕	10克
郁金	10克	明天麻	10克	丹参	15克
桃仁	10克	荆防风(各)	5克	全蝎(研)	3克(分2次吞)

[按] 血管性头痛,用扩张血管药有效,中药疏风平肝药可缓解,加全蝎,增强止痛疗效,曾治多例经久不愈偏头痛者,均获良效。3月后,症状消失获愈。

李×× 男 62岁 桐乡

偏头痛有年,现伴有枕部和颞部均痛。剧时,须西药止痛片才可缓解,日久,止痛片已失效,特介绍来此,要求中医药调治,协助解决。

刺蒺藜	10克	大川芎	15克	钩藤	10克
香白芷	5克	蔓荆子	10克	明天麻	10克
茯苓	10克	大丹参	15克	大白芍	15克
制僵蚕	10克	桑叶	10克	甘菊	5克

[按] 用疏风止痛川芎茶调法,加桑菊法两法加减调摄,两周后,症状缓解,已可日常生活。1月后,症状基本消失,喜甚,后又陆续接服2月余,症状全消。

孙×× 女 53岁 浙江

习惯性流产,先后4次,伴有右偏头痛,和情绪,月经来易诱发,头痛延及后脑,已好多年,痛甚时,想自杀,现月经已停,但头痛仍频发不止,刻诊病脉细数少静,舌胖略嫩,测血压不高,拟疏肝解郁,祛风止痛。

柴胡	10克	当归	10克	白夕利	10克
大川芎	10克	淮小麦	30克	炙甘草	10克
钩藤	10克	郁金	10克	制僵蚕	10克
蔓荆子	10克	全蝎	3克	川楝子	10克

[按] 偏头痛,系血管痉挛性引发者颇多,过去用扩张血管药,常能收效,本例除上法外另加全蝎,效果应更明显。本例服上药后,已见初效,嘱原方可续服。后悉,本方连服月余,基本不发,又续服1月后,症状消失。

朱×× 女 36岁 浙江桐乡

六年前分娩后,即患有偏头痛,始起经风吹,受寒,引发,平时头痛隐约,可以忍受,上述因素引发后,痛较厉害,甚则要止痛药才可缓解,脉沉弦,舌润苔薄,拟方调治。

柴延胡(各)	10克	大川芎	15克	白夕利	10克
钩藤	10克	荆防风(各)	5克	大白芍	15克
太子参	15克	丹皮参(各)	15克	当归	10克
制僵蚕	10克	桑叶	10克	大贝母	10克

| 云茯苓 | 10克 | | | | |

头额疼痛,基本消失,偶有轻微胀滞感,要求赓续治疗。

白夕利	10克	甘菊	10克	钩藤	10克
大川芎	15克	荆防风(各)	5克	当归	10克
桑荷叶(各)	10克	延胡	10克	石决明	15克
蔓荆子	10克	夏枯草	10克	白术芍(各)	10克

[按] 养血疏风,平肝止痛法,对血管痉挛性引发的头痛,颇合治则,且疗效亦明确。本例即是。

昏胀 眩晕

李×× 女 40岁 中国台湾

劳累后头昏脑胀,用脑后更甚,治以养阴平肝,宁心安神。

生熟地(各)	9克	全当归	9克	大白芍	12克
石菖蒲	9克	炙远志	9克	炒白术	9克
制半夏	9克	陈皮	9克	炙龟板	15克
煅龙牡(各)	12克	太子参	15克	大川芎	9克
茯苓神(各)	9克	淮山药	15克	明天麻	9克

[按] 肝肾并调,加六君健中,枕中补养心肾,收到疗效。

韦×× 女 52岁 中国香港

头额胀痛,伴两耳气闭,日渐加重,已经数月,脉来沉细、少力、舌胖、眠欠安。

柴胡	6克	刺蒺藜	9克	大川芎	6克
大生地	9克	当归	9克	大白芍	9克
党参	15克	白术	9克	女贞子	15克
沙苑子	9克	淮牛膝	9克		

[按] 疏肝和补肾法,两法协调,恙十去其七,喜甚,原方续服,两月后,症状已消失。

黄×× 女 30岁 浙江象山

每到下午,头重如有物裹住,两目视力受到影响,无耳鸣,已月余,月事准,测血压110/76,工作较忙,诊得两脉虚濡,重按尚有力,拟方进治。

补中益气丸 参苓白术丸 每次各服6克,日2次。

[按] 中虚湿阻,清阳升降失常所致,服后症状缓解。是属合度。原药仍续服,可获向愈。

陈×× 女 38岁 中国台湾

头额昏胀,记忆力减退,日渐加重,两脉沉濡细数,纳眠尚可,拟心肾交亏立方。

生熟地(各)	15克	大白芍	15克	枸杞子	15克
茯苓神(各)	15克	潼白蒺藜(各)	9克	蒸萸肉	9克
制首乌	9克	九节菖蒲	9克	炙远志	9克
大丹参	15克	大川芎	9克	炙龟版	15克
煅龙牡(各)	9克	明天麻	9克	当归	9克

[按] 养血、健中、心肾并调,颇合证候,服后症状可得缓解,常服收效者颇多。4月后,电告,病大为好转。半年后,悉病已消失。

李×× 女 40岁 中国台湾

头额昏胀,劳累后尤甚,已经多年,要求中医药调治。

大生地	9克	白术芍(各)	9克	太子参	9克
当归	9克	钩藤	9克	白蒺藜	9克
丹皮参(各)	9克	蒸萸肉	9克	制首乌	9克
沙苑子	9克	枸杞子	9克	茯苓神(各)	9克
制半夏	9克	明天麻	9克		

[按] 此虚症,益气养阴,平补肝肾法,调治5月获效。

松冈×× 女 38岁 日本

头晕目眩,晨起尤甚,已经多年,昔年曾有头部外伤史,一直未治愈,闻高声或眼前物件晃动,可诱发,五官科未做检查,要求中医药治疗。

太子参	15克	白术芍(各)	9克	法半夏	9克
当归	9克	丹参	9克	茯苓神(各)	9克
明天麻	9克	柏子仁	15克	陈皮	9克
郁金	9克	枳实	9克	生炙甘草(各)	3克
竹茹	9克	甘杞子	9克		

服药后头晕目眩,明显好转,晨起头晕基本已消失,要求继续调治。

上方加

女贞子	21克	沙苑子	9克	合欢花	6克

另服 加味逍遥丸,每次6克,早晚各1次。

[按] 本例来诊时,神情倦怠,两脉濡细,重按无力。在外一直服用西药,疗效不佳,特来沪要求中医药调治。初诊用益气调中,平肝清化湿痰法,复诊加补肾之味,药后症状基本消失,因即回日本,嘱原方续服。

李×× 女 59岁 西安

头额昏晕,胸痞脘闷,在日本检有颈椎骨质增生,伴脑供血不足,颈血管多普勒检有块斑,对血流量有一定影响,脉来虚弦、舌略胖,纳可,眠差,大便日解,拟和营通络调摄。

全当归	9克	大丹参	15克	刺夕利	9克
大川芎	9克	制半夏	9克	桃仁	9克
郁金	9克	枳壳	9克	黑木耳	9克
明天麻	9克	焦山楂	9克	红花	6克

[按] 本例症状,非高血压引起,不用平肝息风法,改用和营活血,化瘀通络法,因其头晕和颈部块斑影响血流,如效不显,可加用三七粉进治。两月后,来电悉症状明显改善,嘱原方加三七粉续服。又数月后,他友人来此,告症状大减,原方仍续服中。

蔡× 男 24岁 上海

2年前有脑部囊肿,曾经手术,术后体健。2月前突感头晕,无房屋旋转,满头板滞不适,伴低热作恶,纳差,一度治疗,热退,但头枕部板滞感明显,行走不稳,未去医院检查,即来此要中医药调治,诊得神识清,头胀,项枕部牵掣,剧时想吐,脉濡弱,舌净,拟方调治。

白夕利	9克	钩藤	9克	大川芎	9克
大丹参	15克	当归	9克	明天麻	9克
郁金	9克	制僵蚕	9克	茯苓神(各)	12克
大白芍	15克	蔓荆子	9克	决明子	9克

养阴平肝,疏风通络,病症大减,原方续服。

[按] 复诊时,症状几已全消,复诊上方续服后,枕项部板滞,头胀已消失矣。

葛×× 女 72岁 江阴

头晕,肢抖,下部乏力,有恐惧感,卧欠安寐,已经有年,胃纳尚可,两脉细濡,舌苔浊腻而厚。拟养血安神,疏肝和胃,化湿通络。

当归	9克	白芍术(各)	12克	黑料豆	9克
明天麻	9克	丹参	15克	郁金	9克
制半夏	9克	橘络核(各)	9克	枳实	9克
陈胆星	9克	砂仁	6克	川朴	6克
竹茹	6克	合欢皮	9克		

症状缓解,大便较艰,宗前方加减。

当归	9克	丹参	15克	白芍术(各)	9克
合欢皮	9克	大川芎	9克	制半夏	9克
柏子仁	15克	枳壳实(各)	9克	陈皮	9克
竹茹	9克	明天麻	9克	大生地	9克

[按] 四物、温胆两法加减,颇合,症状大减,基本消失,嘱复方仍可配服,以巩固疗效。

何×× 男 55岁 昆山

头目晕眩,精神不振,仍勉强工作,颇以为苦,曾经西医诊治月余,未见丝毫疗效(西医诊断为眩晕症,服大量维生素B6,谷维素),特来沪要求中医诊治,诊得神情尚安,略带焦虑,卧欠安寐,纳可,二便如常,两脉沉细,时有间歇,舌润,苔浮薄,拟平肝息风,疏调气血,化湿安神。

潼白蒺藜(各)	15克	太子参	15克	制半夏	9克
陈皮	9克	枳壳	9克	郁金	9克
明天麻	9克	钩藤	9克	当归	9克
川芎	15克	丹参	15克	合欢皮	9克
焦山楂	9克	冬白术	15克	茯神苓(各)	15克

一周来,虽烦劳操心,眩晕未大发,精神明显好转,舌苔后根黏腻化而未尽,再宗前方加减进治。

太子参	15克	苍白术(各)	9克	制半夏	9克
陈皮	9克	潼白蒺藜(各)	9克	茯神苓(各)	9克
明天麻	9克	枸杞子	9克	大丹参	15克
郁金	9克	钩藤	9克	枳壳	9克
海蛤壳	20克	当归	9克	竹茹	9克

头目昏眩,未再发作,精力大好,纳眠俱佳,两脉濡滑,舌苔浮薄,冬令将届,要求调补。

生熟地(各)	15克	蒸萸肉	9克	制首乌	9克
潼蒺藜	9克	白蒺藜	9克	杞子	9克
党参	15克	苍白术(各)	15克	制半夏	9克
陈皮	9克	女贞子	15克	大丹参	15克
当归	9克	大川芎	9克	黑料豆	9克
补骨脂	9克	淮川牛膝(各)	9克	菟丝子	9克
淮山药	9克	明天麻	15克	焦楂曲(各)	9克
大白芍	15克	泽兰泻(各)	9克	石决明	15克
甘菊	9克	竹茹	9克	郁金	9克
钩藤	9克	丹皮	9克	秦艽	9克

上味10倍量煮汁,三次绢绞去渣,再煎至极浓,加入龟版胶,鹿角胶各250克,冰糖125克收胶,每晚服1调羹,开水冲和服。

[按] 头晕目眩一症,除肝肾不足,气血虚损外,有痰浊、风痰引发者,临床上或单一或夹杂伴发。本例初、复诊均以天麻钩藤、半夏白术天麻两方加减而获效、复二则以补养肝肾,兼化痰浊为主立方,以巩固疗效,后每年冬令,来服胶方,先后已10余年,体健,工作仍

繁忙,眩晕症未再萌发过。

张×× 女 73岁 中国香港

头晕目眩,脑胀,检有糖尿病,高血压135/90,胆囊结石,舌光红,脉弦、便艰,治以养阴平肝和胃,理气、化湿润肠。

南沙参	15克	川石斛	9克	大白芍	15克
当归	9克	丹皮参(各)	12克	刺蒺藜	9克
天花粉	9克	郁金	9克	枳蛤壳	9,15克
明天麻	9克	全瓜蒌	12克	火麻仁	12克

服药颇适,大便畅解,胸闷亦舒,头晕目眩亦见轻减,原方加减。

北沙参	9克	川石斛	9克	大白芍	15克
钩藤	9克	丹皮参(各)	9克	八月札	9克
肥玉竹	9克	大川芎	9克	茯苓神(各)	9克
明天麻	9克	淮山药	9克	制半夏	9克
白术	9克	竹茹	6克	石决明	15克

头晕目眩大减,胸闷已舒,舌红得退,便畅、两脉仍弦,再拟上法进治。

大生地	15克	川石斛	9克	白芍术(各)	9克
制首乌	9克	炙龟版	15克	天花粉	9克
知母	9克	桃仁	9克	大川芎	9克
八月札	9克	泽兰泻(各)	9克	丹皮参(各)	9克
参三七(研)	3克(分二次吞)				

[按] 高年肝肾不足,头晕目眩脑胀、胸闷、糖尿病,治则以养阴和营、疏肝理气、前后数方,均以此立方,症状大减,眩晕基本消失,头胀胸闷亦愈,血糖不详。

王×× 女 中国香港

头目昏眩时发,面色少华,脉濡,重按无力。(检有低血压)测得90~95/50~60。

党参	15克	炙黄芪	9克	当归	12克
黑料豆	9克	白术芍(各)	9克	陈皮	9克
真阿胶	9克	制首乌	9克	炙柴升(各)	6克
茯苓神(各)	9克	木香	6克	麦谷芽(各)	15克
炙甘草	6克				

服上方月余,头晕未发,血压上升100/70。半年后,有形寒怕冷,右耳鸣响,夜卧多梦,两脉细濡,舌润,要求中医药再为调摄。(在外五官科检阴性)

| 党参 | 15克 | 白术芍(各) | 9克 | 炙黄芪 | 9克 |
| 当归 | 9克 | 黑科豆 | 12克 | 山萸肉 | 12克 |

| 煅牡蛎 | 15克 | 茯苓神(各) | 12克 | 炒柴胡 | 6克 |
| 桑寄生 | 15克 | 灵磁石 | 30克 | | |

[按] 初诊,养营益气,和胃安神,以八珍加升、柴,黄芪治疗获愈,复诊因耳鸣,形寒怕冷,以养阴益气加补肾聪耳法调治,后恶症状缓解,耳鸣基本消失,一经劳累过度,仍不时发作,嘱原方可续服。

吴×× 男 39岁 上海

饮酒过度,曾经昏睡,醒后即有头目眩晕感,甚则不能自恃,时轻时重,已将年余,诊得两脉细滑,舌苔浊腻,夜卧不安,治以平肝和胃,化湿安神。

刺蒺藜	9克	钩藤	9克	明天麻	9克
制半夏	9克	白术芍(各)	9克	茯苓神(各)	9克
陈皮	9克	辰灯芯	壹扎	焦山楂	9克
合欢皮	9克	砂扣仁(各)	6克	枳壳	9克

症状明显好转,要求继续调治。

大生地	9克	当归	9克	潼白蒺藜(各)	9克
石菖蒲	9克	炙远志	9克	制半夏	9克
桑椹子	9克	女贞子	12克	辰茯神	12克
合欢花	6克	黑料豆	9克	枸杞子	15克
仙灵脾	9克	枳壳	9克		

服药以来,头晕目眩,基本消失,时感视物欠清,脉细濡,舌略胖,苔浮薄,测血压120/90,原方加减。

党参	9克	生地	12克	潼白蒺藜(各)	9克
制首乌	9克	枸杞子	15克	大白芍	15克
蒸萸肉	9克	茯苓神(各)	15克	酸枣仁	15克
淮小麦	15克	桑椹子	9克	夜交藤	30克
泽泻	9克	炙甘草	6克	石决明	20克

[按] 酒精伤肝及肾,引发头晕目眩,治则以调养肝肾,佐以养心安神为主,服药以来,诸恙基本治愈。后悉因工作关系,不时仍饮酒,但未再引发头晕目眩。1年2年随访,未再发作。

洪×× 男 成年 中国台湾

有肝病史,经常有头晕目眩,检血转氨酶在高水平,两脉虚细而重按无力,舌苔浮薄,纳眠尚可,便日解。

| 当归 | 9克 | 赤白芍(各) | 15克 | 黑料豆 | 15克 |
| 女贞子 | 15克 | 沙苑子 | 9克 | 猪茯苓(各) | 15克 |

半枝莲	15克	绵茵陈	9克	黑山栀	9克
蒲公英	15克	泽泻	9克		

另 垂盆草冲剂,每次1包,开水冲服,日1次。药后,自觉眩晕有好转,要求继续调治。

大生地	9克	天麦冬(各)	9克	赤白芍(各)	9克
太子参	9克	白术	9克	制首乌	9克
制半夏	9克	炒神曲	9克	焦山楂	9克
陈皮	9克	山豆根	6克	蒲公英	9克
女贞子	15克	半枝莲	15克	泽泻	9克
猪茯苓(各)	15克	炒枳壳	6克	沙苑子	9克
黑山栀	9克	冬瓜子	12克	麦谷芽(各)	12克

上药3倍量,共研细末,水蜜各半泛丸,如绿豆大,每服6克早晚各1次,开水吞下。

3月后接来信,服上方丸药后,头晕目眩,已痊愈,转氨酶逐渐下降,亦已恢复正常,仍继续出差,丸药仍在续服中,垂盆草冲剂可停服。

[按] 前后两方,均宗养阴益气,平补肝肾,清化湿热法。

朱×× 男 44岁 温州

头额昏胀,酒后尤甚,前有高血脂病,经西医诊治后已好转,但昏胀未去,要求调摄,拟肝肾并调。

大生地	9克	大白芍	15克	制首乌	9克
潼白蒺藜(各)	9克	明天麻	9克	女贞子	15克
枸杞子	15克	合欢皮	9克	制半夏	9克
陈皮	9克	茯苓神(各)	9克	炙甘草	9克
淮小麦	15克	夜交藤	12克		

[按] 嗜酒屡醉,醒后常感头眩,已经有时。此次醉醒之后,眩晕益甚,拟肝肾协调,颇合辨证,诊治后,眩晕明显减轻,两周后几已消失。

林×× 女 56岁 韩国

10年前,甲状腺炎急诊手术,5年前有脑卒中,近来常感头晕目眩,入冬两下肢冰凉,两脉细濡,舌质略暗滞,纳可,大便日解,测血压130/85。

全当归	9克	黑料豆	9克	潼白蒺藜(各)	9克
钩藤	9克	太子参	15克	炙黄芪	9克
明天麻	9克	大白芍	15克	大川芎	9克
淮牛膝	9克	炒白术	9克	大丹参	15克
枸杞子	9克	茯苓神(各)	9克	秦艽	9克

[按] 平补肝肾，养营益气通络法，常服可期疗效。半年再来，悉症状已愈。

杨×× 女 52岁 江苏扬中

两额颞部昏晕，不时发作，伴左臂麻木，已经数十年，近年来发作较频，和月经无关，血压正常，纳眠可，舌润，浮薄苔，脉濡。

刺蒺藜	10克	钩藤	10克	蔓荆子	10克
甘菊	10克	制僵蚕	10克	冬桑叶	10克
炒柴胡	5克	大白芍	15克	郁金	10克
川桂枝	10克	桑枝	15克	蚕砂	10克
丹皮参(各)	10克	珍珠母	30克		

[按] 平肝息风，和营通络，半年后，悉症状大减，嘱原方可续服，不久获悉，症状已消失，精力大见好转。

陈× 男 43岁 上海

近旬来，头晕目眩测血压180/100，紧张、神情烦躁欠安，急拟平肝息风，宁心安神。

白蒺藜	9克	珍珠母	30克	甘菊	9克
钩藤	9克	茯苓神(各)	9克	黑山栀	9克
炙远志	9克	柏子仁	15克	煅龙牡(各)	30克
夜交藤	21克	水牛角	15克	合欢皮	9克

[按] 工作繁忙，终日使用电脑，处方以松弛紧张神经，服药不到7天，即血压恢复正常，随访2月，一切正常。本病未用羚羊光粉。

徐×× 女 72岁 中国香港

头晕，时痛，偏左为主，晨起面浮，下午低热，易感外风，心慌耳鸣，卧难安寐，动劳气急，当此高龄，治以养阴平肝，宁心安神。

太子参	10克	南沙参	10克	刺蒺藜	10克
钩藤	10克	石决明	15克	茯苓神(各)	10克
丹皮参(各)	10克	合欢皮	10克	柏子仁	10克
大白芍	15克	酸枣仁	15克	沙苑子	10克
桑寄生	15克	灵磁石	30克	蒸萸肉	10克

药后卧能安寐，晨起面浮亦褪，下午低热褪而未清，头晕时痛亦减，要求继续调治。

党参	15克	南北沙参(各)	10克	潼白夕利(各)	10克
珍珠母	15克	茯苓神(各)	10克	大白芍	15克
枸杞子	10克	柏子仁	10克	炙龟版	15克
地骨皮	10克	灵磁石	30克	酸枣仁	10克

| 陈皮 | 10克 | | | | |

[按] 复方在初诊基础上加用滋养阴分清热药,以期早日康复。半年后,电悉中药服4月后,病症已消失。

周×× 女 40岁 上海

肝阳上升,头晕,面色红润,已经有年,工作繁忙,阳事不振,纳眠俱佳,脉弦,左细数,舌润,拟养阴平肝,分化湿热。

细生地	15克	川石斛	9克	白夕利	9克
甘菊	9克	生白芍	15克	川楝子	9克
石决明	15克	知母	9克	玉竹	9克
茯苓神(各)	9克	川黄柏	9克	女贞子	15克
沙苑子	9克	旱莲草	9克	泽泻	9克

[按] 养阴平肝补肾化湿法,佐以疏肝清热之味,2月后,悉症状全消,阳事如常矣。

全×× 女 50岁

头额昏晕,已经多年,西医拟诊为美尼尔氏证,高血压有家属史,大便多日1解,如羊粪、夜卧欠安、舌润,纳可,测血压138/98,脉细弦,拟养阴平肝、润腑安神。

刺夕利	10克	大白芍	15克	钩藤	10克
柏子仁	10克	决明子	15克	丹皮参(各)	10克
瓜蒌仁	10克	枳实	10克	制首乌	15克
蛤壳	15克	酸枣仁	15克	辰茯神	10克
车前子	15克	夜交藤	15克		

服上药后,头晕消失,测血压已正常,眠可,便仍艰,近增咽喉有痰,要求续治,拟方养阴平肝,化痰法。

刺夕利	10克	制首乌	15克	大白芍	15克
钩藤	10克	辰茯神	10克	决明子	15克
合欢花	10克	甘菊	10克	枳壳实(各)	10克
知贝母(各)	10克	冬瓜子	10克	蛤壳	20克
浮海石	10克	消半夏	10克	郁金	10克
竹茹	10克	柏子仁	15克		

[按] 药后颇适,痰已减少,前后两次治则,药证合度,又后方仍可续服,以助巩固。

朱×× 女 23岁 常州

恙起中学时跌仆,左肩颈部着地,旋即有头晕,泛恶经治症状消失,随后有视力两侧欠佳,伴有头晕,约数天后能自动缓解,以后即感有两下肢乏力。2年后,脊液内有蛋白,核磁共振、CT头颅片示有病变出现,拟诊为髓脱鞘病,即服激素治疗,现病员已读大学,一直服用激素,如减到日服4片,症状即出现,刻诊,形丰,神清,对答佳,口时苦时甜,纳食平平,两脉虚濡而大,舌胖,二便如常,拟方进治。

大丹参	15克	当归	9克	潼白夕利(各)	9克
生熟地(各)	9克	白术	9克	赤白芍(各)	9克
石菖蒲	9克	钩藤	9克	大川芎	9克
制半夏	9克	陈皮	9克	知贝母(各)	9克
秦艽	9克	炙远志	9克	茯苓神(各)	9克

[按]用中药来替代激素治疗,有一定难度,临床常见副作用是虚胖,脾湿盛,肝、心火旺现象,病员口时苦时甜,即是此征兆,此系长期服用激素副作用,治拟,养营健脾,清热化湿,但需长期证、病调治、耐心坚持,可以纠正激素长期应用之副作用,恢复本身应有抗御能量,庶可获得根本病愈。

脑梗

金×× 男 72岁 上海

小脑梗后,活动勉强自理,要求调治,诊得一段情况老年态,动作云谓迟钝,后枕部板滞,二便尚可,纳眠俱差,脉虚弦,舌边色瘀暗。拟和营通络利节法。

白夕利	15克	大川芎	15克	全当归	9克
钩藤	9克	大丹参	15克	制僵蚕	9克
桃仁	9克	红花	6克	石菖蒲	9克
炙远志	9克	郁金	9克	羌活	6克
苦桔梗	6克	川牛膝	6克	参三七	2克(研分二次吞)

方从血府逐瘀汤意加减进调。3月后,症状大为缓解,后枕部板滞已消失。停药后,上述症状又起,诊得,易流口水,喜睡,两下肢时麻,艰于起立,脉弦数少静,纳差,苔浮薄。

刺夕利	15克	钩藤	9克	丹皮参(各)	15克
大川芎	15克	当归	15克	桃仁	9克
红花	6克	赤白芍(各)	15克	石菖蒲	9克
制半夏	9克	秦艽	9克	虎杖	9克
桑桂枝	30、10克	川淮牛膝(各)	9克	郁金	9克

下肢萎软时麻已愈,流口水亦大减,能扶杖步行来此,后枕部板滞还未全消,脉弦、舌苔浮薄,纳可,夜眠多梦。

全当归	9克	大丹参	15克	刺夕利	9克
赤白芍(各)	9克	制半夏	9克	桃仁	9克
红花	6克	大川芎	15克	石菖蒲	9克

制僵蚕	9克	川牛膝	9克	秦艽	9克
太子参	15克	白术	9克	枳壳	9克
合欢皮	9克				

上方服后,诸症又渐缓解,后用益气健脾、和营利节继续调治,另口服血府逐瘀口服液,每次1支,日2～3次。

[按] 本例小脑梗后,用中药调治后,症状基本消失,停药后,症状又起,再服药调治,症状缓解,又基本消失,嘱仍需服药巩固。治则均以和营、养营、疏理为法,最后以益气健运巩固。

荣×× 男 77岁 中国香港

外检多发脑梗,已经多年,动作云谓缓慢,记忆力逐年下降,语言欠利,要求中药调摄,诊得脉虚弦,测血压正常,常服降血压药,无糖尿病,舌略胖,二便如常,拟予调治。

全当归	9克	大丹参	15克	大生地	12克
大川芎	9克	赤白芍(各)	9克	桃仁	9克
红花	9克	枳壳	9克	柴胡	6克
淮牛膝	9克	陈皮	6克	营桔梗	6克

[按] 上方系王清任血府逐瘀汤加减进治,服后转轻松、灵活,嘱本方可续服,症状还可好转。

周×× 男 81岁 西安

晨起上厕所时,突感头晕,跌倒,急收入医院,诊断为多发性脑梗,对症处理,病情稳定后出院。仍感头脑欠清,电告可服三七片,2月后,症状缓解,续服三七,又2月后,基本恢复。1年后返沪,思维、应对、语言已如常人矣。

曾×× 女 68岁 中国台湾

脑动脉硬化病员,行走不利,语言表达亦差,自觉1年来病情加重。诊得两脉细弦,舌略胖,苔浮白润,纳可,二便尚利,要求丸药调治。

生熟地(各)	30克	大白芍	30克	当归	50克
生黄芪	50克	枸杞子	50克	大川芎	50克
石菖蒲	30克	炙远志	30克	甜苁蓉	50克
炙龟版	50克	鹿角片	10克	蒸萸肉	30克
云茯苓	50克	生山楂	50克	大丹参	30克
黑木耳	30克	参三七	30克	明天麻	30克

上味共研细末,用水和蜂蜜各半泛丸,如绿豆大每服6克,日三次。

[按] 养营通络,有左归、枕中、桃红四物汤意在焉。常服应可缓解,约半年后,特来电

告,症状有所缓解,嘱原方仍可配服。

心悸

蔡×××　女　32岁　泰国

胸闷乏力,心悸频发,形瘦神疲,两脉迟弱(38～45/分),舌质淡,纳平平。夜卧多梦,二便如常,要求中医药治疗。

党参	15克	炙黄芪	9克	全当归	9克
白术芍(各)	15克	生熟枣仁(各)	9克	熟附块	9克
丹参	30克	茯苓神(各)	9克	川桂枝	9克
枳壳	9克	生熟地(各)	9克	炙甘草	6克
生姜	1小片	炒枳壳	9克		

[按] 心悸即心律失常之一症状,临床常见。本例形瘦神疲,伴有脉迟少力,责之气血不充,用八珍加温心阳药物,亦炙甘草汤之变法也,服后应有效。后悉果然,嘱原方可续服。

张××　男　52岁　上海

心慌,频发心房颤动,曾用逆转法,先后反复多次,均告失败,头晕乏力,胸闷,诊得两脉往来不调,时疾速如虾游,时而歇止,据述有家属史,拟方调治。

党参	15克	大白芍	15克	炙甘草	9克
淮小麦	30克	酸枣仁	12克	五味子	9克
郁金	9克	枳壳	9克	茯苓神(各)	15克
法半夏	9克	陈皮	9克	煅龙牡(各)	15克

另　黄芪注射液10毫升,改口服,日3次。

丹参注射液10毫升,改口服,日3次。

生脉饮10毫升,日3次,口服。

[按] 上方服后甚适,心律趋向正常,心电图T波倒置已恢复正常,偶见早搏。中药方以甘麦大枣汤法加味,收到明显疗效。

李××　男　59岁　中国台湾

胸闷心慌,有风中史,已经有年,近来日益明显,测血压170～180/110～120甚高,两下肢软弱少力,有时手麻,形丰痰浊常盛之体,治以平肝和胃,分化痰浊,通络舒筋。

刺夕利	9克	甘菊	9克	制半夏	9克
陈胆星	9克	钩藤	9克	丹皮参(各)	15克
天竺黄	9克	莱菔子	9克	茯苓神(各)	9克
明天麻	9克	灵磁石	21克	煅龙牡(各)	15克

郁金	9克	枳壳实(各)	9克	川牛膝	9克
晚蚕砂	15克	白芥子	9克		

另指迷茯苓丸

[按] 药后，自觉症状明显缓解，汤药和丸药同时进服，适度锻炼，清淡饮食，更有助症状消失。

魏×× 女 70岁 中国台湾

心悸，脚肿，在台检有颈血管块斑、血流尚可，脉有结代，舌略胖，形半，要求服中成药。

血府逐瘀口服液，每次1支(10毫升)，日3次。

参芪口服液，每次10毫升，日3次。

[按] 参芪口服液，治高年心悸，有一定疗效，血府逐瘀口服液，对血管内块斑有缓和减小作用，兹用此二药治疗，以备一格。

按中医传统辨证用药，常喜用炙甘草汤加减治疗。常服黑木耳，对血管内块斑的增大，有阻止和减小的文献报导。

胡×× 男 55岁 上海

心悸，胸闷，检有心律失常。工作繁忙，要求中医药调治。

大生地	15克	全当归	10克	大白芍	15克
丹皮参(各)	15克	白术	10克	炙黄芪	10克
生牡蛎	30克	灵磁石	30克	桑寄生	20克
石决明	20克	酸枣仁	15克	柏子仁	10克
辰茯神	10克	黑料豆	10克	制半夏	10克
枳壳	10克	陈皮	10克	竹茹	10克

心悸、胸闷，已见缓解。自觉精力大振，前方加味进治。

党参	15克	制黄精	10克	当归	10克
丹皮参(各)	15克	黑料豆	10克	辰茯神	10克
五味子	10克	大胡麻	10克	石决明	15克
煅龙牡(各)	15克	灵磁石	30克	大白芍	15克
合欢皮	10克	制半夏	10克	炙远志	10克

[按] 养阴益气，宁心安神，药后症状大减，基本消失。

聂×× 男 42岁 安庆

每到下午力乏，形丰，高血压，高血脂，心肌肥厚，T波倒置，舌裂明显，脉律不齐，拟方调治。

党参	15克	炙黄芪	15克	大丹参	30克

大川芎	10克	制黄精	10克	生山楂	15克
郁金	10克	泽兰泻(各)	10克	甘松香	3克
合欢皮	10克	煅龙牡(各)	15克	石决明	15克
制半夏	10克	枳壳	10克	青陈皮(各)	10克

[按] 参芪助心之用，余药以温胆法和龙牡调治，药后下午力乏明显好转，心律不齐次数亦减少，原方续服。参芪补气，加祛脂疏理气机之味，临床常可见到疗效。本例即是。

杨×× 女 84岁

高年时感心悸，伴四肢麻木，行走飘摇，下肢软弱乏力，在外服药后，病情稍见稳定，一经劳累，即又复发，特来此诊治。

党参	15克	大丹参	20克	全当归	10克
大白芍	20克	川桂枝	5克	炙黄芪	10克
蒸萸肉	10克	五味子	10克	煅龙牡(各)	20克
陈皮	10克	淮小麦	30克	灵磁石	30克
炙甘草	10克	茯苓神(各)	10克	酸枣仁	20克
龙眼肉	10克				

药后，上述症状几均消失，唯 Holter(24小时心电图)示心脏窦性早搏还存在，上方加减调治。

党参	25克	制黄精	15克	丹皮参(各)	15克
炙黄芪	10克	蒸萸肉	10克	茯苓神(各)	15克
炙甘草	10克	甘松香	3克	参三七(研)	3克(分二次吞)
当归	10克	炙远志	10克	龙眼肉	10克

[按] 复诊药后，心电图示心脏窦性早搏已消失，精神状态，行走下肢乏力均已正常，欣喜万分，嘱复方隔日一帖，连服1月，巩固疗效，同时可轻度活动。初诊治则，益气调养心脾为法，复诊，益气和营，调摄心脾。

徐×× 女 43岁

胸闷，心慌，劳累后即发，甚则头昏、脑胀，曾因此急诊住院，测得心律缓慢，最低35次/分，对症处理后转好，出院。特来此诊治，诊得心律齐，心率64次/分，体重147斤，舌苔薄腻，纳眠俱可，拟方进治。

全当归	10克	大丹参	15克	党参	30克
大白芍	15克	川桂枝	10克	全瓜蒌	10克
淮小麦	30克	柏子仁	10克	郁金	10克
炙甘草	10克	沙苑子	10克	制黄精	10克

[按] 养营益气，加桂枝温通心阳，柏子仁、淮小麦补养心阴，平时减小劳动强度及时间，缓缓图治，可获良效。

李×× 女 19岁 澳大利亚

昔年心肌炎后，形体虚弱，易感外风，动辄心慌，胸闷，血栓又有乙肝病史，诊得脉有歇止，纳可，眠差。要求配中成药治疗心慌，增强体质，能安眠。

党参	9克	炙黄芪	9克	当归	9克
生地	9克	丹参	9克	白术芍(各)	9克
川芎	9克	茯苓神(各)	9克	炙甘草	6克
甘松香	3克	琥珀	3克	参三七	6克

上药3倍量，研及细末，匀和，水和蜜各半泛丸，如绿豆大，每服3克，早中晚各1次，开水过下。

[按] 补养气血，宁心安神，本方长期调治，对心肌炎后常发心慌，可获缓解。本方还能增强体质，1年后返回大陆，悉心慌已消失，体力增强，感冒大为减少。

杨×× 女 83岁

两年前，胆石症，已手术，后感体力下降。心慌烘热汗出，伴头晕，脉结代，纳差，舌润，苔少，测血压正常，要求中药调治。

党参	15克	丹参	15克	辰茯神	15克
大白芍	15克	焦楂曲(各)	10克	制黄精	10克
陈皮	10克	炙甘草	10克	灵磁石	30克
煅龙齿	15克	五味子	10克		

[按] 前医用参芪无效，本方用磁珠丸法，疗效明显，随访1、2、3年悉体健。

祝×× 男 53岁 浙江金华

胸膺痞满不舒，测脉律不齐，心率180次每分钟，一经劳累即发，反复已年余，心脏科医师建议"电击"治疗，病员恐惧未去，要求中医治疗。

党参	15克	当归	10克	大熟地	10克
大川芎	6克	川桂枝	6克	大白芍	10克
全瓜蒌	15克	天麦冬(各)	10克	郁金	10克
制半夏	6克	陈皮	6克	薤白	10克
辰茯神	10克	淮小麦	30克	炙甘草	6克
降沉香(各)	1.5克	红枣	4只		

服药后，心房颤动消失，有心律不齐，要求续治。

| 党参 | 15克 | 大生地 | 15克 | 大麦冬 | 10克 |

炙甘草	10克	真阿胶	10克	川桂枝	6克
大胡麻	10克	制半夏	10克	陈皮	10克
郁金	10克	枳壳	10克	干姜	1.5克
大枣	4枚				

心律不齐偶发,要求再服中药。

党参	15克	大丹参	15克	白术芍(各)	10克
桂枝	6克	大生地	10克	大麦冬	10克
灵磁石	30克	煅龙牡(各)	15克	辰茯神	10克
酸枣红	15克	陈皮	10克		

[按] 首用瓜蒌薤白及炙甘草汤,继用炙甘草汤,最后用上流加镇摄之品,症状全部消失,嘱今后务必注意劳逸结合。

陈×× 男 47岁

07年起,检出有高血脂、高尿酸、脂肪肝、经锻炼后日渐减轻,但增加心慌、眠差、烘热、易汗,舌紧小、边绿有齿痕,前医用附桂及参芪药物,烘热汗出更甚,但心慌略减,纳眠乏前,特来诊治。

南沙参	10克	川石斛	10克	大白芍	15克
太子参	15克	白术	10克	丹皮参(各)	15克
茯苓神(各)	10克	柏子仁	10克	黑山栀	10克
淮小麦	30克	制半夏	10克	炙远志	10克
陈皮	10克	郁金	10克	生炙甘草(各)	5克

服药颇适,烘热出汗大减,心慌依旧,打乒乓球后更甚,此动劳过度所致,原方加减。

大生地	10克	大白芍	15克	太子参	15克
白术	10克	丹皮参(各)	15克	淮小麦	30克
黑山栀	10克	茯苓神(各)	10克	酸枣仁	15克
柏子仁	15克	合欢皮	10克	大麦冬	10克
全瓜蒌	10克	煅龙牡(各)	15克	生炙甘草(各)	5克

[按] 高血脂、锻炼过度、心慌频发,用附桂参芪治心慌,心慌稍减,但及引起烘热汗出,日渐增剧,上方养阴平肝宁心法,烘热汗出,基本消失,心慌未减,复方加入瓜蒌及龙牡后,电悉,心慌基本消失,嘱原方可续服,锻炼不能过度,清淡饮食,亦需注意及此。

唐×× 男 88岁 无锡

夜卧,须赖药物才能入寐,时伴心悸,血压稍高,测得170/90,精神尚可,多方治疗,症状依然,特来中医药调治,诊得神情好、易倦、语音低沉、面色略带红润,两脉虚弱,沉细伴弦,舌润,苔少,大便用药后可每日1次,尿如常。饮食很少(已十余年)。

太子参	10克	大生地	10克	制黄精	10克
制半夏	10克	陈皮	10克	炒枳实	10克
酸枣仁	10克	五味子	10克	炙远志	10克
合欢皮	10克	净连翘	10克	炙甘草	10克
茯苓神(各)	10克

[按] 药后未满一周，诸症均大减，续服1周不到，症全消，喜甚，本方以十味温胆汤法调摄。

汪×× 男 41岁 四川重庆

昔年曾患感冒有时，旋即有劳动后心慌乏力，原有乙型肝炎，体质较弱，认为和此有关，后检出系心肌劳损，诊得脉律不齐，时感胸闷，纳眠尚可，拟方益气养阴，宁心。

党参	10克	炙黄芪	10克	当归	10克
炒白术	10克	大白芍	10克	五味子	6克
炙甘草	10克	制黄精	10克	炙远志	10克
大丹参	15克	茯苓神(各)	10克	合欢皮	10克
川桂枝	6克

[按] 心肌类未及时治疗，常有劳累后胸闷心慌症状出现，上方可缓解上述症状，同时可常服人参粉，每次1克1日2次，后来电悉药后症状大减，嘱可续服。

赵×× 男 34岁 宁海

善饮白酒，辄易心慌，要求中成药调治。

护肝片　按常规服

天王补心丸　按常规服

[按] 白酒伤心肝，诱发心悸，上药保护心肝之阴也，久服，改善心肝有效。

心功能减退

劳×× 男 43岁 上海

劳动或房事后心慌，甚则胸闷难过。两脉细弱。在外检有心功能减退。拟益气养阴法调治。

党参	9克	炙黄芪	15克	大白芍	15克
大丹参	15克	大川芎	9克	川桂枝	9克
白术	9克	大生地	12克	大麦冬	9克
炙甘草	9克	茯苓神(各)	9克	浮淮小麦(各)	15克
当归	9克

药后症状缓解，复心电图已正常，原方续服。

[按] 八珍加黄芪,桂枝,有增强心肌功能,收效颇好。

宋×× 女 43岁 上海

动劳则胸闷气蹩汗出,脉沉细而迟,纳平,眠可。

党参	9克	炙黄芪	15克	当归	9克
黑料豆	9克	杞子	9克	制首乌	9克
女贞子	15克	沙苑子	9克	大白芍	15克
川桂枝	9克	熟附片	9克	茯苓神(各)	9克
九节菖	9克	大丹参	15克		

[按] 补养气血中加入附子,以助心肠功能,加桂枝,增强通肠力量。服后悉,症状大减,嘱可再续服。

心包积液 心脏扩大

心包积液

董×× 男 67岁 广西桂林

胸闷,仰卧尤甚,在外检有高血压及心包积液,两脉滑大有力,治以养阴平肝,理气宽胸。

北沙参	9克	赤白芍(各)	9克	丹皮参(各)	9克
郁金	9克	枳壳实(各)	9克	当归	9克
川芎	9克	桃仁	9克	石菖蒲	9克
炙远志	9克	酸枣仁	9克	全瓜蒌	9克
炙龟版	9克				

胸闷气急,明显好转,已能仰卧矣。

全瓜蒌	9克	枳壳实(各)	9克	赤白芍(各)	9克
法半夏	9克	丹参	15克	当归	9克
郁金	9克	大川芎	9克	石菖蒲	9克
茯苓神(各)	9克	酸枣仁	9克	川桂枝	6克

[按] 初诊见效后,复诊突出理气宽胸一法,竟获良效。复查心包积液已消失,西医认为积液消退之快,不可思议。

傅×× 男 72岁

3年前,贫血、力乏、浮肿,检出骨纤维病变,一直在曙光医院以补肾法调治。同时,常输白蛋白协助治疗,后因发现有心包积液及胸腔积液住院,略见好转后由友人介绍来此,检肝脾肿大,不能平卧,脉洪大、舌质干,小便如常,胃纳不佳,要求调治。

大生熟地（各）	15克	当归	15克	葶苈子	10克
川桂枝	10克	党参	30克	炙黄芪	15克
茯苓	15克	大川芎	10克	桃仁	10克
红花	10克	白术	10克	赤白芍（各）	10克
川牛膝	10克	炙甘草	10克	大枣	3枚
生姜	1片				

[按] 急则治标，用血府逐瘀汤进治，1周后，悉已能下床行走，嘱原方可续服，2月后，悉患者症状已全消失。

心脏扩大

巢×× 男 70岁 苏州

腹膨脚肿，动劳气急，外检有心脏扩大，肝脾亦肿大，两脉沉细，测血压不高，肌酐在正常值高边缘，卧难平躺，已经有时，自觉日渐沉重，特要求中医药调治。

党参	15克	炙黄芪	10克	生熟地（各）	10克
大白芍	15克	制半夏	10克	陈皮	10克
炙苏子（包）	10克	熟附块	10克	茯苓皮	30克
五加皮	10克	大腹皮	10克	汉防己	10克
川牛膝	10克	泽泻	10克	降沉香（各）	1.5克

药后小便畅多，已可平卧，腹膨较松，脚肿亦减，前方有效，暂不改方。
原方续服。
症状赓续好转，动劳气急大减，纳眠俱好，前方加减进治。

生熟地（各）	10克	砂仁	6克	党参	20克
炙黄芪	10克	法半夏	10克	陈皮	10克
枳壳	10克	茯苓皮	30克	熟附块	10克
汉防己	10克	川桂枝	10克	大白芍	10克
白术	10克	沙苑子	10克	降沉香（各）	1.5克

[按] 苓桂术甘汤加附桂八味两法加减，温阳泄浊，宽膨消肿，已收到疗效，经治3月，症状基本消失。后因感冒发热住院，即失去联系。

胸痹

宋×× 男 76岁 安徽颍上

胸膺痞闷，不时举发，一经劳累或上扶梯为甚，休息片刻，即可缓解，屡经检测，均阴性。24小时心电图未见异常，脉弦、舌净，高年当此，慎访厥脱生变。

党参	15克	炙黄芪	15克	大丹参	15克

全当归	9克	大生地	9克	大白芍	9克
川桂枝	6克	九节菖	9克	炙远志	9克
枳壳	6克	郁金	9克	炙甘草	6克

[按] 益气养血,加桂枝汤意加减,症状明显缓解,因即回乡,嘱原方可续服。

中风

俞×× 男 65岁 上海

风中之后,肝火湿热尚未泄化,高年当此,慎防复中,治以养阴平肝息风,分化湿热痰浊。

甘菊	9克	钩藤	9克	丹皮	9克
大白芍	15克	白夕利	9克	黑山栀	9克
石决明	30克	制僵蚕	9克	天竺黄	9克
川石斛	9克	枳壳	9克	制半夏	9克
陈皮	9克	竹茹	9克	云茯苓	15克

[按] 养肝阴,熄肝风,化湿痰为法,常服有效。

陈×× 男 32岁 温州

嗜酒中风偏瘫,经治已能扶杖走动,口角依然歪斜,要求中药调治。

白夕利	9克	钩藤	9克	明天麻	9克
制半夏	9克	陈皮	9克	九节菖蒲	9克
香白芷	6克	制僵蚕	9克	秦艽	9克
丹参	15克	葛花	6克	天竺黄	6克

酒后中风,肢体活动不利,视物成双,经治好转,唯口角歪斜依然,刻诊两脉滑数,尚未平静,还宜通络利节,平息肝风。

甘菊	9克	白夕利	9克	当归	9克
丹皮参(各)	15克	制僵蚕	9克	秦艽	9克
九节菖蒲	9克	郁金	9克	钩藤	9克
赤白芍(各)	9克	枳壳	9克	石决明	15克
柏子仁	9克	明天麻	9克	天竺黄	9克

症状有所缓解,情绪紧张后肢体抽搐明显,还宜上法加减。

大生地	12克	白夕利	9克	丹皮参(各)	15克
钩藤	9克	黑山栀	9克	制僵蚕	9克
明天麻	9克	石决明	15克	当归	9克
宣木瓜	9克	嫩桑枝	9克	赤白芍(各)	9克

| 秦艽 | 9克 | 淮小麦 | 30克 | 蝎尾(研) | 3克 | 分2次吞服 |

[按] 酒后中风，经治逐渐好转，唯情绪激动后，易起反复，伴手足抽搐，亦系络脉尚未通利所致，前数方均对证治疗，今后还宜怡心养神，药物调治，两者结合为是。

楼×× 男 78岁 浙江义乌

因脑溢血入院，对症处理缓解后出院，此次来沪复查，因症状改善不明显，要求加服中药调治，诊得神志迟钝，对答欠佳，踡曲不易挺直，只能侧卧，饮食靠喂，两上肢活动不利，食欲差，大便6～7天赖药物才能，有时手挖，舌净苔少，两脉虚弦，症属缠绵，勉方进治。

白夕利	9克	川桂枝	9克	炙麻黄	6克
丹皮参(各)	15克	大川芎	15克	大白芍	12克
明天麻	9克	法半夏	9克	秦艽	9克
枳壳实(各)	9克	炒桑枝	15克	全瓜蒌	15克
宣木瓜	9克	陈胆星	9克	橘络	6克

[按] 得来电，悉服药后，症状有所缓解，嘱上方可以续服。后接电，悉已由当地医师继续治疗。中风后遗恢复缓慢，若干即终身不易康复。上方系"和营通络，化痰利节润肠"法，麻黄一药，中风后肢体活动不利，或不能者，服之颇能收效。

高血压

王×× 女 37岁 福建

头额昏晕，遍体肌肤易发乌青块，已经多年，测血压160/100，脉细弦，拟养阴平肝摄血法。

细生地	15克	川石斛	9克	大白芍	15克
甘菊	9克	石决明	21克	钩藤	9克
丹皮参(各)	15克	白术	9克	黑山栀	9克
炒侧柏叶	12克	炒槐花	9克	茜草炭	9克
藕节炭	9克				

药后头晕大减，乌青块逐渐减退，前方可续服。

[按] 高血压、头晕、乌青块，前两者和后者是否有关联，西医未作进一步检测，中医辨证，以平肝摄血法，获得缓解。

低血压

曹×× 女 62岁 中国香港

头晕，伴作恶，卧平则适，每年发作3次以上，此次又发作2次，颇以为苦，测血压100/

60,刻诊面色略㿠,工作较忙,即易诱发,平时不耐烦劳,脉细沉,纳平平,拟方调摄。

全当归	9克	大生地	9克	太子参	15克
白术芍(各)	9克	大川芎	9克	制首乌	9克
制黄精	9克	茯苓神(各)	9克	麦谷芽(各)	9克
杞子	9克	陈皮	9克		

服上药后,精神自觉振作,诉要求续服,最好以丸药调治。

八珍丸。

香砂六君丸。

补中益气丸。

上三味按说明书上剂量减半服。

[按] 补益和中法,调治半年后,悉,从服药起已8月,未再有头晕发作,身体健康,操劳过度后仅感乏力。丸药仍在续服中。

李×× 女 39岁 加拿大

形神瘦弱,动辄易头晕,眠差,纳尚可,经事不准。测血压偏低(100~90/50),脉细濡,舌略干,苔薄腻,拟益气养营,疏肝和胃,健脾调经。

党参	15克	炙黄芪	9克	全当归	15克
丹皮参(各)	9克	川续断	9克	制香附	9克
茯苓神(各)	9克	杜仲	9克	沙苑子	9克
柴延胡(各)	9克	郁金	9克	淮山药	21克
白术芍(各)	9克	焦山楂	9克		

月经前来2~3天,服下方

炙苏梗	9克	延胡	9克	全当归	15克
大丹参	15克	制香附	9克	焦楂曲(各)	9克
五灵脂	9克	郁金	9克	合欢皮	9克
沙苑子	9克	辰茯神	15克	柏子仁	15克
月季花	3朵	大白芍	15克		

调摄以来,头晕大减,精神大振,腰酸缓解,月事基本正常,睡眠仍差,原方加减。

党参	15克	制黄精	9克	大丹参	9克
大白芍	15克	大生地	9克	延胡	9克
大川芎	9克	焦楂曲(各)	9克	郁金	9克
沙苑子	9克	制香附	9克	酸枣仁	15克
茺蔚子	12克	菟丝子	9克		

[按] 本例体弱,血压偏低,月事不准,仍在外努力工作,一面服营养品维持体力,自觉体力仍不堪重负,自服中药以来,诸恙缓解,唯月事仍时不准,妇科检测子宫内膜薄以外,

内分泌未见异常,中药以补养益肝肾为主处方,后因去加拿大,服药后情况失去联系。

施×× 女 71岁 上海

头晕时发,晨起尤甚,在外检有低血压,服药治疗后,血压从90/65升高为140～80,反觉不适,脑后项部板滞,两下肢不时抽搐,头晕未减,特来要中医治疗,诊得,疲倦貌,精神尚好,诉头晕,脉细弦,舌紧小,二便如常,眠差,拟方调摄。

刺夕利	9克	大丹参	15克	当归	9克
钩藤	9克	大川芎	9克	明天麻	9克
白术芍(各)	9克	法半夏	9克	陈皮	6克
秦艽	9克	茯苓神(各)	9克	柏子仁	9克

[按] 低血压已数十年,年来容易头晕,血压不高,用西药后血压升高,反而不适,临床反而有高血压症状,用平肝息风和胃法,血压下降,头晕消失,枕部板滞亦消失,今后治则,可酌加益气养血之品调治,方可使症状缓解,体力增强,惜患者症状消失后未再复诊。

黄×× 女 32岁 福建

头晕常伴作恶,陡然站立更甚,脉濡,舌浮薄,舌质略胖,测血压100/66,要求中药调治。补中益气丸,每次5克,日3次。

[按] 用补益治头晕,治其不足,和损其有余有别,后果获愈。

四肢冰凉

洪×× 男 46岁 中国台湾台南

四肢末端手足冰凉,舌红边钝,不耐烦劳,气血周流失度,治以和营通络。

当归	9克	丹皮参(各)	15克	大川芎	9克
熟地	12克	太子参	15克	川续断	9克
延胡	9克	炒柴胡	6克	大白芍	15克
枳实	9克	炙甘草	6克	桑枝	12克
木瓜	9克	五加皮	9克	橘络	9克

[按] 和营通络方中,适当加入益气养血药物,因舌红、边钝,此方以四逆散加味调治,估计要调服1时期,才能见效,半年后电告,症状基本缓解。

下肢静脉曲张

施×× 男 48岁 印度尼西亚

两下肢静脉曲张,人消瘦,特来中医药调治。

补中益气丸6克,日3次,开水过下,弹力绷带,从足底到膝部,减少负重,久坐。

[按] 患处皮色正常,深静脉畅通,上法可获愈。

陈×× 男 38岁 上海

左小腿静脉曲张,皮色暗黑,溃疡多发,分泌物秽臭,脉舌无殊,急拟清肝分化湿热。

龙胆草	6克	双花	10克	川黄柏	10克
细生地	10克	黑山栀	10克	丹皮	10克
土茯苓	15克	陈皮	10克	宋半夏	10克
赤芍	10克	苦参	10克	生甘草	6克

外用:银花30克,甘菊30克,煎汤待温,毛巾浸湿敷患处,日多次,每次湿敷调换,约15分钟。

[按] 本病中医名臁疮,已有感染,首先治感染,皮肤已变色,失去正常皮肤功能,内外调治,笔者下乡时,曾治该病,经半年余悉心内外调治,才将溃疡治愈,对静脉曲张治疗,要保静脉血回流通畅,不容许滞阻,要经常抬高患肢,不要负重、直立,预防溃疡复发,尤为重要,溃疡愈后穿紧身袜。

第二章
呼吸系病证

砂肺

唐×× 男 66岁 绍兴

动劳气急,上楼更甚,在外已确诊为砂肺,肺功能差,一般情况可,纳眠尚佳,要求中医药调治。

太子参	15克	北沙参	15克	川石斛	9克
丹皮参(各)	9克	白术	15克	甜杏仁	9克
象贝母	9克	炙款冬	9克	女贞子	25克
大白芍	9克	制半夏	9克	陈皮	9克

药后自觉动劳气急有所改善,要求继续调治,上方加减。

党参	15克	炙黄芪	9克	白术	15克
制半夏	9克	陈皮	9克	女贞子	15克
沙苑子	9克	功劳子(炙)	9克	象贝母	9克
炙款冬	9克	甜杏仁	9克	枳壳	9克
茯苓	9克	川石斛	9克		

症状缓解,较为明显,气候转热,每到下午,两下肢有少许浮肿,测小便常规阴性,纳眠俱佳,要求继续调治。

党参	15克	炙黄芪	9克	白术	15克
甜杏仁	9克	炙款冬	9克	女贞子	15克
沙苑子	9克	枳壳	9克	制半夏	9克
淮川牛膝(各)	9克	北沙参	9克	象贝母	9克
茯苓	15克	丹参	9克		

另 生晒参160克,紫河车2只,蛤蚧2对,共研细末,每服1克,早晚各服1次,开水过下。

[按] 本例已确诊为砂肺,肺功能差,症经已久,首拟养阴、润肺、益气、调中法,继用益

气,养阴,和中润肺法,最后以补益肺肾,和中为法。

另药粉纯以大补真元之气血,1年后,悉动劳气急症状已消失,生活如常人,上扶梯已无气急矣。

时毒

方×× 男 51岁 韩国

身热虽退,形寒未减,右项侧风府穴淋巴结红肿疼痛,拟疏风清热,消肿散结。

柴前胡(各)	9克	蝉蜕	9克	制僵蚕	9克
苦桔梗	9克	夏枯草	15克	大力子	9克
丹皮	9克	黑山栀	9克	大贝母	9克
赤芍	9克	竹茹	9克		

外用青宝散(见《邓星伯临床医集》中外科用药)用茶水和蜂蜜各半调和如糊状,涂患处,待药干剥下,再调药粉贴上。

[按] 疏风清热,消肿散结法,中药汤剂和外敷药同治,可获消散,如已有脓,则以针刺抽取脓液,可获愈。

李×× 女 21岁 上海

5天前患喉痛,牙痛,继则两颈及颌下淋巴结肿大,胀痛,患处皮色稍红,按之烘热,身热不扬,治以疏风肃肺,消肿止痛。

前胡	9克	桑苏叶(各)	9克	苦桔梗	9克
大力子	9克	制僵蚕	9克	赤芍	9克
大贝母	9克	山豆根	9克	淡黄芩	9克
银花	15克	净连翘	6克	丹皮参(各)	9克
竹茹	6克				

服药旬日,喉痛、牙痛均愈,淋巴结肿大减小过半,精神好,要求续服。

南沙参	9克	赤芍	9克	大贝母	9克
前胡	9克	苦桔梗	9克	制僵蚕	6克
银花	9克	山豆根	6克	夏枯草	12克
丹皮参(各)	9克	光杏仁	9克	桃仁	9克

[按] 疏风清热,消肿散结,收到疗效。

曹×× 女 25岁 上海

身热,咽喉不适,咯痰不爽,伴有牙痛,颌下淋巴结肿痛,脉数,口渴。拟疏风、清热、化湿、去痰法进治。

前胡	6克	桑叶	9克	蝉蜕	6克		
大力子	9克	赤芍	6克	光杏仁	9克		
淡黄芩	6克	苦桔梗	6克	甘菊	6克		
丹皮	6克	竹茹	6克	芦根	15克		

肿痛减，身热退，痰亦少，续服1次后，仅留牙痛，未消失，牙龈无红肿，嘱牙医门诊随访，上方系桑菊饮方加减扩大立法。

何×× 女 21岁 常州

右侧耳后风池穴肿，已2月，恶起寒热之后，穿刺切片检测，系坏死性淋巴结炎，大小约6.5×6厘米，皮色不红，无身热，胃纳尚可，舌苔浮白腻，要求中医治疗，不开刀。

柴前胡（各）	9克	苦桔梗	9克	制僵蚕	9克
当归	9克	赤芍	9克	大贝母	9克
大力子	9克	桃仁	9克	炮甲片	6克
郁金	9克	大丹参	9克	藕节炭	5枚

肿块减小大半，前方加减进治。

当归	9克	赤芍	9克	大贝母	9克
制僵蚕	9克	黑山栀	9克	制半夏	9克
丹皮参（各）	9克	桃仁	9克	炮甲片	6克
苦桔梗	9克	藕节炭	5枚		

肿块几已消失，要求巩固。

南沙参	9克	玄参	9克	当归	9克
赤芍	9克	大贝母	9克	制僵蚕	9克
郁金	9克	枳壳	9克	茯苓	9克
藕节炭	5枚	丹皮参（各）	9克	赤白芍（各）	9克

[按] 坏死性淋巴结炎，中药和营疏风，消肿散结法调。后悉患者一面中药调治，一面请西医用强的松同时治疗，3年后患处肿块又起，再去找原西医治疗，后果不详。

风热感冒

唐×× 女 82岁 上海

受热咳嗽，咳痰不爽，舌红、脉数。

前胡	6克	蝉蜕	6克	薄荷	6克
荆芥	6克	苦桔梗	6克	陈皮	6克
淡黄芩	6克	茯苓	9克	瓜蒌皮	9克
银花	6克	黑山栀	9克	冬瓜子	9克

[按] 疏风肃肺、清热化痰之轻剂,5天后,获愈。

周×× 女 24岁 外籍

感受风热,咳嗽经月不愈,卧欠安寐,拟方进治。

前胡	9克	大力子	9克	苦桔梗	6克
光杏仁	9克	象贝母	9克	淡黄芩	9克
鱼腥草	15克	炙白前	9克	炙紫菀	9克
茯苓神(各)	9克	合欢皮	9克	炙款冬	9克
瓜蒌皮	9克				

[按] 5剂后,病情缓解,约减去症状一半,嘱原方续服,即可痊愈,必要时,可再复诊1次。治则,疏邪肃肺化痰止欬。后未来复诊,电悉病已好。

风寒感冒

游×× 女 40岁 四川

感受风寒,形寒身热,肩背酸楚,颈项牵掣,两脉浮数,偶有咳嗽,入夜微汗,治以疏邪和胃,肃肺退热止欬。

前柴胡(各)	9克	苏桑叶(各)	9克	荆防风(各)	6克
白夕利	9克	苦桔梗	6克	光杏仁	9克
象贝母	9克	枳壳	9克	羌活	6克
茯苓	9克	制半夏	6克	陈皮	6克

热退,肩背酸楚,颈项牵掣大减,偶有咳嗽,上方收效,再宗进治。

前柴胡(各)	9克	荆防风(各)	6克	白夕利	9克
制半夏	9克	陈皮	9克	百部	6克
炙紫菀	9克	枳壳	9克	茯苓	9克
光杏仁	9克	象贝母	9克	枇杷叶	9克

[按] 前后两方,均对风寒感冒而设,已获疗效,因笔者在四川会诊而遇到本例,临别时,嘱后方仍可续服1次,以清余邪。

李×× 女 45岁 浙江

形寒怕冷,两风府穴作痛,牵引肩背,无咳嗽,已两周。拟疏宣法。

柴前胡(各)	10克	苏桑叶(各)	10克	荆防风(各)	5克
白夕利	10克	制僵蚕	10克	苦桔梗	10克
大川芎	6克	羌活	6克	郁金	10克
川桂枝	6克	枳壳	10克	茯苓	10克

[按] 两周后,上述诸症,均消失殆尽矣。本方治则,以辛温药物疏散风寒为主,有较好的祛寒止痛作用,故收效彰彰。

体虚感冒

吴×× 女 38岁 安徽

感冒后低热持续,颈项部板滞不适,检有淋巴结肿大。在外用抗生素后,体温日渐下降,白细胞亦趋正常,先后3周,抗生素停用。不久低热又起,超过用抗生素前,神倦力乏,又增咳嗽,纳眠俱差,特来求诊中医药治疗。

党参	10克	白术	10克	当归	10克
大白芍	10克	制半夏	10克	陈皮	10克
焦楂曲(各)	10克	茯苓神(各)	10克	制僵蚕	10克
赤芍	10克	大贝母	10克	南沙参	10克
冬瓜子	15克	蛤壳	15克		

服药1周,身热已退,颈项淋巴结减小过半,上方续服后,症状缓解消退,仅偶有咳嗽。

[按] 本例年事虽轻,病邪反复,体力不支,故用益气、养阴、和中、散结法进治,竟获良效。

唐×× 女 80岁 上海

感受外邪,身热微汗,咳嗽不扬,神烦纳减,拟方调治。

柴前胡(各)	10克	苏桑叶(各)	10克	藿桔梗(各)	10克
光杏仁	10克	淡黄芩	10克	法半夏	10克
陈皮	10克	枳壳	10克	神曲	10克
郁金	10克	茯苓神(各)	10克	炙白前	10克
冬瓜子皮(各)	10克	竹茹	6克		

[按] 3帖后,咳嗽大减,身热得褪,又2帖后,症状全消。治则,疏宣清肺,和胃止欬。

外感高热

曹×× 女 34岁 上海

壮热39.8℃,无汗,咳呛,已2天,两脉洪大而滑数。急拟疏宣法进治。

前胡	10克	苏桑叶(各)	10克	大力子	10克
苦桔梗	10克	光杏仁	10克	象贝母	10克
双花	15克	鱼腥草	15克	净连翘	10克
淡黄芩	10克	青蒿	10克	竹茹	10克

[按] 3帖后,身热得汗下降,测体温37.5℃,咳嗽亦减,前方加减进治。

前胡	10克	苦桔梗	10克	大力子	10克
南沙参	10克	净蝉蜕	16克	光杏仁	10克
鱼腥草	15克	丹皮	10克	黑山栀	10克
淡黄芩	10克	青蒿梗	10克	竹茹	10克

1周后，身热褪尽，咳呛大减，疏、宣、清收效，复方可续服，以肃余邪。

[按] 上法对外感高热，病程短，身热高，症状较剧，无汗或微汗者效好。

外感肤痒

汪×× 男 42岁 武汉

一经感冒，即有后背、臀部、大腿内侧皮肤瘙痒，感冒愈，瘙痒亦好，两年余来，经常如此，纳眠俱可，要求治疗。

太子参	15克	炙黄芪	10克	白术	15克
赤白芍(各)	15克	潼白蒺藜(各)	10克	女贞子	15克
防风	10克	制僵蚕	10克	制黄精	10克
丹皮	10克	茯苓神(各)	10克	制半夏	10克
炙甘草	5克	红枣	3枚		

[按] 一年来，感冒明显减少，每次感冒发作，时间缩短，皮肤瘙痒，基本消失，精神好，要求继续治疗。

党参	15克	炙黄芪	10克	白术芍(各)	15克
防风	5克	潼白蒺藜(各)	15克	丹皮参(各)	10克
茯苓神(各)	10克	酸枣仁	10克	淮小麦	20克
炙甘草	10克	净蝉蜕	5克	夜交藤	15克

季节变换时，易发感冒旧恙，基本消失，发时皮肤瘙痒亦愈，为巩固疗效以上方(即复方)三倍量，研末，水泛为丸，如绿豆大，每服6克，早晚各1次，温水过下，丸药未制成前，可暂服下列药物。

玉屏风丸，按说明书剂量服。白参(研末)，每次1克，日1到2次，开水冲服。

[按] 上两方(处方)均以玉屏风散加白蒺藜丸(邓星伯经验方)加味，调治获愈，感冒后皮肤瘙痒，中医认为风淫于内有关，故未用止痒药物。

外感咳嗽

谈×× 女 30岁 浙江

咳嗽，诊断为支气管肺炎，给服蛤蚧散，咳止，不日又发，再服无效，改服三黄丸，未见明显缓解,迁延2月余,咳呛更甚,痰时有时无,咳时两太阳穴胀痛,舌苔薄白,脉滑,大便日解,纳平平,眠欠安,要求服中药。

前胡	10克	苦桔梗	6克	大力子	10克
光杏仁	10克	象贝母	10克	制半夏	10克
钩藤	10克	淡黄芩	10克	鱼腥草	15克
海浮石	10克	枳壳	10克	竹茹	6克

[按] 先后服药月余,上述症状痊愈。体健、纳眠俱佳,两便通畅,治则宣肃和清化同用,前医先用蛤蚧散、继用三黄,有悖治则。

秋燥咳嗽

林×× 女 41岁 浙江湖州

形寒怕冷,面色少华,每交秋令,即有咳嗽,入冬、不药即可自愈,恙起产后食辣椒后引起,至今已20余年,脉濡,大便艰结,治以养阴润燥,肃肺止咳。

前胡	9克	桑叶	9克	南沙参	9克
大麦冬	9克	苦桔梗	6克	光杏仁	9克
象贝母	9克	大麻仁	9克	黑山栀	9克
柏子仁	9克	蛤壳	12克	玄参	9克
百合	9克	枇杷叶	6克	生梨	半只

[按] 入秋作咳,继则咳嗽,入冬缓解自愈,名曰秋燥,用疏风润燥,养阴清肺,可以获愈。忆友人在澳,罹此病,用抗生素未见效,授以清燥救肺汤方加服生梨、百合获愈。

入冬咳嗽

秦×× 男 43岁 四川

每到冬令,咳嗽即起,痰咯白沫,交春后,可不药缓解,已经10余年,诊得脉细弦,舌略胖,拟养阴肃肺,和胃化痰止咳。

南沙参	10克	苏子梗(各)	10克	制半夏	10克
陈皮	10克	炙紫菀	10克	炙款冬	10克
枳壳	10克	茯苓神(各)	10克	大白芍	10克
姜竹茹	10克	白芥子	6克		

接来电,悉症状大减,要求续治,上方加减。

苏子梗(各)	10克	旋复花(包)	10克	白术	10克
姜半夏	10克	橘红	10克	茯苓	10克
炙紫菀	10克	炙款冬	10克	五味子	3克

| 淡干姜 | 3克 | 姜竹茹 | 6克 |

服药以来,症状已基本消失,偶有咳嗽1~2声,喜甚,嘱上两方仍可交叉服1次。

[按] 患者10余年来宿疾,经治已愈,1年后,是否仍复发,因失去联系不详。

林×× 男 76岁 法国

咳嗽每交冬令即发,现夏令亦发,平时痰浊常盛,已数十年,刻诊,形神佳,略青瘦,纳可,眠较差,脉细濡带滑,舌苔浮白,二便尚利,拟养阴益气,肃肺和胃,化痰止咳。

党参	9克	炙黄芪	9克	白术芍(各)	9克
北沙参	9克	川石斛	9克	淮山药	15克
姜半夏	9克	橘红	9克	炙苏子(包)	9克
炙款冬	9克	炙紫菀	9克	沙苑子	9克
旋复花(包)	6克	炒枳壳	9克	白芥子	6克
云茯苓	9克	郁金	9克		

另 可服冬虫夏草或人参蛤蚧散,协同上方进活,收效更好。

[按] 此病俗称老慢支,方益气、养阴、健脾、和胃、肃肺、化痰法进治。

卢×× 女 70岁 中国香港

支气管哮喘,急性发作,不能平卧,恙起由港去江西庐山,气候寒冷诱发,返沪后住院9天,症状缓解。特来此要求进一步中药治疗,诊得,两肺满布啰音,口苦,舌边碎,脉尚平稳,苔浮腻带黄,诉可以平卧,但咳嗽未愈,2便如常。

苏子梗(各)	9克	制半夏	9克	薄橘红	9克
淡黄芩	9克	炙百部	9克	炙紫菀	9克
炙款冬	9克	枳壳	9克	茯苓	9克
枇杷叶	9克	光杏仁	9克	苦桔梗	6克
冬瓜子	15克	症状好转,原方可续服1次。			

[按] 骤遇寒冷,风疾引发。一度住院,症状好转出院,但痰浊未清,用肃肺降气,和胃化痰止欬,调理经月,痊愈回港。

舒×× 男 41岁 安徽

哮喘,有家属史,从小就有,瘦弱,形寒怕冷,要求中医药调理。

太子参	15克	白术	10克	姜半夏	10克
陈皮	10克	炙百部	10克	炙紫菀	10克
炙苏子(包)	10克	旋复花(包)	10克	代赭石	10克
菟丝子	10克	五味子	10克	茯苓	10克

[按] 肺肾同病,急则治标,缓则治本。此肺肾标本同治。半年后,本病十去其八,原

方可在当地,略加增减,再服3~6个月,可恢复正常。

蔡×× 男 42岁 浙江湖州

患过敏性鼻炎已廿年,近数年未增发咳喘,抗生素治疗无效。用西药抗过敏药,初有效,后少效,目前又大发作。西药喷雾日3次(早、中、晚),初有效,现增加次数,未满2周,又要增加,几乎终日不能离手。特来沪,要求中医药治疗,诊得一般情况尚可,面目暗滞,手执喷雾器不时喷咽喉,能对答,有喘急状态,脉速濡少力带滑,舌质暗,苔灰腻白,拟方进调。

苏子梗(各)	10克	旋复花(包)	10克	太子参	15克
苦桔梗	10克	白术芍(各)	10克	炙白前	10克
炙紫菀	10克	炙款冬	10克	枳壳	10克
潼白蒺藜(各)	10克	炙百部	10克	合欢皮	10克
苍耳子	10克	陈皮	10克		

上药服后,喘欬明显缓解,喷雾每天可减去一半,喜甚。要求继续调治。

太子参	15克	白术	10克	炙麻黄	6克
光杏仁	10克	象贝母	10克	苏子梗(各)	10克
炙百部	10克	炙款冬	10克	炙甘草	10克
炙紫菀	10克	蒸萸肉	10克	沙苑子	10克
楮实子	10克				

前后两方服后,哮喘基本不发,唯痰浊未清,鼻流涕亦大为缓解,大便2~3日一次,舌苔暗灰白已消失,脉象濡滑,前方加减。

太子参	15克	苏子梗(各)	10克	炙麻黄	6克
炙白前	10克	南沙参	15克	炙款冬	10克
炙紫菀	10克	甘杞子	20克	沙苑子	10克
象贝母	10克	菟丝子	10克	炙百部	10克
楮实子	10克	冬瓜子	15克		

哮喘未发,痰浊已少,气候变化,偶有几声咳嗽,不用哮喘喷雾剂,偶有流涕,原方可续服,另加服:白参3克,杞子10克,冬虫夏草3克,煎汤常服。

[按] 过敏性哮喘,每天哮喘喷雾剂经常喷用,厉害时几乎不能离手,痛苦甚。自服中药后,逐步缓解,后基本不发。处方急则治标,以平喘为主。用苏子旋复汤加减,后症状缓解,改缓则治本。以调补肺肾为主,后竟获症状消失。

王×× 女 29岁 上海

出生后,即有过敏,婚后,过敏未愈。分娩时仍用喷雾定喘及服抗过敏药(出生婴儿,面部湿疹),迄今冬令手足冰凉,需电热毯,又易冒汗,纳可,现抗过敏药已停,喷雾剂仍用,一日多次,脉沉细弦濡,睛明穴暗滞,腰臀酸楚,1年前服澳大利亚产羊胎素,服后,喷雾剂喷用明显减少,后停用羊胎素,喷雾剂又恢复同前,现要求中医药治疗,要求能戒除喷雾剂使用。

炙麻黄	5克	炙苏子(包)	10克	光杏仁	10克
象贝母	10克	炙白前	10克	蒸萸肉	10克
炙款冬	10克	炙紫菀	10克	冬瓜子	10克
女贞子	15克	仙灵脾	10克	五味子	10克
制半夏	10克	陈皮	10克	茯苓神(各)	10克

[按] 据患者亲属反映,服上药后,喷雾剂已由1日多次减为1日1次即可。平时可以不用,气闷明显缓解,嘱上方仍可续服。数月后,悉喷雾剂已停用,处方治则,温肾肃肺,降逆化痰平喘法。

久咳

莫×× 女 53岁 中国香港

咳嗽延久,神倦力乏,口干汗多,大便不畅。

南沙参	9克	大力子	9克	制半夏	9克
炙紫菀	9克	炙白前	9克	黑山栀	9克
丹皮	9克	炒枳壳	6克	陈皮	6克
冬瓜子皮(各)	15克	瓜蒌仁	12克	浮淮小麦(各)	15克

咳止,汗减,前方加减。

太子参	9克	北沙参	9克	制半夏	9克
陈皮	6克	川石斛	9克	丹皮参(各)	9克
茯苓	9克	黑山栀	9克	郁金	9克
浮淮小麦(各)	15克	焦楂曲(各)	9克	天花粉	9克
竹茹	6克				

[按] 咳嗽后,一直服补肺营养品,致外邪壅滞脉络,未能疏宣,迁延多时,初诊以疏宣加润肺,化痰加山栀、丹皮清热,症状得能缓解,复方用养肺阴,和胃气、平剂调治而安。

刘×× 男 58岁 上海

咳嗽,抗生素治疗已2周,入夜仍喉痒作呛,咳频,痰少,无身热,要求中医药调治,诊得一般情况可,咳呛入夜更甚,脉浮大,苔浮腻,拟疏宣法。

前胡	9克	蝉蜕	9克	苦桔梗	9克
大力子	9克	桑叶	9克	炙紫菀	9克
光杏仁	9克	象贝母	9克	鱼腥草	15克
浮海石	9克	竹茹	6克		

咳呛大减,要求续治。

苏子梗(各)	9克	制半夏	9克	陈皮	6克
枳壳	6克	光杏仁	9克	象贝母	9克
浮海石	9克	蛤壳	9克	冬瓜子	15克
淡黄芩	9克	炙紫苑	9克	竹茹	6克

[按] 初用疏宣法,续用肃清法,竟获痊愈。

朱×× 男 58岁 浙江织里

喉痒咳嗽,每年发作,均在季节变换时,约30天自会缓解。平素背脊烘热,咳嗽发作时会消失。服西洋参及枫斗,不适,反增大便次数增多。在外服温肺经药物,一度好转,后即无效,病已数十年,特来要求服中药调理,结合舌证和脉证,应从肺脾肾三经协同调摄为是。

熟地黄	10克	白芍术(各)	10克	淮山药	15克
蒸萸肉	10克	茯苓神(各)	15克	炙款冬	10克
沙苑子	10克	川桂枝	5克	五味子	10克

[按] 服上药颇适,可续服。本方仿桂都气丸法进治,竟获疗效,忆《柳选四家医案》中有类似此案。

周×× 男 21岁

咳嗽低热,胃纳欠佳,在外检出有间质性肺炎,已两月余,治以养阴肃肺,和胃化痰,退热止欬。

前胡	10克	苦桔梗	10克	光杏仁	10克
象贝母	10克	鱼腥草	15克	淡黄芩	10克
海浮石	10克	蛤壳	15克	炙紫苑	10克
炙款冬	10克	丹皮	10克	黑山栀	10克
炒枳壳	10克	制半夏	10克	赤芍	10克

低热退而未清,咳嗽已减,再宗前意出入。

南沙参	10克	前胡	10克	苦桔梗	10克
淡黄芩	10克	鱼腥草	15克	炙紫苑	10克
炙款冬	10克	苦玄参(各)	10克	冬瓜子	15克
枳壳	10克	陈皮	10克	制半夏	10克
赤芍	10克	象贝母	10克		

[按] 前后两次治疗,约月余,热退咳止,上方再服1次,用以防余烬也。

裴×× 女 54岁 安徽霍丘

形寒怕冷,咳嗽痰咯白沫,脘中不适,纳食饱胀,渴喜热饮,舌苔薄,色带灰,脉沉迟。

党参	15克	白术	10克	茯苓神(各)	10克

川桂枝	6克	制半夏	10克	陈皮	10克
枳壳	10克	淡干姜	6克	大白芍	10克
炙款冬	10克	姜竹茹	10克	炙甘草	10克

[按] 本方服1个半月,症状全消,此系理中汤之变法也。

沈×× 男 33岁 浙江湖州

10年前骑摩托车,作山区家访,天寒,未戴口罩,致鼻流清涕,并伴咳嗽,未及时治疗。两年后,症状续渐增加,感冒后更甚,直到两年前,经冬病夏治后,症状明显减轻,但时流清涕,及容易感冒,特来此诊治。诊得一般情况尚可,时时咳呛,无体温升高,偶有盗汗,胃纳平平,舌略胖,苔薄白,脉细濡,大便日解。

炙麻黄	3克	苏子梗(各)	10克	制半夏	10克
陈皮	10克	炙白前	10克	炙百部	10克
太子参	15克	细辛	3克	炙款冬	10克
炙紫菀	10克	象贝母	10克	姜竹茹	5克

药后,症状明显减轻,咳少痰亦少,纳转佳,要求续治。

苏子梗(各)	10克	制半夏	10克	陈皮	10克
茯苓	10克	炙白前	10克	炙百部	10克
太子参	15克	白术	10克	炙紫菀	10克
炙款冬	10克	姜黄芩	10克	姜竹茹	10克

[按] 屡次风寒,致患慢性咳嗽多年,肺气受累,宣肃失常,拟方益气肃肺,和胃化痰止咳法显效,症状基本消失。

哮喘

郑×× 男 9岁 中国香港

喘咳,着冷即发,入夜,喉间痰声嗄咯,伴有汗出,喘甚不能平卧,症经有年,晴明穴暗滞,脉细濡少力,纳食尚可。

太子参	15克	白术芍(各)	9克	光杏仁	9克
象贝母	9克	炙白前	9克	苏子(包)	9克
旋复花(包)	6克	炙款冬	9克	沙苑子	9克
浮淮小麦(各)	15克	薄橘红	6克	淮山药	9克

[按] 肺、脾、肾三经同治,兼化痰浊,常服可收效。

王×× 男 81岁 黑龙江

哮喘交冬即起,已数十年,逐年加重,要求中医药调治。诊得老态,神情委顿,不时作喘,痰少,夜难平卧,一俟痰咳出才能平卧。

炙麻黄	6克	炙苏子梗(各)	9克	旋复花(包)	9克
党参	9克	白术	9克	宋半夏	9克
陈胆星	9克	款冬花	9克	炙白前	9克
枳壳实(各)	9克	橘红	9克	川厚朴	6克
姜竹茹	9克	茯苓神(各)	9克		

另 白参125克,蛤蚧60克,橘红50克,姜半夏50克,共研细末匀和,每服2克,早晚各1次,开水过下。

[按] 汤剂和药粉同服,缓急同治,中药方以降气和胃健脾气定喘法,缓缓调治,可得缓解。

卢×× 男 12岁 上海

出生在新装修房内,因哮喘而迁出,至今十余年,一直在中西医治疗中,一度缓解,但每遇寒暑交替,气候变化,极易诱发,现每晚要喷止喘雾剂,才能入睡,日喷2到3次,特来此要求中医药调治,诊得体胖,超体重,平时怕热,易汗,血压不高,常有白色黏痰咳出。

炙苏子(包)	10克	炙麻黄	6克	姜半夏	10克
橘红	10克	炙白前	10克	炙紫苑	10克
炙百部	10克	女贞子	15克	沙苑子	10克
南沙参	10克	淡干姜	3克	冬瓜子	15克

药后,当夜未用喷雾定喘剂,可以平安入睡,连7天,后因气候变化,晚上又须喷雾剂才能入睡,3到4天后即停喷药,又能入夜安睡,俟已7天,再来复诊,要求续治,上方加减。

姜半夏	10克	橘红	10克	炙苏子(包)	10克
炙麻黄	3克	太子参	6克	炙白前	10克
炙紫苑	10克	炙款冬	10克	枳壳实(各)	6克
姜竹茹	6克	瓜蒌皮	10克	白果(打)	3枚

[按] 用定喘汤法调治,已起到疗效,以后可改一帖药服2天,气候变化时,仍每日一帖。半年后,因随时注意气候变化,故未再用喷雾剂。顽疾基本获愈。

伏气

张×× 男 32岁 上海

去夏酷热,久卧凉地,及秋,始觉汗少力乏,衣着多于往年,形神疲惫,今夏,衣着毛衣,形寒怕冷,全身倦怠,胃纳不馨,汗出稍适,旋即又甚于汗前,头晕,脉来沉迟,舌苔浊腻,前医用麻黄桂枝汤,无效,且汗后更觉不适。治以疏邪和胃,温中化湿。

| 陈香薷 | 9克 | 苏藿梗(各) | 9克 | 白术芍(各) | 9克 |

法半夏	9克	陈皮	9克	砂蔻仁(各)	6克
淡干姜	3克	熟附块	9克	焦神曲(包)	9克
麦谷芽(各)	9克				

药后曾得微汗,汗后遍体颇适,形寒怕冷得减,胃纳转佳,两脉沉迟亦起,舌苔浊腻,尚未全化,前方有效,宗之进治。

苏藿梗(各)	9克	白术芍(各)	9克	制半夏	9克
陈皮	9克	川厚朴	6克	砂蔻仁(各)	6克
淡干姜	3克	熟附块	9克	麦谷芽(各)	9克
焦楂曲(各)	9克				

两进疏邪和胃,温中化湿法,形寒怕风已却,衣着已如常人,精力恢复,胃纳亦佳。唯久被风吹,又有形寒感觉,又值暑天,再拟养营和中化湿法进调。

太子参	15克	黄芪皮	9克	法半夏	9克
陈皮	9克	茯苓神(各)	12克	砂仁	6克
焦薏苡仁	15克	白术	9克	焦楂曲(各)	9克

[按] 因风寒、寒湿内侵,用温中散寒法较妥,如用疏散法,反增病情,温中以附子、干姜、吴萸等为主。

陆×× 女 60岁 上海方浜

两年来,遇风受寒,背脊即易汗出、怕冷,甚则汗出遍体,汗后形寒更甚。在外服玉屏风散加减方,症状未减。刻诊,神倦,衣着多于常人,动辄易汗,脉细濡,重按有力,舌苔较腻,胃纳平平,大便多日一解,卧欠安寐,拟方调治。

党参	9克	黄芪皮	9克	白术芍(各)	9克
柏子仁	12克	法半夏	9克	陈皮	9克
蔻砂仁(各)	6克	熟附块	9克	瓜蒌仁	9克
大枣	3枚	干姜	3克		

形寒怕风大减,背脊汗出基本已止,精神好转,舌中心仍腻,大便2日一次,原方续服。

近旬来,未再感形寒,亦无汗出,胃纳好转,已能在田间劳动,目前风大,临风未感形寒,入夜亦无汗出,唯遍体有散在痒疹出现。

白蒺藜	9克	制僵蚕	9克	钩藤	9克
党参	9克	白术	9克	制半夏	9克
陈皮	9克	藿苏梗(各)	6克	砂仁	6克
姜竹茹	9克	焦楂曲(各)	9克		

一周来,仍在外劳动,未避风邪,形寒怕冷又起,伴有遍体汗出,两下肢寒冷,全身原有散在痒疹瘾去。口苦神倦,两脉沉数,拟方进治。

白蒺藜	9克	防风	6克	法半夏	9克

陈皮	9克	神曲(包)	9克	白术	9克
滑石	9克	生甘草	6克	焦薏苡仁	12克
泽泻	6克	茯苓神(各)	9克		

症状好转,但未痊愈,汗出已减,扁体痒疹未发,小便色黄,检阴性,前方进出。

党参	9克	当归	9克	白术芍(各)	9克
南沙参	9克	制半夏	9克	陈皮	9克
熟附块	9克	砂仁	6克	滑石	9克
焦楂曲(各)	9克	麦谷芽(各)	9克	茯苓	9克

诸恙均去,眠食亦佳,精神已爽,形寒、背脊汗出未发,又已外出活动(田间劳动),遇风受寒,未再有形寒汗出之症矣。拟方调摄巩固。

党参	9克	炙黄芪	9克	当归	9克
黑料豆	9克	白术芍(各)	9克	姜半夏	9克
熟附块	9克	茯苓神(各)	9克	女贞子	12克
沙苑子	9克	菟丝子	9克	红枣	3枚
麦谷芽(各)	9克				

[按] 本例和前例张姓病员相似,辨证为寒邪伏于内,阻遏阳气,不能外布,故形寒怕冷,内寒欲外适,借汗泄得适,故以轻剂调治。但需佐温中之味,有时仅投温中药味,亦可使之微汗,切不可用辛散猛烈之味,本例中途反复,主要田间劳动,内寒未清,又增新邪入侵,故有肤痒之证矣,一度加以轻剂疏风药物而安。

[后记] 上方服后,全身颇适,后即停药。半年后又因感冒发热,自服柴胡冲剂,5天后热退,一切为常。又1年后,悉病人一切均好,仍常劳动在田间。

万×× 男 41岁 常州

每到下午,形寒力乏,汗出则适,旋即又起,入夜汗出遍体,晨起精神困乏,曾服中药鲜效。刻诊精神可,两脉沉细,舌苔浊腻,纳平平,症经3月,治以和营撤邪,调胃化湿。

炒青蒿	6克	大豆卷	9克	白术	9克
制半夏	6克	陈皮	9克	姜黄芩	9克
太子参	9克	赤白芍(各)	9克	云茯苓	9克
砂蔻仁(各)	6克	麦谷芽(各)	9克	焦楂曲(各)	9克

精神振作,胃纳好转,舌苔浊腻已化,形寒稍减,入夜仍汗出未止,脉沉濡,拟益气温中法调治。

太子参	15克	白芍术(各)	9克	制半夏	9克
陈皮	9克	黄芪皮	9克	焦楂曲(各)	9克
姜黄芩	9克	熟附块	9克	炙甘草	6克

长期生活在空调室内,又喜洗桑拿浴,浴后复入空调室,患病以来,屡经治疗,症状减

而又起,刻诊仍有形寒,出汗后才感舒适,平素热饮,舌苔浮腻,两脉略数,症经已久,阴伤邪恋未达,再拟养阴撒邪,温中化湿。

北沙参	9克	炒青蒿	9克	香白薇	9克
黄芪皮	9克	白芍术(各)	9克	制半夏	9克
熟附块	9克	焦楂曲(各)	9克	桑桂枝(各)	9克
姜竹茹	9克	陈皮	9克	麦谷芽(各)	9克

症状反复,入夜形寒,继则汗出,白天精神较差,下午两下肢乏力,脉浮迟,苔浮腻。方拟益气温中止汗。

太子参	15克	黄芪皮	15克	白芍术(各)	9克
姜半夏	9克	陈皮	9克	秦艽	9克
云茯苓	9克	合欢皮	9克	熟附块	9克
炙甘草	6克	细辛	6克	浮淮小麦(各)	15克

夜间汗出大减,偶有形寒,苔腻已化,精神亦好,下午仍感力乏,胃纳欠馨。拟益气养阴,温中敛汗。

党参	15克	炙黄芪	9克	白芍术(各)	9克
法半夏	9克	陈皮	9克	茯苓	9克
北沙参	9克	秦艽	9克	焦楂曲(各)	9克
熟附块	9克	浮淮小麦(各)	15克	细辛	3克

形寒已无,汗出已止,精神大振,偶有力乏,休息即易恢复,前方加减。

党参	15克	炙黄芪	9克	白芍术(各)	9克
云茯苓	9克	法半夏	9克	陈皮	9克
女贞子	15克	仙灵脾	9克	沙苑子	9克
淮小麦	15克	香谷芽	15克	焦神曲(包)	9克

[按] 就诊共6次,时间跨度1年8个月,形寒汗出症状,经治获愈。初诊调和营卫,佐以撒邪。并兼顾胃气。3月后,形寒又增重,汗出来复诊,拟益气和胃,温中散寒,化湿敛汗。又数月后第二次复诊,治则养阴撒邪,温中散寒。第三次复诊,又因形寒汗出反复,再来复诊,此距复二已数月后。治则:益气养阴,温中敛汗法进治。第四次复诊,距上次半年后,因偶有形寒,伴有汗出而来,拟益气养阴,温中和胃化湿敛汗法。第五次复诊,因时感力乏,要求调理而来,前形寒出汗已愈。为巩固疗效,拟方益气健运。佐以补肾调摄。

[后记] 本例在半年、1年后随访,体健,未再有上述症状出现,纳眠俱佳。

疰夏

黄×× 女 49岁

每从5月1日起,即有低热、纳差、神倦、力乏。尤其在人多场合,即发头晕。已经7~

8年,现已5月中旬,上述症状又起,要求中医药调治,诊得,神情倦怠貌、低热、汗出、纳差,两脉细濡,软而无力,舌苔薄腻,时感胸闷,拟方进治。

炒青蒿	10克	淡黄芩	10克	太子参	30克
大生地	15克	丹皮参(各)	15克	知贝母(各)	10克
大麦冬	10克	法半夏	10克	陈皮	10克
炙鳖甲	15克	焦山楂	10克	川厚朴	5克
竹叶	10克	五味子	10克		

[按] 另:冬虫夏草5根,白参20克,杞子30克。

上三味煎汤,每次1调羹,日2次,早晚各1次。服上药后,症状明显缓解,精神好转。纳增,乏力大减。嘱上方及另煎三味药可续服。后来电,1月不到,症状全部消失。上治则用芩蒿,青蒿鳖甲两方意加味而组成。笔者曾用于治上述疰夏症患者,收效较好。

马×× 女 48岁 浙江乐清

形丰,夜寐梦多,过去夏令较多,现不分夏令冬令,入夜睡眠即梦,醒后入睡又梦,且能连接上梦,时有梦魇,肢困神倦,晨起精神不振,昏昏沉沉,纳好,痰浊不多,平时喜荤食,二便如常,因病多年,特来沪诊治。一般情况可,精神无异常,仍能工作,操持家务,脉虚弦,舌苔浮腻,拟方调摄。

苍白术(各)	10克	制半夏	10克	陈皮	10克
枳壳	10克	郁金	10克	茯苓	15克
麦谷芽(各)	15克	川厚朴	5克	神曲(包)	10克
焦山楂	10克	莱菔子	10克	焦山栀	10克
丹皮参	10克	荷叶	10克		

[按] 梦魇归于多梦类,但有区别,长夏多梦而困,与暑湿有关。患者现冬令亦多梦,一到夏令,入睡后梦会连续,夜卧梦到晨起,几乎天天如是,上方系六君加平胃散法加味,用以益气健脾、和胃清化湿痰为法。2月后来此,悉上述症状均未再发。特来告知,此病和单纯暑湿引者略有不同,亦因脾土为湿所困引起者,本例系痰湿素盛之体,又值暑湿气节,相互交织而致病变。

中暑先兆

吴×× 女 65岁 上海

日来,头昏胀,胸脘闷,纳差乏力,有低热,询之,在室外38℃以上跑步,上下午各1次,每次5~8站路,一连5天后,即感有上述症状,诊得神情疲软,腰酸力乏,脉濡浮,苔浮白,诉时口干渴,二便如常。肤干,无湿润感,症为轻度中暑,即拟方配服。

鲜藿梗	9克	香薷	9克	佩兰	9克
制半夏	9克	枳壳	9克	大豆卷	9克
黑山栀	9克	荷梗	1只	陈皮	9克
佛手片	6克	川石斛	9克	竹茹	9克

服后,得微汗,口干渴大减,诸症几均消失,要求续治。

藿梗	9克	南沙参	9克	川石斛	9克
制半夏	9克	陈皮	9克	大麦冬	9克
黑山栀	9克	丹皮		竹茹	9克
焦苡仁	15克	茯苓神(各)	9克	青蒿梗	9克

[按] 患者有中风瘫痪史,经住院抢救,锻炼半年后,逐步恢复到接近正常,跑步已将半年,此次气候炎热,仍继续坚持跑步,即出现有上述症状,经疏邪清暑,理气化湿法,症状大减,改用养阴清热,和胃化湿得愈。

暑病

吴×× 女 42岁 上海

酷暑外出旅游,感闷热,汗出颇多,口苦干,胸中如有火烧,如是旬日后返沪住院旬日后,高热始下降,咳嗽痰多,色白,遍体肤肿,尿少,西医拟诊为胶质痰病,对症处理后,肿褪,咳嗽减,咯痰仍然色白,且伴咽喉干毛,经加用激素和雷公藤,不适,即出院用中药治疗,诊得形神虚弱疲惫,精神极度萎软,身热尚未褪清,咽干苔腻,脉濡无力。

前胡	9克	青蒿	9克	大豆卷	9克
法半夏	9克	陈皮	9克	淡黄芩	9克
玄参	9克	黑山栀	9克	银花	9克
天花粉	9克	茯苓神(各)	9克	丹皮	9克
焦苡仁	15克	枳壳	9克	竹茹	9克

服上药后,上述各症状均明显好转,是属合适,上方加减。

南沙参	9克	天花粉	9克	川石斛	9克
知贝母(各)	9克	丹皮		黑山栀	9克
茯苓神(各)	9克	桑白皮		大麦冬	9克
净连翘	9克	枇杷叶	9克	竹茹	9克
法半夏	9克	炒枳壳	9克		

[按] 热伤阴,高热咳嗽,咽干口苦,初诊用疏风宣肺,清热化痰法,继则用养阴肃肺,和胃化痰止咳法,缠绵月余病证,终获热褪神清,咳嗽痰沫大减,纳可,精力转佳,1周后,得悉诸恙均除。

支气管扩张

王×× 女 51岁 上海方浜

有支气管扩张咯血史，每逢节令变化即发，已10余年。近年来发作较频，感染后发作，最易出血，要求中医药调治。

南北沙参(各)	10克	天麦冬	10克	太子参	10克
大白芍	15克	丹皮炭	10克	茜草炭	10克
象知贝母(各)	10克	阿胶珠	10克	炒枳壳	10克
野百合	10克	白及	3克	藕节炭	10克
三七粉	3克(分二次吞)				

2月后，悉咳嗽大减，痰血未发，要求改成丸药，上方5倍量，共研及细末，水和蜜各半泛成丸药，如绿豆大，每服6克，日二次。

[按] 又半年后，悉患者未有咳血，季节变换时，偶有咳嗽几声，上方治则，养阴清肺，化痰摄血止咳法。本类病例，慎用黄芪(尤其在伴出血时)。

肺脓疡

顾×× 男 54岁 浙江桐乡

右肺脓疡，因反复发热咳嗽而在外确诊，卧难侧睡，检右胸腔有1/2被脓肿占有，抽取脓液，培养未检出有结核及肿瘤细胞，第2次抽取，脓液已减少，唯身热依然，用抗生素后因胃部不适已停，现仍有略痰秽臭，脉沉细，舌质干，苔薄黄白，要求中医药调治，西药已停服。

(一)	前胡	10克	蝉蜕	10克	苦桔梗	10克
	光杏仁	10克	象贝母	10克	炙白前	10克
	海浮石	10克	蛤壳	30克	大力子	10克
	鱼腥草	30克	枳壳	10克	制半夏	10克
	冬瓜子皮(各)	20克	淡黄芩	10克	忍冬花	10克
	白茅根	15克				
(二)	南沙参	10克	苦桔梗	10克	赤白芍(各)	10克
	光杏仁	10克	象贝母	15克	炙白前	10克
	枳壳	10克	炙紫苑	10克	炙款冬	10克
	焦苡仁	30克	鱼腥草	15克	淡黄芩	10克
	制半夏	10克	冬瓜子皮(各)	15克	陈胆星	10克
	芦根	10克	角针	10克		

服药后,热褪,咳嗽大减,痰秽臭已消失,精神明显好转,夜卧左右侧均可以入眠,纳亦馨,大便时有黏腻物排出,不成形,这情况服药以来才发现。

(一) 南北沙参(各)　10克　　川石斛　　　10克　　赤白芍(各)　10克
　　苦桔梗　　　　10克　　光杏仁　　　10克　　知贝母(各)　10克
　　姜黄芩　　　　10克　　炙白前　　　10克　　冬瓜子皮(各)15克
　　生熟苡仁(各)　15克　　枳壳　　　　10克　　炙紫苑　　　10克
　　炙款冬　　　　10克　　海浮石　　　10克　　蛤壳　　　　10克

(二) 细生地　　　　15克　　赤白芍(各)　10克　　苦桔梗　　　10克
　　光杏仁　　　　10克　　知贝母(各)　10克　　焦山楂　　　10克
　　天花粉　　　　10克　　炙款冬　　　10克　　郁金　　　　10克
　　茯苓神(各)　　10克　　制半夏　　　10克　　陈皮　　　　10克
　　淡黄芩　　　　10克　　海浮石　　　10克　　制黄精　　　10克

[按] 肺脓疡,抽取脓液,加抗生素后,因胃部不适,改用中药治疗,症状日渐缓解,复方服后,症状几已消失,体力、精力自觉接近正常,中医治则,养阴、宣肃、清热、化痰、排脓法,治疗未满月,即已正常。

肺部病变(胸腔积液)

黄×× 男 77岁 中国台湾

胸闷气憋,呼吸欠畅,神倦力乏,病态,咳嗽不能平卧,检有胸水,昔有肺结核史,经治告愈,脉沉濡带滑,舌干,苔少。

　　葶苈子　　　　9克　　杜苏子　　　9克　　光杏仁　　　9克
　　象贝母　　　　9克　　北沙参　　　9克　　百部　　　　9克
　　炙白前　　　　9克　　茯苓　　　　15克　　瓜蒌仁　　　9克
　　郁金　　　　　9克　　枳壳实(各)　9克　　冬瓜子皮(各)15克
　　白芥子　　　　6克

胸水明显减少,咳嗽痰浊仍多,舌光,脉转有力。

　　葶苈子　　　　6克　　炙苏子　　　9克　　炙黄芪　　　9克
　　太子参　　　　19克　　光杏仁　　　9克　　象贝母　　　9克
　　炙白前　　　　9克　　海浮石　　　9克　　东瓜子皮(各)20克
　　枳积壳实(各)　9克　　炙紫苑　　　9克　　苦桔梗　　　6克
　　白芥子　　　　6克

症状持续好转,胸水、痰浊继续减少,可以平卧,纳可,前方加减进治。

　　北沙参　　　　9克　　太子参　　　15克　　炙黄芪　　　9克
　　光杏仁　　　　9克　　象贝母　　　9克　　炙白前　　　9克

苏子梗(各)	9克	苦桔梗	6克	海浮石	9克
冬瓜子皮(各)	20克	全瓜蒌	9克	枳壳实(各)	9克
炙紫菀	9克	白芥子	6克		

[按] 本例中西结合同治，西医补充白蛋白，氨基酸，增强体质，中医以泻肺、补气、养阴、化痰浊调治，收到疗效。

第三章
消化系病证

噎膈

傅×× 女 58岁 上海

阴虚木郁之体,痰气交阻,咽喉不适,似有物梗阻,饮食吞咽如常。五官科检查阴性,口味有酸觉,已经有时,纳可眠差,脉濡涩,苔薄腻。拟疏肝和胃,理气解郁化痰。

炙苏梗	9克	旋复花(包)	6克	川朴花	3克
法半夏	9克	陈皮	6克	枳壳	9克
合欢花	6克	苦桔梗	6克	郁金	9克
八月札	9克	茯苓神(各)	9克	竹茹	6克

药后,上述症状除吞咽喉头不适仍还存在外,余均消失,上方续服。

近数日来,吞咽似有物梗阻明显减轻,舌胖,质淡已也好转,两脉濡涩已转濡滑,原方加减。

南沙参	9克	大白芍	9克	制半夏	6克
陈皮	6克	枳壳	6克	郁金	9克
合欢花	6克	瓜蒌皮	9克	制香附	6克
西青果	3枚	茯苓神(各)	9克	旋复花(包)	6克

喉头似有物梗阻症状,已减去一半以上,精神已爽,纳眠正常,前方再作进治。

太子参	9克	南沙参	9克	制半夏	9克
陈皮	9克	茯苓神(各)	9克	枳壳	9克
合欢皮	9克	枇杷叶	9克	玉蝴蝶	6克
竹茹	6克	川朴	6克		

[按] 服药半年后,悉症状早已消失,身体精神状态早已恢复正常。

许×× 46岁 上海

工作繁重,心情怫郁,卧难入寐,近月来,感喉头在吞咽时不适,日渐加重,五官科检阴性,食道镜检为阴性,有胃窦炎伴幽门螺杆菌阳性,服西药转阴后,吞咽食道不适依旧,特来诊治。诊得两脉虚濡,少力,纳可,舌苔浮腻,二便畅解,中医诊断为梅核气,治以疏肝理气,化痰解郁。

苏子梗(各)	10克	旋复花(包)	10克	制半夏	10克
川厚朴	6克	茯苓神(各)	10克	郁金	10克
西青果	5枝	枳壳	10克	合欢花	6克
竹茹	10克	浮淮小麦(各)	15克		

[按] 此梅核气病,症状典型,系肝气郁而不畅,日久而成,病情长者,可达数年之久,精神负担增加,本例经治疗后,症状仍有反复,最后调离工作,参加劳动,中药续服,前后约3月余,才告治愈。

食道溃疡

任×× 男 55岁

豪饮,三人共饮白酒十二瓶,即感胃部不适,作酸,脘口隐痛,日渐增剧,先后已近2月。治以疏肝和胃,理气化湿止痛。

杜苏梗	10克	延胡	10克	制香附	10克
郁金	10克	法半夏	10克	陈皮	10克
大白芍	15克	淮山药	15克	枳壳	10克
合欢皮	10克	茯苓	10克	半枝莲	15克
佛手片	5克				

服药后,脘口隐痛消失,作酸仍有,胃镜检查道下端有小溃疡3个,直径0.3,改方如下。

炙苏梗	10克	赤白芍(各)	15克	旋复花(包)	10克
煅牡蛎	20克	九香虫	5克	枳壳	10克
淡黄芩	10克	延胡	10克	佛手片	5克
竹茹	5克	乌贼骨(炙)	10克		

[按] 前后两诊,治则有异,复诊以制酸、消炎,且有收敛意在立方,未作检测,溃疡有否消失,不详,但症状已消失。饮食如常矣。

泛酸

林×× 女 45岁 法国

胃脘不适,时泛酸水,已经有年,脉滑苔浮腻。治以疏肝和胃,降逆制酸。

大白芍	15克	淡吴萸	6克	炙苏梗	9克
川楝子	9克	川雅连	6克	淡干姜	3克
制香附	9克	制半夏	6克	陈皮	6克
姜竹茹	6克	煅瓦楞子	12克	旋复花(包)	6克
代赭石	15克				

[按] 疏肝和胃,降逆制酸法,已收到疗效。
嘱原方再服1次,用以巩固,希能作胃镜复查。

蒋×× 男 46岁 浙江桐乡

应酬频繁,胃中有寒气上逆,作恶,舌苔浊腻,要求中医药调治。

炙苏梗	9克	川楝子	6克	大白芍	15克
淡吴萸	6克	姜半夏	9克	陈皮	9克
枳壳	9克	制香附	9克	沉香曲(包)	9克
姜竹茹	9克	莱菔子	9克	郁金	9克

[按] 疏肝温胃,降气止逆,证药颇合,其治愈也宜矣。

谢×× 女 47岁 浙江

肝胃不和,嗳气泛酸,在外检有糜烂性胃炎、伴胆汁反流,幽门螺杆菌阳性(++++)。治以疏肝理气、和胃降逆制酸。

炙苏梗	10克	大白芍	15克	淡吴萸	6克
旋复花(包)	10克	代赭石	20克	制半夏	10克
陈皮	10克	姜竹茹	10克	枳壳实(各)	10克
茯苓	10克	煅瓦楞子	15克	郁金	10克
姜黄芩	10克	丹皮	10克		

症状大减,要求赓续治疗。

炙苏梗	10克	以楝子	10克	制香附	10克
沉香曲(包)	10克	旋复花(包)	10克	代赭石	10克
大白芍	15克	淡黄芩	10克	丹皮	10克
黑山栀	10克	郁金	10克	茯苓神(各)	10克

两进疏肝和胃,理气降逆制酸法,症状已全消失,偶有脘部不适,胃镜检查,有胃窦炎,药物加和胃理气调摄。

制半夏	10克	陈皮	10克	大白芍	10克
茯苓	10克	郁金	10克	南沙参	10克
川石斛	10克	玉蝴蝶	5克	竹茹	10克
麦谷芽(各)	10克	合欢皮	10克	淡黄芩	10克

[按] 初诊检出有胃糜闷,泛酸频,嘈杂,食入饱胀。用疏肝降逆,理气清热和胃。复一治则,宗上法,症状大减,胃镜示:慢性胃炎,改用养阴和胃调治,用以调养胃阴和胃气。

胡×× 男 25岁

胃脘不适,时隐痛,不时泛酸,服西药制酸剂后可缓解,但嗳气仍频,要求中医药调治。

炙苏梗	10克	大白芍	15克	川楝子	10克
清半夏	10克	旋复花(包)	10克	代赭石	15克
枳壳	10克	茯苓	10克	制香附	10克
沉香曲(包)	10克	炙乌贼骨	10克	郁金	10克

疏肝和胃,降气止逆法,药到病除。

杨×× 男 42岁

肝胃不和,脘口不适,经常泛酸,沃酸,舌苔浊腻,两脉细濡,治以疏肝和胃,理气降逆。

炙苏梗	10克	大白芍	15克	淡吴萸	6克
制半夏	10克	旋复花(包)	10克	川厚朴	6克
郁金	10克	陈皮	10克	川楝子	10克
沉香曲(包)	10克	枳壳实(各)	6克	代赭石	15克
制香附	10克	佛手片	3克	茯苓神(各)	10克

[按] 六腑以通为用,通降不及,肝郁失疏犯胃,胃气上逆,引发上述诸症,古方旋复代赭汤可以调治。

本例用此方加白芍,吴萸两味(辛酸制木),收效更佳。

张×× 男 7岁

胃口不好,不时嗳气,夜卧咬牙作响,大便干如栗,面目清瘦,在外检出有十二指肠球部炎症,一度服中药治愈,停药又起,要求中药调治。

苏梗	10克	川楝子	10克	火麻仁	10克
枳实	10克	淡黄芩	10克	大白芍	10克
陈皮	10克				

[按] 疏肝和胃,清热化湿通便法,因小孩不肯服汤药,研末用水泛丸,如绿豆大,每服4粒,早晚各1次。

又悉小孩服补品很多,反而壅滞不消,嘱清淡饮食,停一切滋腻食物及温补。

半年后,上药尚未服完,症状已消失,且面目已转红润,食欲已正常矣。

张×× 男 28岁 温州

颈项不适,头晕时痛,近增脘腹隐痛,不时泛酸,夜卧欠安,两脉细弦带滑,舌润,无苔,西医检血尿酸偏高,胃浅表性胃炎,曾摄片,颈椎增生性改变,拟方协助调治。

太子参	20克	刺夕利	10克	丹皮参(各)	15克
钩藤	10克	赤白芍(各)	15克	淡吴萸	5克
制半夏	10克	合欢皮	20克	柏子仁	15克
明天麻	10克	川续断	10克	甘菊	10克
威灵仙	10克	橘络核(各)	10克	土茯苓	10克

胃脘泛酸,基本消失,头晕亦减,过去有过敏性鼻炎,伴有痰嗽,再拟方调治。

刺夕利	10克	制僵蚕	10克	大力子	10克
丹皮参(各)	15克	茯苓神(各)	10克	钩藤	10克
苏桔梗(各)	10克	象贝母	10克	大白芍	15克
淡吴萸	5克	合欢皮	10克	海浮石	10克

[按] 初诊以疏肝和胃、通络止痛,化痰安神法,后用疏风平肝,和胃化痰法调治,症状陆续缓解,后去温州,继续调治获愈。

赵×× 女 40岁 温州

肝胃不和,胃脘胀痛泛酸频频,痛引及背,已经3月,治以疏肝和胃,理气止痛。

苏梗	10克	延胡	10克	大白芍	15克
旋复花(包)	10克	代赭石	15克	淡吴萸	5克
郁金	10克	八月札	10克	九香虫	5克
制香附	10克	煅瓦楞子	15克	丹皮参(各)	10克

药后,症状大减,嘱原方续服。

[按] 本例症状虽已大减,仍嘱进一步西医检查为妥。

柳×× 女 45岁 上海

胃脘隐痛,已经有年,胃镜检有胃窦糜烂,幽门螺杆菌阳性。来诊时诉,脘口隐痛,经常泛酸,纳食不馨,大便日解,两脉沉濡带数,舌质略暗,苔色浮白,拟方调摄。

炙苏梗	9克	川楝子	9克	制香附	9克
延胡	9克	大白芍	15克	淡吴萸	6克
郁金	9克	旋复花(包)	9克	沉香曲(包)	9克
枳壳	9克	瓦楞子(煅)	12克	茯苓神(各)	9克
姜竹茹	9克	佛手片	6克		

脘痛泛酸大减,嗳气偶发,原方加减。

| 炙苏梗 | 9克 | 川楝子 | 9克 | 制香附 | 9克 |

大白芍	15克	淡吴萸	6克	全瓜蒌	9克
沉香曲(包)	9克	旋复花(包)	9克	郁金	9克
制半夏	9克	陈皮	9克	姜竹茹	6克
茯苓神(各)	9克				

[按] 慢性胃炎伴糜烂,临床上常见,泛酸更易引起糜烂,中医治则,降逆用旋复代赭汤,制酸用左金,初复诊,均宗此立法获效。

杨×× 男 31岁 中国香港

已确诊为十二指肠溃疡,伴胃贲门部有糜烂,常泛酸,不要西药治疗,要服中药,诉胃中嘈杂,泛酸时发,纳平平,大便干结,脉细数,舌润,眠差。

炙苏梗	10克	川楝子	10克	制香附	10克
旋复花(包)	10克	代赭石	21克	煅瓦楞子	15克
法半夏	10克	沉香曲(包)	10克	陈皮	10克
大贝母	10克	炙海螵蛸	10克	佛手片	6克

[按] 旋复代赭汤合乌贝散,治此等病例,效颇好,2周后,接来电,悉症状已全消失,嘱原方再连服2周,巩固疗效。

蒋×× 女 28岁 上海

肝胃不和,嘈杂泛酸,心情急躁,脉来滑数,治以疏肝和胃,理气止酸。

苏梗	9克	川楝子	9克	制香附	9克
大白芍	15克	炒枳壳	9克	川黄连	6克
淡吴萸	6克	制半夏	9克	煅瓦楞子	12克
姜竹茹	9克	郁金	9克		

[按] 左金法、辛开苦泄,白芍、吴萸、辛酸制木,加半夏、枳壳、郁金,以助疏泄,加瓦楞子、以助止酸,药后,症状大减,嘱原方可续服。

王×× 男 54岁 江西

纳差,嗳气,舌质暗滞、苔浊腻,两脉沉细,在外检有慢性胃炎,近增卧欠安寐,治以疏肝和胃,理气化湿安神。

炙苏梗	9克	旋复花(包)	9克	川厚朴	6克
制半夏	9克	橘皮	9克	枳实	9克
砂仁	6克	合欢皮	9克	茯苓神(各)	9克
郁金	9克	焦楂曲(各)	9克		

[按] 纳差,嗳气,大减,苔腻已化,眠可,前方加减。

炙苏梗	9克	白术	9克	制半夏	9克

陈皮	9克	茯苓神(各)	15克	炒枳壳	10克
合欢花	9克	苏啰子	9克	砂仁壳	6克
郁金	9克	姜竹茹	9克	焦楂曲(各)	9克

[按] 服药以来,诸恙先后消失,是属合适,上方再服一次,巩固疗效。

张×× 女 51岁

慢性胃炎伴糜烂,及肠化生,偶有泛酸,已经多年,纳眠可,要求中医药治疗。

旋复花(包)	10克	炙苏梗	10克	赤白芍(各)	10克
太子参	15克	法半夏	10克	陈皮	10克
川楝子	10克	合欢皮	10克	淡吴萸	5克
麦谷芽(各)	15克	竹茹	5克	煅瓦楞子	15克

[按] 服药适,泛酸未发,肠化生(+)→(-),嘱中药外,晚卧时可饮牛奶,二便畅,纳眠可,原方加减。

白术	10克	制半夏	10克	陈皮	10克
赤白芍(各)	10克	玉竹	10克	煅瓦楞子	15克
川楝子	10克	玉蝴蝶	5克	麦谷芽(各)	10克
淡吴萸	5克	竹茹	10克	太子参	15克
茯苓	10克				

胃镜复查,糜烂及肠化生均消失,现感腰酸,每2天擦地板后尤其,卧床休息后可缓解。

党参	15克	白术	10克	制半夏	10克
橘络	10克	赤白芍(各)	15克	川楝子	10克
制香附	10克	川续断	10克	杜仲	10克
宣木瓜	10克	沙苑子	10克	延胡	10克
茯苓	10克	合欢皮	10克	伸筋草	10克

[按] 慢性胃炎,经治已愈,但饮食不节,仍易反复发作。治则,疏肝和胃,降逆法调治,复诊治则,基本同前,三诊因腰部酸痛,劳累腰肌,用和营通络止痛法调治。

胃脘胀

蔡×× 女 41岁 温州

肝胃气机不和,胃脘作胀,嗳气、左侧肢体不时刺痛,不碍活动,近增心慌多梦纷扰,两脉细数少静,治以疏肝和胃,理气消胀、宁心安神。

炙苏梗	9克	川楝子	9克	刺蒺藜	9克
制黄精	9克	茯苓神(各)	9克	郁金	9克
八月札	9克	淮小麦	21克	青陈皮(各)	9克

| 法半夏 | 9克 | 炙远志 | 9克 | 灵磁石 | 25克 |
| 枳壳 | 9克 | 制香附 | 9克 | 炙甘草 | 6克 |

[按] 肝郁失疏，气机碍滞，出现上述症状，复增心慌不宁，夜梦扰神。拟上法调治月余，症状全消。

王×× 男 28岁 上海

脘口不适，不时泛酸，作呃，治以疏肝和胃，降气止呃。

苏梗	9克	法半夏	9克	陈皮	9克
旋复花(包)	9克	代赭石	15克	瓦楞子	9克
沉香曲(包)	9克	制香附	9克	茯苓	9克
枳壳	9克	郁金	9克	枇杷叶	6克

[按] 用旋复代赭汤加温胆汤两方加减，疏肝和胃，降逆制酸进治获缓解，嘱再连服1~2次，可告愈。

钟×× 男 56岁 浙江桐乡

20年前，服人参酒后脘腹部胀滞不适，继则有肿块隐约，进食稍多即吐。自服莱菔子后，肿块逐渐缩小边缘稍见模糊，但始终未消失。西医诊治后，嘱继续观察。近数年来，又有冷气从臀骶部沿脊柱上升，极度不适。当地服中药后，略见好转，但引起便艰痔血，又服大黄渐安，现感胃纳不佳，稍多食即饱胀，甚则作吐，舌苔白腻，曾作胃镜检查，未见肿瘤。近来易感外风，测血压正常，腹部隐约肿块依然，要求用药一并治疗。诊得一般情况尚可，脉来虚濡，神情欠佳，拟方进治。

太子参	9克	白术	9克	制半夏	9克
陈皮	9克	云茯苓	9克	肥玉竹	9克
合欢皮	9克	焦山楂	9克	炙苏梗	9克
枳壳	9克	郁金	9克	大腹皮	9克
佛手片	6克	白芥子	9克	制香附	9克

服上方后，上述诸恙均减，喜甚，要求继续调治，上方加减。

炙苏梗	9克	川楝子	9克	制香附	9克
焦山楂	9克	枳壳	9克	郁金	9克
茯苓神(各)	9克	大腹皮	9克	制半夏	9克
白术	9克	青陈皮(各)	9克	丹参	15克
白芥子	9克	佛手片	6克		

胃纳可稍稍多食，未感饱胀不适，腹部隐约肿块已消失，夜卧能寐，二便畅解，两脉仍濡，舌苔浮薄，再宗前意加减。

| 太子参 | 9克 | 制半夏 | 9克 | 青陈皮(各) | 6克 |

枳壳	9克	茯苓神(各)	9克	焦山楂	9克
制香附	9克	郁金	9克	丹参	9克
大白芍	9克	焦苡仁	9克	合欢皮	9克
大麦芽	15克	檀香屑	3克	谷芽	9克

[按] 阳虚体质，服些人参，红枣加少许姜，有助早日恢复，过量人参酒饮服，适得其反，且有弊端，本例即是。经调治近4月，症状基本消失。上述治则，比较平正，均以当时辨证，首选疏肝和胃，理气分化湿热为法，复方之义同上，最后适当增加和胃之品，竟获疗效。

陈×× 男 38岁 南通

胃脘不适，纳食饱胀，食欲泛酸，大便多日一解，脉沉细，舌苔浮腻。治以疏肝和胃，降气制酸宽胀。

杜苏梗	6克	川楝子	6克	制香附	6克
大白芍	9克	淡吴萸	3克	川雅连	6克
淡干姜	3克	郁金	9克	全瓜蒌	9克
佛手片	3克				

上药7帖后，症状消失，改方如下。

杜苏梗	6克	川楝子	6克	制香附	6克
沉香曲(包)	9克	焦山楂	9克	大白芍	9克
制半夏	6克	陈皮	6克	麦谷芽(各)	9克
佛手片	3克				

[按] 胃炎，急慢性伴发糜烂，泛酸，脘隐痛，胀气。用疏肝和胃，苦酸泄热，颇佳。其中白芍、吴萸、辛酸制木，川连、干姜、清胃中之痞满，令热从中散，亦即泻心法意。此等治则，先父常喜用之，收效颇好。

胃寒

李×× 男 42岁 江西

胃寒，脘口闷胀，不时嗳气，得暖则适。

炙苏梗	10克	大白芍	15克	淡吴萸	6克
淡干姜	3克	旋复花(包)	10克	代赭石	15克
白术	10克	沉香曲(包)	10克	制香附	10克
砂仁	6克	陈皮	10克	合欢皮	10克

[按] 胃阳失旷，用温中法，药后症状很快消失。

徐×× 男 39岁 浦东

胃部觉冷,大便不成形,时感后重,日解2次,已经旬日。要求中药治疗,诊得舌苔腻,脉和顺,拟疏肝温胃,理气化积。

苍白术(各)	10克	炙苏梗	10克	赤白芍(各)	10克
广木香	6克	姜黄芩	10克	神曲	10克
煨葛根	10克	砂蔻仁(各)	3克	焦山楂	10克
姜半夏	10克	陈皮	10克	麦谷芽(各)	10克

胃部觉冷已消失,大便已成形,无后重感,舌苔浊腻大减,前方加大健脾和胃法。

白术	10克	制半夏	10克	陈皮	10克
茯苓	10克	木香	6克	淮山药	15克
鸡内金	10克	焦楂曲(各)	10克	枳壳	10克
麦谷芽(各)	10克	高良姜	6克		

[按] 以轻剂治疗获愈,药证颇合。

慢性胃炎

陈×× 女 50岁 中国台湾

腰脊酸楚,久坐尤甚,胃纳不馨,时时泛酸,脉濡滑而细,舌苔浮白,质略胖。外检有腰椎滑脱,胃浅表性糜烂,伴有部分萎缩改变。

炙苏梗	9克	川楝子	6克	赤白芍(各)	15克
淡吴萸	6克	云茯苓	9克	炒枳壳	9克
郁金	9克	制香附	9克	煅瓦楞子	9克
川续断	9克	杜仲	9克	炒竹茹	9克

[按] 疏肝和胃、制酸健腰,腰椎已滑脱,以平卧为要。坐位时,腰部放坐垫,可缓解症状,电悉症状大减。

林×× 男 41岁 上海奉贤

慢性胃炎10余年,经常胃脘作胀,大便秘结,喜饮酒。要求中医药治疗,诊得一般情况可,询之幽门螺杆菌阴性,脉滑,舌苔浮腻。拟疏肝和胃,理气宽胀。

炙苏梗	6克	大白芍	9克	延胡	6克
川楝子	6克	郁金	9克	九香虫	6克
制香附	9克	橘白	6克	合欢皮	6克
茯苓	9克	枳壳	6克	白术	6克

药后胃胀明显好转,大便也已正常,上方加减。

炙苏梗	6克	云茯苓	9克	八月札	6克

大白芍	15克	川石斛	9克	合欢皮	6克
枳壳	6克	郁金	6克	橘白	6克
九香虫	6克	佛手片	6克	竹茹(炒)	6克

[按] 疏肝和胃,理气宽胀,症状缓解,1月后,症状全消。

林×× 女 8岁 福州

从幼即爱食油煎油炸之物,致胃膜受损,临床常有胃脘痛,多次服驱蛔虫药,痛不缓解,经胃镜检出系胃窦部炎症明显。来此要求服中药治疗。

(一)养胃冲剂(成药)

(二)中药	延胡	5克	白芍	5克	九香虫	5克
	八月札	5克	姜竹茹	5克	玉蝴蝶	5克
	茯苓	5克	香元皮	5克		

症状缓解,上方续服,切忌油煎油炸物。

[按] 服药以来,症状缓解,后即消失,上药以柔剂调摄,饮食亦以煮、蒸者为宜,仍继续忌油煎油炸物。

马×× 女 15岁

胃呆纳差,舌苔浮浊,平时喜冷饮,不肯进粥饭,嗜零食,大便或结或稀薄,有时日解多次。要求中医药调治,诊得消瘦,面色少华,两脉濡细,拟方进治。

太子参	9克	白术	9克	制半夏	9克
陈皮	9克	砂蔻仁(各)	6克	茯苓	9克
焦楂曲(各)	9克	合欢皮	9克	大白芍	15克
淡干姜	6克	全当归	9克	麦谷芽(各)	9克

[按] 方中白芍、当归养血,有四物汤意,白芍、干姜温中,加砂仁、蔻仁、快胃醒脾之功,药后食欲转佳,加以限制冷饮及零食,症状大为改善。后改参苓白术丸常服。3个月后,悉体质转健。饮食正常矣。

王×× 男 56岁 厦门

脘口不适,甚则作痛,已数十年,发作次数,从1月1次到1月数次,每次发作,需654-2治疗后才能缓解,外检有胆囊内有胆固醇结晶,肝胆管造影阴性,胃镜示慢性胃炎,平时形寒怕冷,饮食稍凉,即易便溏,舌苔白腻而厚,两脉虚濡,纳可,拟方治疗。

柴胡	9克	白术芍(各)	9克	炒枳壳	9克
青皮	9克	制香附	9克	郁金	9克
大白芍	15克	淡干姜	4.5克	焦楂曲(各)	9克
炙甘草	6克	大川芎	9克	淮山药	12克

[按]肝胃肝脾不和,拟疏肝和胃健脾法,方取柴胡疏肝散加减。半年后接来信,悉服此方先后约3月,症状未再有发作。

徐×× 男 48岁

日来,肠鸣明显,大便不成形,日多次,曾作PET检查,有胃炎及结肠炎,脉滑,舌苔黏白,拟方治疗。

苏藿梗(各)	10克	煨葛根	10克	苍白术	5、10克
法半夏	10克	陈皮	10克	淡黄芩	10克
焦山楂	10克	淮山药	15克	神曲	10克
枳壳	10克	滑石	15克	甘草	10克

大便已成形,次数已减,唯肠鸣依旧,再拟方诊治。

炒白术	10克	法半夏	10克	陈皮	10克
茯苓	10克	防风	10克	白芍	10克
焦楂曲(各)	10克	淮山药	15克	煨木香	10克
枳壳	10克	麦谷芽(各)	10克		

湿邪蕴结,舌苔浊腻,饮食厚味,脾胃运化功能下降,脉来濡缓,拟方和中疏化。

苍白术(各)	10克	法半夏	10克	藿苏梗(各)	10克
砂仁	5克	丹参	15克	陈皮	10克
焦楂曲(各)	10克	莱菔子	10克	枳壳	10克
川朴	5克	荷梗	10克	郁金	10克
茯苓	15克				

胃部不适,胃镜示慢性胃炎有急性倾向,幽门螺杆菌阳性,前方加减进治。

柴延胡(各)	6克	川楝子	9克	制香附	9克
大白芍	15克	淡吴萸	6克	川黄连	6克
焦楂曲(各)	9克	法半夏	9克	苦参	9克
陈皮	9克	焦苡仁	15克	佛手片	3克
合欢皮	6克				

[按]本例初诊,因肠鸣便不成形,西医拟诊,胃炎及结肠炎,给以疏肝和胃,理气健运,清化湿积法告愈。复诊因肠鸣症又起,用健运和胃,祛风化湿法治愈。1年后,因饮食不节,高粱厚味,邪浊和积湿蕴结不化,用疏化法治愈。又数月后,因胃部不适,镜检有幽门螺旋杆菌阳性,用辛苦和辛酸法调治而安。检幽门螺旋杆菌多次均阴性而愈。总之,患者饮食厚味无度,胃气胃阴受伤,气化不能正常运行所致,清淡饮食,是为至要。

刘×× 女 46岁 上海

喜食冰块,已数十年。据述,可以锻炼胃,日久,即感胃胀,胀剧时泛酸,胸脘痞闷,在外检心电图,示窦性心动过速,心律不齐,T波倒置,未做胃镜,特来要求中医治疗。诊得一般情况尚可,月经仍来潮,测血压 120/80,脉沉细,伴结代,舌略胖,苔浮白,大便日解1～2次。

党参	15克	炙黄芪	10克	炒白术	10克
制半夏	10克	陈皮	10克	炙甘草	6克
淡干姜	3克	炙苏梗	10克	炒神曲	10克
大白芍	10克	淡吴萸	2克		

另服　良附丸

[按] 中焦受寒,胃气受困,致心气不足,拟温中益气,调摄获愈,测心电图亦正常矣。

蒋×× 女 33岁 福州

多年来,大便或结或溏,胃纳不馨,舌光无苔,夜卧可,脉细濡,胃阴不足,脾失健运,拟养阴和胃,健脾法进治。

太子参	15克	南沙参	15克	川石斛	12克
天花粉	9克	大白芍	15克	云茯苓	9克
淮山药	21克	白术	6克	陈皮	6克
玉竹	9克	麦谷芽(各)	9克	白扁豆	9克

服药2月后,来电悉所患症状基本消失,嘱上方仍可续服,用以巩固疗效。

[按] 本例用养胃阴,健脾运,症状基本消失。

急性胃炎

王×× 男 56岁 上海

食物中毒,连续多次,刻神识已清,测血压已正常,舌胖,质暗,苔腻,时有胀闷感,拟方进治。

藿苏梗(各)	9克	法半夏	9克	陈皮	9克
砂蔻仁(各)	6克	姜黄芩	9克	焦楂曲(各)	9克
大腹皮	9克	香白芷	6克	茯苓	9克
川厚朴	6克	荷梗	1只		

另　玉枢丹0.5克日2次

[按] 腹痛,便泻,呕吐不止,冷汗出,神识欠清,俗名霍乱。本例多次中毒,体质受损,气血大耗,刻虽缓解,中焦气机未治,治则调摄中州,务使气血畅调是为主要。5天后,症状消失,仅感乏力,上方便是。

五× 男 40 宁波

因经常喜食生冷,致胃肠不适,大便溏薄,日泻多次,在外服药鲜效,拟方调治。

苏梗	10克	煨葛根	10克	大白芍	15克
淡吴萸	6克	肉豆蔻	6次	广木香	10克
淮山药	15克	补骨脂	10克	五味子	10克
淡干姜	3克	焦楂曲(各)	10克	白术	10克

[按] 用温中法,仿四神丸法加白芍、吴萸,效果明显,因炮姜无货,改用干姜。

脾湿

方×× 女 35岁 南通

平素喜甜食,近年来时感头晕,口味甜,要求中医调治。诊得一般情况可,测血压正常,舌苔浮腻,脉濡,重按少力。

藿苏梗(各)	10克	制半夏	10克	陈皮	10克
川厚朴	6克	砂仁壳(后下)	6克	焦楂曲(各)	10克
茯苓	10克	钩藤	10克	焦苡仁	10克
泽泻	10克	白苍术(各)	10克	香白芷	3克

[按] 口味甜,脾湿也。拟和胃健脾化湿法,用藿梗,除脾郁积之陈气,服药旬日不到,多年口甜已消失矣。喜甚,嘱平时饮食少加糖调味品即可。

陈×× 男 21岁

湿阻中焦,气机不舒,胸痞脘闷,纳食运迟,大便溏薄,已经有时,时感头晕、目眩,测血压正常,在外检均阴性,诊得形神佳,舌苔浮腻,口气秽臭,时泛泛欲吐,两脉濡弱少力。拟疏肝和胃,理气化湿。

苍白术(各)	10克	制半夏	10克	陈皮	10克
苏藿梗(各)	10克	炒枳壳	10克	制香附	10克
川厚朴	10克	茯苓	10克	焦楂曲(各)	10克
泽泻	10克	郁金	10克	合欢皮	10克
生熟苡仁(各)	10克	香白芷	6克	竹茹	10克

[按] 服上药甚适,症状大减,嘱原方可续服1次。

症状虽去大半,仍时有胃脘不适,未去作胃镜检查,再拟疏肝和胃,理气宽中,分化湿热。

苏梗	10克	川楝子	10克	大白芍	10克
淡吴萸	6克	制半夏	10克	陈皮	10克
郁金	10克	枳壳	10克	煅瓦楞子	10克
佛手片	6克	丹皮参(各)	10克	全瓜蒌	10克

症状基本消失,泛酸已无,进食后无何不适,嘱原方服后可改服:

陈皮 10 克,佛手片 3 克,玫瑰花 3 朵。

上药泡汤代茶服。

[按] 本例纯系湿阻气化失职所致,用上法症状大减,服续方后,症状消失,改服代茶中药数味,以善其后。

肠易激综合征

汪×× 女 18岁 浙江玉环

胃脘不适,大便秘结,时有便溏、伴痛,在外拟诊为肠易激综合征,纳食如常。诊得脉舌如常,应要求予中药调治。

炙苏梗	10 克	柴延胡(各)	10 克	川楝子	10 克
制香附	10 克	郁金	10 克	枳壳	10 克
沉香曲(包)	10 克	焦山楂	10 克	淮山药	15 克
茯苓神(各)	10 克	大白芍	15 克	苏啰子	61 克
川朴花	6 克	砂仁壳(后下)	5 克		

[按] 先患少腹不适,继则影响胃纳,脘部饱胀,在外西医治疗鲜效,症状反而增剧,上方服后,似觉轻减,再拟上法加减。

炙苏梗	10 克	川楝子	10 克	制香附	10 克
陈皮	10 克	茯苓神(各)	10 克	淮山药	30 克
当归	10 克	白术芍(各)	15 克	制半夏	10 克
台乌药	6 克	炒防风	6 克	枳壳	10 克
佛手片	5 克	麦谷芽(各)	15 克	鸡内金	10 克

本方服后,症状改善,原方可连服。

[按] 肠易激综合征,类似于中医肝脾不和一症,初诊以肝胃为主,复方以运脾为主立方,症状得到缓解。嘱原方仍可续服。

邓×× 男 52岁 合肥

肠易激综合征已多年,多方医治鲜效,卧欠安眠,纳平平,脉濡,苔薄腻,拟方调摄。

柴延胡(各)	9 克	苏梗	6 克	大白芍	15 克
淡吴萸	6 克	炙甘草	6 克	淡干姜	6 克
合欢皮	9 克	枳壳	9 克	姜半夏	9 克
酸枣仁	15 克	夜交藤	20 克		

[按] 本方进 3 帖后,症状明显缓解,又服 7 帖后,症状消失。纳眠如常,惊喜不已,询其故(患者亦医务工作者)答平时易遇寒引发悟出,故处方以温煦中阳立法,盖脾阳不振,肝木乘之。用理中加辛酸制木调治,吴萸、干姜原有温中散寒、疏肝止痛之效,干姜和白

芍,温中柔肝,吴萸和白芍,温中缓肝,炙甘草有暖中缓急止痛之功,忆王泰林有治肝专门著作,其中有温肝一法,此即宗其法也。

潘×× 男 54岁 江苏

近年来无原因大便泄泻,从1日2~3次发展到日10余次,泄泻前腹部有轻度不适,排便后即适,和饮食关系不大,有时情绪可有影响,多次检测均阴性,西医拟诊为肠易激综合征,对症处理后,效果不佳,特要求中医药调治,诊得人略消瘦,精神可,纳食如常,仍工作一如平常,夜卧可,脉濡,舌净,苔浮薄。拟疏肝健脾,理气止泄法。

炙苏梗	10克	大白芍	10克	炒白术	10克
台乌药	10克	防风	6克	砂仁	6克
炒神曲(包)	10克	鸡内金	10克	淮山药	15克
五味子	10克				

[按] 服药后,一度来电悉,症状改善不大,后失联系。

巨结肠梗阻

刘×× 女 22岁 浙江温州

从小巨结肠一直无症状,此次突感隐痛,伴胃脘胀作吐,急诊拟诊为巨结肠梗阻,准备手术,后决定暂请中医会诊服药,如不缓解即手术,发病前,大便1周2~3次,发病后未再大便,已经6天,急拟方治疗。

炙苏梗	10克	延胡	10克	青陈皮(各)	10克
制香附	10克	枳壳实(各)	10克	全瓜蒌	10克
川厚朴	6克	广木香	10克	沉香曲(包)	10克
川牛膝	10克				

[按] 不用承气法,用疏肝和胃,理气宽胀润下法竟获效,一切和往常一样矣。

结肠炎

沈×× 男 34岁 浙江

慢性肠炎,已经多年,稍多进油腻即腹泻,形体瘦健。曾服西药(药名不详)后,大便干结如羊粪,且不易畅解,特要求中医药调治。

炒白术	15克	法半夏	10克	陈皮	10克
大白芍	15克	砂仁	6克	焦楂曲(各)	10克
淮山药	15克	鸡内金	10克	云茯苓	10克

服药颇适,自恃在服药中,饮食仍贪杯频频,致急性发作,嘱急服辟瘟丹,药房无货,嘱

送医院。

[按] 慢性肠炎,纯和饮食有关,如能调整饮食,悉心调治,可收疗效。

李×× 女 40岁 上海

大便黏液,日多次,上午较多,无明显腹部不适,在外拟诊为慢性结肠炎,未服西药主,要求中药治疗。诊得人略清瘦,纳可,两脉细濡,舌略肿,苔浮薄带腻。

党参	15克	白术	10克	大白芍	15克
淮山药	15克	防风	10克	焦楂曲(各)	15克
陈皮	10克	秦皮	10克	侧柏叶	10克
地锦草	10克	淡黄芩	10克	炒银花	10克
淡干姜	6克				

[按] 服药1月后,症状得减,黏液减少,大便日解1~3次,纳馨,明显好转,上方加减。

党参	15克	当归	10克	白术	15克
大白芍	15克	淮山药	30克	防风	10克
焦楂曲(各)	15克	鸡内金	10克	郁金	10克
川黄柏	10克	砂仁	6克	淡干姜	6克
陈皮	10克	麦谷芽(各)	15克		

[按] 前后两方,均以参苓白术及痛泻要方两法加减而成,经治以来,症状已十去其半,因病程较长,尚须继续进治一段时期,嘱上方仍可继续调治。

结肠多发息肉

宋×× 女 46岁 安徽

大便次数增多,无腹痛,肠镜检有横结肠息肉多枚。已经电灼,2年后又发,再次电灼切除,要求服中药调治,检体肥,喜甜食、饮料、油腻食物,因多次反复,要求中成药调治。

参苓白术丸,槐角丸,枳实丸。

[按] 上药调治,同时戒除不良饮食习惯、可获疗效。

张×× 男 34岁 海门

结肠多发息肉,已作整个结肠(升、横、降)切除,回肠和直肠吻合术,术后大便次数3~7次/天,要求中医药调治,减少大便次数,诊得形体略瘦,精神好,唯纳眠欠安,脉平顺,舌润,苔时有时无。

白术	15克	制半夏	10克	陈皮	10克
淮山药	15克	白扁豆	10克	焦楂曲(各)	10克
大白芍	15克	防风	6克	鸡内金	10克

| 五味子 | 10克 | 罂粟壳 | 3克 |

[按] 健脾化湿,祛风固摄多法同用,结肠系吸收水分的脏器,现已切除,大便次数必然增多,服上药假以时日,可会缓解。

张×× 男 38岁 江苏

经常腹痛,时伴便血,酒后尤甚。检出有结肠多发息肉,建议作全结肠切除术,回肠和直肠吻合,病员不同意,来此要求中医药调治。诊得形丰,血压略高,应酬频繁,姑拟清热化湿法调治,并嘱逐渐减少应酬,直至不应酬,对病变恢复有益。对已有息肉,采取电切,一面中药治疗。

银花	15克	赤白芍(各)	15克	丹皮参(各)	15克
黑山栀	10克	苦参	10克	生熟苡仁(各)	30克
川厚朴	10克	炒槐花	15克	侧柏叶	15克
炒地榆	15克	陈皮	10克	枳壳	10克
炒荆芥	10克	藕节炭	10克	砂仁	6克

[按] 此病纯系饮食引起,膏粱厚味,加以酒湿,久蕴肠腔内酿成,治则以清泄肠道湿热,常服久服,不时复查,以防息内恶变。本方可常服,症状亦可缓解获愈。

丁×× 男 64岁 安徽

喜荤腥,不愿吃素菜,喜甜食及甜饮料,致常感腹胀,多次检测,除血糖在正常值高边缘,及血脂高外,未作肠镜,半年后,症状益著,随作肠镜检查,才知横降结肠息肉散在,作肠切除术后6月,复查降结肠近直肠又发现息肉,电镜切除后来此。要求中成药治疗,希能获愈。诊得一般情况尚可,纳眠佳,饮食已改清淡为主,荤腥减半,尚未大减。

槐花散煎汤常服。(槐花、侧柏叶、荆芥、枳实)

[按] 本例又是饮食不节,致肠道病变,治以槐花散煎汤、吞枳术丸或单服汤剂,均可清除肠道湿毒酿成病患。常服可减少或不发,本例后失去联系。

结肠溃疡

王×× 男 27岁

平素喜饮料及火锅,致大便日解2~3次,已近半年,肠镜检有息肉及溃疡,血转氨酶升高,乙肝阴性,未测糖类抗原,要求中医药调治。

炒白术	9克	煨葛根	9克	法半夏	9克
丹皮	9克	黑山栀	9克	双花	9克
苦参	9克	炒地榆	9克	侧柏叶	9克
焦苡仁	15克	土茯苓	15克	无花果	9克

[按] 服上药适,要求续治。

炙苏梗	9克	川楝子	9克	煨葛根	9克
双花	15克	枳实	9克	茜草炭	9克
苦参	9克	焦苡仁	15克	炒荆芥	6克
侧柏叶	15克	地榆炭	9克	丹皮	9克
秦皮	9克	泽泻	9克	法半夏	9克
藕节炭	9克				

[按] 另用下药煎汤灌肠。

银花	30克	白头翁	30克	苦参	30克

上药煎汤成100毫升,加入锡类散3支,匀和,分2次上下午各灌肠50毫升。

[按] 饮食不节,又嗜饮料,日久,肠腔内膜病变,息肉及溃疡,转氨酶升高,拟清理肠道湿热,积毒为主,灌肠用药,两面兼顾,经治两周后,症状大减,嘱上法再续用1次到2次。

郁×× 女 42岁 澳大利亚

形丰体肥超体重,据述去澳8年,体重增加35公斤,平素喜荤食,少食蔬菜,对肯德基鸡块尤爱好,加上饮料,恣意无度,近2年来月经逐渐减少,有时仅1天即无,自觉无异,近3月来腹部时感不适,经检有肠息肉多发,伴血糖升高,住院作手术切除,血糖已控制,此次回国,要求中医药调摄,诊得肥胖,测体重184斤,面色红润,两脉有力,舌润,苔少,大便日解,能眠,时怕热,拟方调摄。

制半夏	10克	陈皮	10克	川石斛	10克
制香附	10克	生山楂	10克	郁金	10克
枳实	10克	莱菔子	10克	白芥子	6克
川厚朴	6克	泽泻	10克	焦苡仁	15克
冬瓜子	10克	槐花	10克	侧柏叶	15克

[按] 本例除上述汤药调治外,增加体力锻炼,两者结合,体重可得下降,对恢复健康体质有益。

余×× 女 22岁 常州

腹痛似痢不爽,时粪中夹血,西医拟诊为溃疡性结肠炎,结肠多发息肉。7年前亦有类似发作,经治缓解,症状消失。刻诊得精神尚佳,面浮略苍白,脉细弦,苔腻,粪中夹血,解而不爽,西医激素治疗中,要求中医药协同治疗。

党参	9克	白术芍(各)	15克	丹皮参(各)	15克
广木香	6克	黑山栀	9克	炒地榆	9克
炒侧柏叶	9克	炒荆芥	6克	炒当归	9克

炒枳壳	6克	淡芩炭	9克	炒银花	9克
焦楂曲(各)	9克	藕节炭	9克	北秦皮	6克

病情稍减,原方续服。

[按] 益气加槐花散加减调治,必要时,用中药煎汤灌肠。

沈×× 女 49岁 上海南汇

腹痛,检出胃糜烂,溃疡性结肠炎,肾结石。诊得人消瘦,倦怠貌,拟健脾和胃,理气,清热化湿法进治。

太子参	15克	赤白芍(各)	15克	淮山药	20克
焦苡仁	15克	炒银花	10克	蒲公英	15克
鸡内金	10克	台乌药	10克	白头翁	10克
芙蓉叶	10克	淡黄芩	10克	炒丹参	10克
郁金	10克	枳壳	10克	苍白术	10克

灌肠中药方

蒲公英	30克	白头翁	30克	败酱草	30克
银花	30克	川黄柏	30克	苦参	20克

煎头式两汁,匀和,约得300毫升,分2次上下午各灌1次(肛门内灌入),每次约100毫升。症状明显好转,上方加减,灌肠中药方同前。

太子参	15克	赤白芍(各)	15克	白术	10克
茯苓	15克	淮山药	20克	陈皮	10克
丹皮参(各)	15克	台乌药	10克	蒲公英	15克
芙蓉叶	20克	北秦皮	10克	麦谷芽(各)	15克
合欢皮	10克	侧柏叶	15克	广木香	10克

[按] 胃糜烂,是胃炎中局部黏膜病理表现之一,在急性,慢性乃至萎缩性胃炎或多或少均能见到。本例治则,和患者同时有溃疡性结肠炎一并同治,后者病情比较棘手,除汤药内服外,同时用中药煎汤灌肠,有一定疗效,时间较长,内服药拟益气养阴,和胃健脾,祛瘀、清热、解毒、利湿进治。

附西药灌肠方。
双黄连口服液10毫升×5支
西米替丁 0.5×5片
地塞米松10毫克
利多卡因2%5毫升。
}加入N.S.200毫升,稍加温,分2次,每次100毫升,灌肠。

每日2次,此法灌肠,较快收效。

内脏下垂

俞×× 女 43岁 湖南

腰酸力乏,形丰体肥,在外曾经中医调治年余,未见明显疗效,特由友人介绍来沪。诊得形丰,体重未超标,夜尿略多,多次西医检测无尿路感染。嘱在沪作超声波双肾活动度,结论活动度达8~10厘米,拟肾下垂调治。

党参	15克	炙黄芪	10克	炙升麻	6克
炙柴胡	6克	当归	10克	陈皮	10克
续断	10克	杜仲	10克	菟丝子	10克
巴戟天	10克	茯苓神(各)	10克		

[按] 服药2周后,腰酸明显减轻,夜尿次数减少,颇感满意,电嘱原方再服,少拎重物上扶梯,半年后来电,悉腰酸顽疾,基本消失。欣喜万分,并致谢忱。

朱×× 女 41岁 浙江桐乡

形瘦,胃脘脐周胀滞不适,检有胃下垂,先后已近20年,体重由110市斤减到94市斤,经常感到气逗留在腹中,不矢气,亦不嗳气,脉沉细,舌紧小,纳差,稍多食即饱胀不适更甚。

炙升麻	10克	炙柴胡	10克	炙黄芪	10克
党参	10克	白术	10克	法半夏	10克
陈皮	10克	当归	10克	制香附	10克
茯苓神(各)	10克	枳壳	10克	合欢皮	10克
麦谷芽(各)	10克	砂仁	5克	川朴	3克

[按] 上方仅服5帖,脘腹部即感轻松,症状大减,大便解而不爽,胃纳仍不馨,两脉较前有力,精神好转,原方加减。

党参	20克	炙黄芪	15克	炙升柴(各)	10克
当归	10克	大白芍	15克	白术	10克
砂仁	6克	合欢皮	10克	麦谷芽(各)	10克
法半夏	10克	陈皮	10克	大麻仁	15克

[按] 上法仿补中益气汤加减,已收到缓解症状,本方可持续调服,同时晚上睡眠时,头低脚高位姿态(用床脚抬高,逐渐抬到1尺时,人卧其上,内脏可易恢复到原来应有位),如再配合针刺,适度腹肌锻炼,可促使症状基本消失,并嘱饱食后躺平半小时。

朱×× 女 64岁 浙江

整个内脏下垂,人消瘦,食入胃脘作胀,大便艰结,肛头下垂,在外服通便药,大便日解多次,先便干结后粪如水样,肛头灼痛,纳食饱胀更甚。刻诊两脉虚濡,神疲力乏,舌略胖,卧欠安寐,处方协助治疗。

党参	10克	白芍	10克	炙升柴(各)	5克
当归	10克	柏子仁	10克	茯苓神(各)	10克
淮小麦	15克	炙甘草	10克	陈皮	10克
荷蒂	5枚	白术	10克	香谷芽	10克

[按] 服药适,饮食少量多餐,餐后卧床1小时,夜卧时,床脚抬高,1月以来,肛头下垂现象缓解,纳食仍有胀感,两脉如前,眠仍差,原方加减。

炙苏梗	10克	大白芍	10克	炙升柴(各)	5克
当归	10克	党参	10克	陈皮	10克
广木香	5克	制香附	10克	茯苓神(各)	10克
夜交藤	10克	柏子仁	10克	制黄精	10克

[按] 服药先后2月,症状去掉大半,纳可,食入作胀甚少,时嗳气,乏力神倦明显好转,每餐可较前多些,餐后仍卧平1小时,夜卧床脚仍抬高,处方前后2纸,均宗补中益气汤加减调治,嘱仍可续服,可获痊愈。

俞×× 女 23岁 江苏泰州

左腰酸楚,负重后更甚,曾经跌趴,医生认为和跌有关,一度用五清任伤科方调摄无效,转辗多月治疗,疗效平平,后来沪求治,先后2次,亦无好转。后由病友介绍来此,嘱超声波测双肾活动度,右肾2~3厘米,左肾3~6厘米,诊断为左肾下垂,拟补中益气法加减调摄。

党参	10克	炙黄芪	10克	炙升麻	10克
炙柴胡	10克	川续断	10克	陈皮	10克
丹参	10克	女贞子	10克	茯苓神(各)	10克
菟丝子	10克	巴戟天	10克	荷蒂	3枚

[按] 服上药,同时嘱平时少拎重物,1月后悉症状大减,要求改方,复原方仍可续服1~2次。症状缓解后,可服丸药补中益气丸,用以巩固,平时锻炼腰肌,减少负重,直到症状完全消失。

便秘

吴×× 男 65岁 中国台湾

大便艰结,每次费时约30分钟,颇以为苦,已经有年,治以益气养阴,和胃润肠。

党参	15克	炙黄芪	9克	大生地	15克
大麦冬	9克	全当归	9克	火麻仁	15克

| 瓜蒌仁 | 15克 | 枳壳实(各) | 9克 | 鲜首乌 | 15克 |
| 柏子仁 | 15克 | 角针 | 15粒 | 甜苁蓉 | 9克 |

[按] 养血(阴)用以滋养肠液,益气用以推动肠之动力。方中黄芪角针两味,治肠梗阻有效。(不完全性肠梗阻)服药后,症状缓解,要求赓续治疗,嘱上方可续服,2月后,来电告知排便基本已正常矣。

陆×× 男 65岁

便秘已数十年,不以为苦,近年来症状较著,决心要求丸药图治,一般情况好,体健,纳眠好,以太极拳为练身之用,风雨无阻,治以肠燥证治。

苏梗	10克	决明子	10克	大麻仁	10克
瓜蒌仁	10克	桃杏仁(各)	10克	生首乌	10克
冬瓜子	10克	柏子仁	10克	女贞子	15克
川石斛	10克				

[按] 本方服到10帖见效,后即续服,症状缓解。

谢×× 女 54岁 宁波

大便困难,便后有排不尽意。检有结肠过长症,即手术切除乙状结肠1尺余,术后一度好转,旋即又起,便如小指粗,仍有排不尽意,诊得一般情况可,纳眠好,脉沉细,舌略红,拟方协助调理。

当归	15克	生首乌	15克	大麦冬	10克
天花粉	10克	枳壳实(各)	15克	合欢皮	10克
甜苁蓉	10克	制香附	10克	柏子仁	15克
瓜蒌仁	15克	川石斛	10克	皂角子	5克

大便每2天排1次,便后仍有排不尽意,大便仍细,时呈羊粪粒,需用通便西药才适。

太子参	15克	当归	15克	大生地	15克
柏子仁	20克	知母	10克	枳壳实(各)	15克
天花粉	10克	桃仁	10克	木香	10克
女贞子	20克	甜苁蓉	10克	香泻叶	5克

总结上2次方,疗效不大,仍不时要西药通便才适。

当归	15克	苦桔梗	10克	天花粉	10克
两头尖(包)	15克	桃杏仁(各)	10克	瓜蒌仁	15克
火麻仁	15克	川石斛	10克	甜苁蓉	10克
沉香片(后下)	3克	川牛膝	10克	煨黑丑	5克

服上药后,基本上可2天排便一次,便后不尽意明显减轻,平时吃生熟山芋。

| 党参 | 15克 | 炙黄芪 | 15克 | 当归 | 15克 |

枳壳实(各)	10克	大麻仁	15克	瓜蒌仁	20克
制半夏	10克	制香附	10克	松子仁	15克
望江南子	15克	玉竹	15克	花槟榔	15克
桃杏仁(各)	10克	青陈皮(各)	10克	沉香片(后下)	3克

服上药颇适，大便每2天一次，未再用西药，平时多服生梨，要求继服中药调理。

党参	20克	炙黄芪	15克	当归	15克
生地	15克	桃杏仁(各)	15克	枳壳实(各)	15克
知母	15克	玉竹	15克	青陈皮(各)	10克
柏子仁	20克	沉香片(后下)	3克	大麻仁	15克

[按] 产后便秘，已经数十年，大便有时5天一次，状如羊粪，大如果实，小如栗子，便后有不尽意，经结肠冗长手术切除一段后，顽疾依旧，服药以来，日渐好转，初诊以养阴润肠法效不著，复1，原方加益气导泻药，进行治疗；复2加宣肺导下法；复3加强益气药后，大便排出艰难好转；复4基于复3方加强增减调治，终获疗效。

便秘一病，近年来日渐增多，药物虽能缓解，但最好养成每日排便习惯，过去老年患者较多，现中年亦有增多趋势，增食蔬菜、水果，梨、香蕉、苹果，要持之以恒，可见疗效。

苏×× 男 34岁 江苏

菌痢之后，大便秘结，多日一解，已十余年，近年来大便一周才解1次，排便艰难，每次大便，须均半小时之久，有时要助粪团弄成数小块才能排出，疾已多年，服通腑药鲜效，西药有一时之效，服久即失效，复因工作繁忙，无暇顾及，直到退休之后，才专致力于治疗，诊得消瘦，精神好，纳平平，一度有泛酸，胃脘痛，服西药后缓解，但大便艰结依然，脉细濡，重按少力，拟养阴和胃，理气润泽通腑。

大生地	15克	天花粉	10克	川石斛	10克
大白芍	15克	柏子仁	10克	知母	10克
甜苁蓉	10克	瓜蒌仁	15克	桃杏仁(各)	10克
枳壳实(各)	10克	郁李仁	10克	大麻仁	10克
沉香片(后下)	3克				

[按] 上药服后，大便由1周1次必为1周2次，粪块变小，排便稍胀力即可，嘱续一时期可获缓解。

花×× 女 34岁 江西

习惯性便秘，已十余年，一般情况可，纳眠俱佳，月事准，脉细，舌如常，拟疏肝理气和胃运脾化湿法进治。

炙苏梗	10克	川楝子	6克	大麻仁	10克
枳壳实(各)	10克	郁金	10克	大白芍	10克

| 苦参 | 10克 | 决明子 | 10克 | 天花粉 | 10克 |
| 泽泻 | 10克 | 制香附 | 10克 | 沉香片 | 3克 |

[按] 按辛苦辛酸法进治，竟获效，上方续服，多年宿疾治愈，欣喜万分。

腹泻

温××　男　42岁　中国台湾

胸腹不适，大便不成形，易感外风，两脉濡细，舌苔浮腻，拟理气宽胸，和胃健脾。

炙苏梗	10克	制半夏	10克	陈皮	10克
白术芍(各)	10克	焦楂曲(各)	10克	广木香	10克
郁金	10克	淮山药	20克	鸡内金	10克
麦谷芽(各)	10克	红枣	5枚	淡干姜	3克

[按] 服上方两周后，症状已消失，嘱今后可服四君子丸或健脾丸，以巩固疗效，增强体质。

周××　男　36岁　深圳

大便或结或溏，已十余年，多次诊治，一度缓解，总因饮食不慎引发，多次劝告无效，此次又因便秘而来，诊得一般情况可，脉舌如常，拟方疏肝运脾，理气和胃，化湿法进治。

炙苏梗	10克	大白芍	10克	白术	10克
制半夏	10克	陈皮	10克	枳壳	10克
合欢皮	10克	焦楂曲(各)	10克	鸡内金	10克
砂仁	6克	麦谷芽(各)	10克	瓜蒌仁	15克

[按] 药后有效，约去病1/3，因在外地，嘱原方可续服，或请当地医生赓续进治。

姚××　男　46岁　上海青浦

菌痢之后，少腹不适，大便不成形，已近年余，进食蔬菜，即便出蔬菜，并伴隐隐腹痛，形瘦，精力尚可，要求调治。

白术	10克	制半夏	10克	陈皮	10克
焦山楂	10克	六神曲(包)	10克	淮山药	15克
煨木香	10克	鸡内金	10克	煨姜	3克
茯苓	10克	枳壳	10克	红枣	3枚

[按] 服药2周，症状大减，连服2周后，症状已消失。大便已成形，无不适。嘱原方再服2周，巩固疗效，处方治则，和胃理气、健脾温运法。

包×× 男 30岁 中国台湾

大便日解3～4次,不成形,黎明肠鸣,即欲上厕,便后即适,已经十余年,形瘦怕冷,手足凉,脉来细濡,拟方调摄。

党参	15克	白术	15克	大白芍	12克
淡吴萸	3克	炒建曲(包)	9克	淮山药	15克
煨木香	6克	熟附块	9克	鸡内金	9克
乌梅	6克	麦谷芽(各)	9克	大枣	3枚

另服四神丸

[按] 益气温中健运法,汤药和丸药同服,收到效果。

乐×× 女 47岁 四川广元

经绝之后,即患腹泻,已经半年,形神清瘦,胃纳平平上,脉来细濡,舌苔薄腻,治以疏肝健脾化湿法调治。

炙苏梗	9克	川楝子	6克	制香附	9克
焦楂曲(各)	9克	白芍术(各)	9克	陈皮	9克
淮山药	15克	煨葛根	9克	荷叶	6克
煨木香	6克	防风	6克		

症状稍见好转,上方加减。

原方加罂粟壳3克。

服后症状大见好转,不久即获愈。

[按] 首仿痛泻要方意进治,因患者求病早日获愈心切,原方加罂粟壳,症状很快获愈。

肝、胆、胰结石

沈×× 女 38岁 安徽颍上

已确诊为肝胆系结石,平时右胁肋隐痛已多年,一直未明确诊断,患者一般情况尚可,饮食清淡,进油腻或情绪不畅时即发,脉细濡,舌苔浮腻,拟疏肝和胃、理气清热化湿法调治。

柴延胡(各)	10克	制香附	10克	炒枳壳	10克
郁金	10克	木香	6克	淡黄芩	10克
制军	10克	青陈皮(各)	10克	金钱草	15克
制半夏	10克	八月札	10克	焦楂曲(各)	10克
川楝子	10克	沉香片(后入)	3克		

另服 熊去氧胆酸片

[按] 肝内胆管结石，不同于胆囊结石，绝大部分由感染引发，治则以疏肝解郁结，理气调机杼，清热减结积，和胃畅舒中焦，达到减慢结石增大速度，达到逐渐溶消目的。1年后，悉症状未再发。

吴×× 男 42岁 江阴

右胁肋内隐痛，巩膜黄染可疑已排除，最后确诊为肝内胆管结石，纳尚可，舌苔腻。治以疏肝理气，分化肝胆湿热。

柴延胡（各）	10克	川楝子	10克	制香附	10克
赤芍	10克	黑山栀	10克	丹皮	10克
茵陈	10克	制军	10克	郁金	20克
制半夏	10克	茶树根	10克	八月札	10克
莱菔子	10克	苦参	10克	焦楂曲（各）	10克

[按] 2月后，悉症状大减，胃纳转旺，苔腻已化，要求续治，上方加减。

延胡	10克	法半夏	10克	苍白术（各）	5克
青陈皮（各）	10克	制香附	10克	郁金	15克
制军	10克	黑山栀	10克	焦苡仁	15克
藿苏梗（各）	10克	苏啰子	10克	金钱草	15克

[按] 肝内胆管结石，一般以色素结石为主，亦有和胆固醇混合型者，治则颇费周折，清热利湿，佐以疏肝胆理气滞法，亦有溶消病例见到，惜案例不多，本例复诊后即失去联系。

杨×× 女 42岁 安徽

胆囊结石已手术，术后仍感胁肋偏右隐痛，口苦神倦，舌边略红，脉虚弦，在外检出系肝内胆管结石，有低热时，用抗生素，热可褪，旋即又起，要求用中药治疗。

柴延胡（各）	10克	川楝子	10克	当归	10克
苏梗	10克	赤白芍（各）	10克	白术	10克
黑山栀	10克	茵陈	10克	郁金	30克
泽兰泻（各）	10克	金钱草	30克	制军	10克
枳实	10克	制香附	10克		

[按] 上方先后服2月，上述症明显减轻，低热早已消失，又服2月后，右胁肋隐痛完全消失，复查，原有肝内结石0.8厘米，已不见，原方系逍遥散加清热化湿法调治。肝内胆管结石和胆囊内结石不同，前者以感染为主，后者以胆汁内成分变化而成，故治则亦有差异。

杨×× 男 23岁 吴江

上腹部隐痛，稍进油腻，即痛不止，需654—2及丁胺卡那才能制止。已经3月，羔起胰管结石作取石和胰管空肠吻合术后，形神虚弱，卧欠安寐，消瘦乏力，要求中医药调治。

柴延胡（各）	9克	川楝子	9克	制香附	9克
全瓜蒌	15克	枳壳实（各）	9克	青陈皮（各）	9克
郁金	9克	制半夏	9克	桃仁	9克
佛手片	6克	炙乳没（各）	9克	当归	9克

[按] 服上方5帖后，顿感上腹部隐痛消失，嘱原方续服。服药以来，上腹未再隐痛，但进油腻后，仍有疼痛发作，舌胖边红，苔浮腻，脉沉细，原方加减。

当归	9克	丹皮参（各）	9克	川楝子	9克
柴延胡（各）	9克	郁金	9克	沉香曲（包）	9克
制半夏	9克	青陈皮（各）	9克	焦山楂	9克
淡黄芩	9克	制香附	9克	枳壳实（各）	9克
地丁草	9克	合欢皮	9克		

[按] 上方服后，偶进油腻，上腹痛未再发生，欣喜万分，后每日进油腻，未有不适感，原方又配服1次。处方治则，疏肝理气清热化湿竟获疗效。半年、1年后来电，一切均好，未再作痛，饮食如常，体力已增强。

安×× 女 45岁 吉林龙井市

胆囊结石术后，常有上腹部隐痛，痛甚时需杜冷丁才能制止，检有淀粉酶升高，胰头部肿大，住院对症治疗后，剧痛止，隐痛仍持续，出院后来此。诊得，慢性病容貌，神态萎顿，询之悉胆囊结石手术后不久即发生上述症状，拟疏肝理气宽中止痛。

柴前胡（各）	10克	延胡	10克	川楝子	10克
制香附	10克	川朴	10克	郁金	10克
枳壳实（各）	10克	制半夏	10克	桃仁	10克
沉香曲（包）	10克	制军	10克	全瓜蒌	10克
冬葵子	10克	广木香	6克		

[按] 服药5帖后，隐痛突然消失，时伴低热亦褪，14帖后，症状全消，顿觉脘腹舒畅。要求继续调治术后精力，早已恢复，大便日解1～2次，时成形，纳仍差。苔浮腻。

南沙参	10克	赤白芍（各）	10克	前胡	10克
炙苏梗	10克	法半夏	10克	枳壳	10克
陈皮	10克	茯苓	10克	郁金	10克
焦楂曲（各）	10克	合欢皮	10克	佛手片	6克

[按] 本例胆石症手术后，引发急性胰腺炎。经住院对症处理后，病情缓解出院。但仍时感隐痛，来此经中药调治后获愈。一般胆石病人上麻醉后，若干病人结石会下移，如探查有，一并取除，如术后仍有隐痛，或进油腻痛增剧时，则证明尚有余石存在，本例引发包性胰腺炎，即由余石嵌顿壶腹，引起胰管开口梗塞而致。

程×× 男 76岁 黑龙江

胰管结石,在外已证实,身热脘背痛伴发胀,神情憔悴,胃纳不佳。治以理气宽胀,化湿排石。

苏梗	9克	川楝子	9克	柴延胡(各)	9克
赤芍	9克	制军	9克	当归	9克
枳壳实(各)	9克	郁金	9克	制香附	9克
川厚朴	6克	白芥子	9克	皂荚子	10粒

[按] 胸背胀痛,突感消失,顿觉舒畅,身热退而未清,胃纳转旺,大便畅解。要求复诊后转方带回黑龙江。

当归	9克	赤白芍(各)	9克	制香附	9克
郁金	9克	枳壳实(各)	9克	丹皮参(各)	9克
黑山栀	9克	合欢皮	9克	佛手片	6克
法半夏	9克	竹茹	6克		

[按] 服药后,胸背胀痛突然消失,身热未清,摄片及B超示原位钙化点已消失。方用小承气汤加味,复方改温胆汤加减调摄。

吴×× 男 42岁 (应入胰腺炎一门)

半年来,两肋下及脘腹不适,疼痛、痛剧去医院急诊,测淀粉酶高达5000单位以上,收入病房,作急胰处理后,疼痛逐渐缓解,淀粉酶下降,到达正常值后,出现黄疸,纳差,作恶,胃镜检阴性,B超阴性,血常规淋巴细胞上升。院内大会诊,诊断为炎症后淋巴细胞肿大,压迫胆管引起黄疸。一面对症处理,一面请中医调治,诊得:形黄、目黄、精力减退、神倦、不愿进食,脉虚大乏力,拟和营消肿化湿散结。

当归	9克	柴延胡(各)	9克	赤白芍(各)	9克
大贝母	9克	制僵蚕	9克	丹皮参(各)	9克
郁金	9克	枳壳实(各)	9克	制香附	9克
淡黄芩	9克	桃仁	9克	竹茹	9克

[按] 药后,黄疸几已褪尽,胃纳转馨,精力有所好转,偶有脘腹部不适,饱食后尤甚,舌苔白浮腻,脉转平顺,大便2日一次,色泽已转正常,尿清,前方加减。

炙苏梗	9克	川楝子	9克	制香附	9克
枳壳实(各)	9克	法半夏	9克	青陈皮(各)	6克
焦楂曲(各)	9克	佛手片	6克	砂仁	6克
川厚朴	6克	郁金	9克	白术芍(各)	9克
茯苓神(各)	9克				

[按] 初诊按西医诊断为肿大淋巴结引起胆管梗阻致黄疸,不用传统茵陈蒿汤而改为和营消肿散结法,复诊用疏肝和胃,理气法调治,症状消失。

葛×× 男 37岁 浙江

脘腹胀痛,杜冷丁止痛药才能缓解片刻,检出胰管前1/3处有物梗塞,后胰管扩张明显,疑为结石,住院两周,症状未消,中医诊治,诊得痛苦面容,痛时有泛恶作吐,伴有身热,脉细滑带数,舌略红,苔少。

苏梗	10克	川楝子	10克	制香附	10克
沉香曲(包)	10克	焦山楂	10克	枳壳实(各)	10克
南沙参	10克	川石斛	10克	赤白芍(各)	10克
黑山栀	10克	丹皮参(各)	10克	清半夏	10克
郁金	10克	竹茹	10克		

[按] 药后脘腹胀痛大减,身热已褪,复检胰管扩张消失,可疑结石亦消失,仅有胰头饱满,胃浅表糜烂,幽门螺旋菌(-),处方加减。

北沙参	10克	川石斛	10克	赤白芍(各)	10克
天花粉	10克	法半夏	10克	陈皮	10克
合欢皮	10克	郁金	10克	黑山栀	10克
丹皮参(各)	10克	制香附	10克	枳壳实(各)	10克
竹茹	10克				

[按] 胰腺管前1/3梗塞,后2/3扩张明显,脘腹作胀作痛,伴有寒热,经中药疏肝和胃,理气止痛治疗后,梗塞消失,已停杜冷丁止痛药,复方主要针对胃糜烂立方。

严×× 女 27岁 上海

有胆石史,经常上腹部隐痛,进油腻饮食后,极易诱发,甚则剧痛,要求调治。

苏梗	10克	川楝子	10克	延胡	10克
郁金	10克	法半夏	10克	青陈皮(各)	10克
川厚朴	5克	制军	10克	枳壳实(各)	10克
合欢皮	10克	焦楂曲(各)	10克	佛手片	6克

[按] 服上药后,有过1次上腹部剧痛,后即消失,以后进油腻未再有疼痛。近增头巅隐痛,神经科检测阴性,患者头巅痛甚时伴作恶,脉略数,舌苔浮腻。

刺夕利	10克	钩藤	10克	甘菊	10克
延胡	10克	决明子	15克	蛤壳	20克
郁金	10克	桑叶	10克	制僵蚕	10克
明天麻	10克	大白芍	15克	生地	10克

服药后,头巅痛缓解,嘱原方可续服,3月后悉,症状全部消失。服油腻饮食后,上腹部未有疼痛。

[按] 初诊用疏肝理气通腑法获愈。后因头巅痛,用疏肝息风法获愈。

杨×× 女 81岁 无锡

胆石症,两胁肋胀滞,不利弯腰,要求调治。诊得一般情况可,两胁肋部胀滞,卧床翻身隐痛,弯腰胀滞更甚,艰于屏气,颇以为苦,脉虚濡带细数,舌如常大便秘结,排便时不能屏,屏则胁肋胀痛更甚,已经半月。

柴延胡(各)	10克	川楝子	10克	制香附	10克
焦楂曲(各)	10克	八月札	10克	沉香片(后下)	3克
法半夏	10克	青陈皮(各)	10克	枳壳实(各)	10克
郁金	10克	淡黄芩	10克	乌药	10克

[按] 服上方7帖,症状十去其八,喜甚,要求续治。

炙苏梗	10克	川楝子	10克	制香附	10克
制半夏	10克	郁金	10克	制军(后入)	10克
陈皮	10克	焦山楂	10克	丹皮参(各)	15克
枳实	10克	淡黄芩	10克	沉香片(后入)	3克

服4帖后,1次大便畅解,半天后又欲上厕,但未排便,顷刻,排出黑色硬块,约2粒,比黄豆大,惜未留下,而两胁肋胀滞顿觉松弛,弯腰活动感自如。

[按] 疏肝理气佐润腑法,已获佳效。

胰腺囊肿

张×× 男 68岁 上海

胰腺囊肿,引流导管拔除后当晚,脘口闷胀,舌苔浊腻,旋即低热,拟理气宽胀,和胃化浊。

苏梗	9克	川楝子	9克	延柴胡(各)	9克
制香附	9克	焦山楂	9克	法半夏	9克
枳壳	9克	郁金	9克	川厚朴	6克
砂蔻仁(各)	6克	冬瓜子	20克	檀香屑	3克
苍白术(各)	6克	赤芍	9克		

身热已退,胸脘胀闷稍减,舌苔浊腻,尚未全化,邪浊未清,再宗前方加减进治。

藿苏梗(各)	9克	法半夏	9克	苍白术(各)	9克
郁金	9克	制香附	9克	枳壳实(各)	9克
冬瓜子	20克	焦楂曲(各)	9克	黑山栀	9克
全瓜蒌	15克	延胡	9克	川厚朴	6克
麦谷芽(各)	9克	沉香片(后下)	3克	莱菔子	9克

胃纳好转,因多食油腻,胸脘胀闷又起,牵引到背,且伴身热,经检发现,胰腺囊肿原引

流管处增大,且有积液,家属考虑后不手术,姑用保守疗法,刻诊,精神萎软,纳差,舌苔浊腻,味苦,脉濡缓少力,进食后,脘口不适尤甚,大便多日一解,再拟理气宽胀化浊通腑。

川厚朴	9克	制苍术	9克	制军	9克
苏藿梗(各)	9克	郁金	9克	赤芍	15克
丹皮参(各)	12克	全瓜蒌	15克	茯苓	15克
法半夏	9克	冬瓜子	15克	苦参	9克
黑山栀	9克	白芥子	9克		

症状缓解,舌苔厚腻大退,大便解,胃纳好转,神情转为振作,再宗前方加减进治。

苏藿梗(各)	9克	制苍术	9克	川厚朴	9克
制军	9克	全瓜蒌	9克	赤芍	9克
法半夏	9克	青陈皮(各)	9克	茯苓	9克
郁金	9克	银花	9克	冬瓜子	15克
白芥子	9克	丹皮参(各)	9克		

胃纳大增,胸脘偶有不适,热退,便畅解,饮食清淡,眠佳,仍宗原方出入。

白术	9克	法半夏	9克	陈青皮(各)	9克
全瓜蒌	9克	川厚朴	6克	郁金	9克
枳壳实(各)	9克	佛手片	6克	冬瓜子	9克
淡黄芩	9克	苏梗	9克	赤白芍(各)	9克
桃仁	6克	丹皮参(各)	9克		

[按]胰腺囊肿,引流后并发感染,经保守治疗缓解,一度体力转佳,又因饮食不慎,再度反复感染,保守积极治疗后,又渐恢复,最后症状消失,体力转健,纳佳、便畅。此时又酒肉不忌,外出劳累,胸脘胀滞又起,身热,胃纳大减,再度来诊,嘱去住院,因胰腺炎急性发作,高热不退,后悉不治,病逝在院。

王×× 女 40岁 深圳

胰腺囊肿,引流术后3月,引流管尚未拔除,一般情况尚可,脘腹时胀,纳眠稍差,脉细濡,舌苔薄腻,拟疏理化湿清热法进治。

苏梗	6克	制半夏	6克	陈皮	6克
南沙参	9克	赤白芍(各)	9克	制香附	6克
白术	9克	焦苡仁	15克	柏子仁	9克
川楝子	6克	佛手片	6克	茯苓神(各)	9克

引流管拔除后,新肉未长满,外皮已结,又切开引流,一般情况较初诊时好。原方增加益气健中之味。

| 太子参 | 9克 | 炙黄芪 | 9克 | 白术 | 9克 |
| 当归 | 9克 | 丹皮参(各) | 9克 | 赤白芍(各) | 9克 |

制香附	9克	郁金	9克	焦楂曲(各)	9克
制半夏	6克	枳壳实(各)	6克	麦谷芽(各)	9克

目前因子宫肌瘤,经量多作肌瘤切除,改方为下:

太子参	15克	大白芍	15克	白术	9克
制香附	9克	法半夏	6克	青陈皮(各)	6克
枳壳	9克	合欢皮	9克	泽泻	9克
川续断	9克	焦楂曲(各)	9克		

[按] 引流管拔除,窦道收口良好,进食稍多有饱胀感,时有脘腹部不适感,子宫肌瘤术后,经汛不准,要求一并调摄,拟养营疏肝,理气调摄。

炙苏梗	6克	制香附	6克	全当归	9克
大丹参	15克	焦楂曲(各)	9克	枳壳	6克
郁金	6克	合欢皮	9克	沉香片(后下)	3克
赤白芍(各)	9克	淮牛膝	9克	青陈皮(各)	6克
淮山药	15克				

胰腺囊肿引流术后已半年,纳眠俱可,饮食告诫清淡,恢复良好,唯饮食稍多,仍有脘腹不适,经事已准,要求继续调摄,仍宗目前健康恢复情况调摄。养营和胃,理气宽胀为法进治。

当归	9克	大丹参	15克	制香附	6克
焦楂曲(各)	9克	郁金	6克	苏啰子	6克
制半夏	9克	枳壳	6克	八月札	6克
柴延胡(各)	6克	陈皮	6克	麦谷芽(各)	9克
合欢皮	6克	制黄精	9克	砂仁	3克

[按] 胰腺囊肿,引流术后,恢复良好,清淡饮食对康复有一定帮助,常见因增加营养而致拔管后反复发者甚多,本例调治近半年,返深圳后1年、2年随访,症状基本消失。饮食颇能节制,故体质增强,早已恢复日常工作,兼操持家务矣。

肝病

屠×× 男 42岁 中国台湾

乙肝患者,乙肝病毒DNA>正常值,西医用拉米呋啶治疗2年后仍未转阴,患者特来沪要求中医药调治。诊得一般情况软弱,易乏力,时伴头晕,血压不高,测肝功白球蛋白比例1:1,时有腹胀,纳平平,眠多噩梦,时有盗汗,脉虚濡,重按少力,舌尚润,苔薄黄,大便日解,尿短色黄,有腥味,拟益气养阴,疏肝和胃,健脾化湿。

党参	10克	炙黄芪	10克	白术芍(各)	10克
炙苏梗	10克	川楝子	10克	南沙参	10克

川石斛	10克	焦苡仁	30克	半枝莲	15克
女贞子	10克	仙灵脾	10克	郁金	10克
制半夏	10克	青陈皮(各)	10克	杞子	10克
浮淮小麦(各)	15克	制香附	10克	八月札	10克

[按]服药月余,测肝炎病毒竟小于1,喜甚,嘱原方可续服,又1月后来电,悉肝功白球蛋白比例1.5∶1,体力明显增强,纳眠均好,要求再开方调治,原方再加制黄精10克,沙苑子10克,2月后电悉体质明显好转。后记:本例先后服药半年,肝功全部恢复正常,喜悦万分感激,后陆续介绍病员来此。

洪×× 男 50岁 中国台湾

头晕力乏,右胁肋隐痛,脉弦尺弱,在外检出肝病,转氨酶居高不下。

南沙参	15克	川石斛	15克	赤白芍(各)	12克
川楝子	9克	淡黄芩	9克	黑山栀	9克
猪茯苓(各)	12克	合欢皮	9克	青陈皮(各)	9克
半枝莲	15克	茵陈	15克	郁金	9克
丹皮参(各)	9克				

另 肝炎灵注射液肌注。

服上药颇适,上方加减。

太子参	15克	白术	12克	赤白芍(各)	15克
丹皮参(各)	15克	半枝莲	15克	垂盆草	15克
郁金	9克	黑山栀	9克	枳壳	9克
制半夏	9克	陈皮	9克	苦玄参(各)	9克
杞子	15克	川楝子	9克	延胡	9克

[按]前后两方,均以养阴清热疏肝化湿法调治。服后诸恙均见缓解,转氨酶有下降趋势,唯肝病已久,病程又长,加以工作繁忙,应酬仍频,不能按时劳逸结合,尚恐生变,复信上方仍可续服。后失去联系。

陈×× 男 40岁 浙江

乙肝患者,肝区不适,腹胀,常感力乏,纳平平,苔薄腻,检转氨酶不高。形神虚弱。拟疏肝理气,和胃健脾,益肾化湿法调治。

柴延胡(各)	9克	川楝子(炒)	6克	制香附	9克
沉香曲(包)	9克	焦山楂	9克	川厚朴	6克
广郁金	9克	茯苓	9克	法半夏	6克
青陈皮(各)	6克	女贞子	15克	仙灵脾	9克
桃仁	9克	麦谷芽(各)	9克	淮山药	15克

| 白术 | 9克 | | | | |

上方连服1月,精力明显好转,肝区不适及腹胀基本消失,要求续服上方,同意连服1月。

[按] 慢性肝病,转氨酶正常,白球蛋白比例不正常,治以调理肝胃、健脾、益肾、佐分化湿热,1个半月后特来电,白球蛋白比例已恢复正常,体质也增强,问原方可否再服,答可以再续服1~2次。

吴×× 男 43岁 中国台湾高雄

乙肝,大三阳,伴有肾病,肾功能差,体质尚可,感乏力,眠纳亦差,特来沪要求调治,诊得,一般情况尚可,面色略暗,脉滑带弦,舌稍胖,质略红,二便时正常,大便时稀薄,小便短赤,拟养阴益气,和胃健脾,温肾、化湿、清热法进治。

太子参	15克	白术	9克	南沙参	15克
川石斛	9克	赤白芍(各)	9克	丹皮参(各)	9克
炙甘草	6克	枸杞子	9克	女贞子	15克
黑山栀	9克	菟丝子	9克	淮山药	15克
当归	9克	焦苡仁	15克	垂盆草	15克

[按] 乙肝伴发相关抗原性肾病,用上法治疗半年后来电,悉症状明显缓解。问原方可续服否,答可续服。又半年后来电悉症状赓续好转,喜甚,原方仍续服中。

叶×× 男 38岁 宁海

嗜酒数十年,肝功能差,近测胆红素、转氨酶、尿酸均高,西医拟诊脂肪肝,酒精性肝病,嘱禁酒精类饮料,增加体力活动,清淡饮食,佐以中药调摄。

炙苏梗	9克	川楝子	9克	制半夏	9克
丹皮参(各)	9克	黑山栀	9克	茵陈	9克
葛花	9克	鸡距子	9克	猪茯苓(各)	12克
焦楂曲(各)	12克	郁金	9克	枳壳	9克
青陈皮(各)	9克	白术	9克	制军	9克

[按] 病由脂肪和酒精性肝病引起,酒湿、油腻相互蕴结,分清泄浊力乏致化验指标异常,治则疏肝健中,分化酒湿。3月后电悉,各项指标均已正常。

林×× 女 36岁 中国台湾高雄

肝病有年,一直用干扰素治疗,偶有肝区不适,近未检测,特来沪要求中医药调治。诊得一般情况可,脉沉濡,舌略胖,纳眠可。拟疏肝和中,养阴软坚法。

柴延胡(各)	9克	川楝子	9克	川石斛	9克
赤白芍(各)	9克	北沙参	9克	杞子	9克

制首乌	9克	大麦冬	9克	女贞子	9克
炙鳖甲	15克	蛤枳壳	30、9克	焦楂曲(各)	9克
郁金	9克	丹参	15克		

[按] 症状缓解，方从一贯煎加味，原方续服。

袁×× 男 59岁 美国纽约

肝硬化，失代偿期，白球蛋白倒置，精神萎软，腹部膨大，胃纳欠佳，大便溏薄，舌质暗滞，舌苔薄腻，带灰，两脉虚弦，拟益气健运，柔肝和胃，宽胀消肿法进治。

党参	15克	白术	9克	全当归	9克
大生地	9克	丹皮参(各)	15克	制香附	9克
大腹皮	15克	郁金	9克	制首乌	9克
茯苓皮	30克	青陈皮(各)	9克	鸡内金	9克
枳壳	9克	冬瓜子皮(各)	21克	麦谷芽(各)	9克

[按] 住院期间，每天白蛋白对症纠正白球失衡，一面中医药辨证治疗，1周后，白球比例仍在倒置情况下，继续下滑，腹水依然，2周后，自白蛋白剂量每日加量外，仍未见好转，此时加用了口服氨基酸后，白蛋白剂量逐日减为每日1支，血测白球蛋白开始好转，腹胀、便溏、尿少亦逐渐缓解，精神随之振作，2周后，血白球蛋白比例，转向正常，腹胀大减，腹水亦大退，食欲大增，如是又2周后，症状基本消失，停用一切西药，中药及口服氨基酸液仍照服。出院后，带中药及口服氨基酸液回上海家休养，又一月后，停上药返美，休息半年，开始工作，比较繁忙，又半年后因食道静脉大出血病逝美医院。

[又] 口服氨基酸液是支链氨基酸，非一般氨基酸。

金×× 男 43岁 上海

慢性肝病，急性肝功能衰竭，黄疸明显，神识欠清，伴有烦躁不安，尿少腹胀，舌干、质红，两脉细数，症属凶险，急拟养阴泄热，醒神法进治。

细生地	30克	甘菊	12克	元参	15克
川石斛	12克	银花	15克	蚤休	15克
丹皮	9克	黑山栀	9克	天花粉	9克
枳壳实(各)	9克	郁金	9克	绵茵陈	12克
冬瓜子皮(各)	30克	猪苓	30克	土茯苓	15克

另 紫雪丹1粒(研)，早晚各1次。

牛黄清心丸或安宫牛黄丸1粒(研)，早晚各1次。

枫斗煎汤代茶服。

药进2帖后(日1帖)，神识渐清，烦躁略平，尿量亦多，唯黄疸依然，诸药和丸药再进2帖。

[按] 病情凶险,服 2 帖后,似有转机可能,续服 1 帖后,突然吐血,黄疸急剧上升,不久病逝院内。

周×× 男 33 岁 常州

慢性肝病,突现形黄、目黄,腹膨大,尿少,消瘦,急拟养阴清热,疏肝理气,化湿解毒,消膨利水法。

水牛角	30 克	大生地	30 克	川石斛	15 克
紫草茸	9 克	制军	15 克	川楝子	9 克
茵陈	15 克	生山栀	15 克	赤白芍(各)	15 克
冬瓜子皮(各)	30 克	川厚朴	9 克	枳壳实(各)	9 克
丹皮	15 克	半枝莲	30 克	陈葫芦	30 克
大腹槟榔	15 克				

另服 新癀片,按说明服用。西黄醒消丸,按说明书服。

[按] 病属凶险,西医拟诊为急性黄色肝萎缩,中医用犀角地黄汤加紫草茸加清热疏肝利水剂救治,希能有所缓解,1 周后病逝院内。

梁×× 男 62 岁 无锡

有乙肝史,每隔数年,有黄疸出现,西医诊断为肝内胆管炎,对症处理,加中药调治数月,才见消退,此次又出现黄疸,指标逐日上升,面色始呈金黄,渐呈暗黄,纳差,低热,伴转氨酶升高,神志清,小便如黄酒,有恶臭,传染病医院请外院会诊,确诊为肝内胆管炎,一面对症处理,一面请中医诊治,方用疏泄法。

炒青蒿	10 克	大豆卷	10 克	藿苏梗(各)	5 克
黑山栀	10 克	生苡仁	15 克	秦艽	10 克
茵陈	15 克	法半夏	10 克	陈皮	10 克
神曲(包)	10 克	滑石	10 克	厚朴	5 克
冬瓜子皮(各)	15 克	猪茯苓(各)	10 克	枳壳实(各)	10 克

服药后,身热退,舌腻已化,黄疸指数下降不著,改方如下:

苏藿梗(各)	10 克	川楝子	10 克	延胡	10 克
法半夏	10 克	陈皮	10 克	神曲	10 克
郁金	10 克	枳壳	10 克	炒山栀	10 克
丹皮参(各)	15 克	泽泻	10 克	砂仁	5 克
川黄连	5 克	桃杏仁(各)	10 克	姜竹茹	10 克

黄疸指数下降,尿色转清,上方仍可续服。

[按] 肝内胆管发炎,原有乙肝史,一再反复,劳累、饮食不慎均可引发,年事趋高,还宜清淡饮食,劳逸结合,以免经常反复发作。

高×× 女 46岁 上海

肝区痛,着力后尤甚,要求中药治疗,诊悉肝炎病毒均阴性,B超示肝肿大,脾阴性,拟养阴益气,疏肝和胃,消肿止痛。

太子参	15克	大生地	10克	制首乌	10克
枸杞子	10克	茯苓神(各)	10克	延胡	10克
川楝子	10克	郁金	10克	生牡蛎	15克
女贞子	15克	仙灵脾	10克	檀香屑	3克
麦谷芽(各)	10克				

服药颇适,症状略减,原方续服。

[按] 60年代,肝肿大病例很多,当时因肝功项目检查除锌浊度较高外,余均阴性,传染病科认为和营养缺乏有一定关系,故名谓代谢性肝肿大,肝炎病毒,一直是阴性,经治愈后佳。本方中有女贞子和仙灵脾2味,针对乏力有一定疗效,因该两药可补益肾阴肾阳,活跃全身化生之源故也,3月后,悉肝肿大已正常。

吕×× 男 58岁 上海

肝病,进食后腹胀,在外检乙肝,小三阳,DNA高出正常,服控DNA西药后,腹胀更明显,随停,改服中药,拟疏肝和胃,理气宽胀。

炙苏梗	9克	川楝子	9克	大白芍	15克
制半夏	9克	青陈皮(各)	6克	延胡	9克
制香附	9克	黑山栀	9克	茯苓神(各)	9克
南沙参	15克	川石斛	9克	佛手片	6克

曾服控制DNA西药,因腹胀而停,DNA又上升,加服中药后,腹胀缓解,仅进食后有胀,原方加减。

北沙参	9克	川石斛	9克	川楝子	9克
枸杞子	9克	山豆根	9克	土茯苓	25克
郁金	9克	黑山栀	9克	丹皮参(各)	9克
焦楂曲(各)	9克	八月札	9克	陈皮	9克

又服控DNA西药,腹胀不似前厉害,脉舌同前,原方加减。

太子参	9克	北沙参	9克	大生地	9克
枸杞子	9克	川楝子	9克	山豆根	9克
合欢皮	9克	焦苡仁	15克	茯苓神(各)	9克
赤白芍(各)	9克	丹皮参(各)	9克	黑山栀	9克
苦玄参(各)	9克	合欢皮	9克	广木香	6克

[按] 停西药后,DNA未再上升,腹胀不明显,纳眠俱可,脉濡,重按有力,舌苔浮薄,精力尚可,原方加减。

太子参	9克	白术	9克	北沙参	12克
川石斛	9克	赤白芍(各)	9克	丹皮参(各)	9克
茯苓神(各)	9克	山豆根	9克	枸杞子	15克
郁金	9克	焦苡仁	15克	黑山栀	9克
合欢皮	9克	焦楂曲(各)	9克	青陈皮(各)	6克

[按] 慢性肝病,病毒仍活跃,服西药可抑制,但引起肠胃极度不适而停,DNA检又上升,中药加用山豆根后,停抗DNA西药后,不再上升,似亦有抑制作用,中药用一贯煎加大力度,肝指标亦恢复。随访半年,复查肝各项指标,均在正常值内。患者改中药每10天服2～3帖,又半年,复查肝功及DNA均正常,才停中药。

[后记] 停中药1年、2年、3年后随访,病员体健,多次复检,一切均正常。

吴×× 女 38岁 中国台湾

头额昏痛,面部色素沉着,不寐已久,又有丙肝,大便较艰,胃纳平平,拟方协调。

交泰丸,丹栀逍遥丸,复方鳖甲煎丸。

上药可常服。

服药后,头痛减,不寐明显好转,大便仍艰,要求改服汤药,上方加减。

柴前胡(各)	9克	丹皮参(各)	9克	当归	9克
赤白芍(各)	9克	黑山栀	9克	枳壳实(各)	9克
制半夏	9克	陈皮	6克	川黄连	6克
上肉桂	6克	柏子仁	15克	瓜蒌仁	15克
制首乌	12克	杞子	15克	鳖甲	15克
桃仁	9克	郁金	9克		

[按] 服药以来,面色转为红润,色素基本消退,头晕作痛不明显,卧已能寐,大便较前通畅,要求继续治疗。

太子参	9克	白芍术(各)	9克	炒柴胡	9克
制香附	9克	黑山栀	9克	丹皮参(各)	9克
当归	9克	生首乌	25克	瓜蒌仁	15克
柏子仁	15克	合欢皮	9克	制半夏	9克
陈皮	9克	枳实	9克	茯苓神(各)	9克

另服交泰丸。

[按] 前后往返3次,症状基本消失,面色红润,色素消失,眠可,便畅。肝功能正常,治则养阴平肝,交通心肾,最后加入益气安神调摄而安。

周×× 男 32岁 鄱阳

嗜酒年久,B超示肝硬化,转氨酶居高不下,肝区隐痛时发,面色暗滞,肝掌明显,纳可。

眠差,在外确诊为酒精性肝硬化,患者特来请中医调治。刻诊得一般情况可,黄疸不著,皮肤无瘙痒,舌略暗,脉虚弦,重按尚有力,大便较稀,眠欠安,小便色深有异腥味。

柴延胡(各)	9克	川楝子	9克	制香附	9克
焦楂曲(各)	9克	枳壳实(各)	9克	桃仁	9克
猪茯苓(各)	15克	泽泻	9克	黑山栀	9克
丹皮参(各)	9克	红花	6克	郁金	9克
葛花根(各)	9克	砂仁	6克	青陈皮(各)	9克

服上药适,尿赤大减,异腥味已消,肝区不适不明显,要求续治,上方加减。

柴延胡(各)	9克	赤白芍(各)	9克	猪茯苓(各)	15克
黑山栀	9克	枳壳实(各)	9克	青陈皮(各)	9克
广木香	6克	丹皮参(各)	15克	桃仁	9克
焦楂曲(各)	9克	生炙甘草(各)	3克	八月札	9克
葛花根(各)	9克	泽泻	9克	车前子	9克

[按] 用疏肝理气,化酒湿、和中为法,服药约2月后悉诸症均减,嘱原方可续服1~3个月,要戒除饮酒旧习为是。

吴×× 男 47岁 中国台湾高雄

肝硬化伴腹水,尿少,下肢浊肿,舌边尖色红,苔白腻,两脉细濡,去年亦有此情况,经治告愈。

炙苏梗	9克	川楝子	9克	制香附	9克
苍白术	6,9克	法半夏	9克	陈皮	9克
茯苓皮	30克	枳壳实(各)	9克	大腹皮	9克
冬瓜子皮(各)	30克	川厚朴	6克	丹参	15克
川椒目	6克	鸡内金	9克	干蟾皮	6克

[按] 疏肝理气,运脾和胃分利法,用五皮饮加温运法,已获疗效,原方可续服1~2次。

陈×× 男 42岁 常熟

乙肝已10余年,近患失眠,DNA一度不正常,现虽已正常,唯转氨酶常在正常值高边缘上下,有时无原因发冷发痉,约半分钟消褪,月来常发,两脉沉细,纳平平,要求中药调治。

太子参	15克	大生地	15克	大白芍	15克
制半夏	10克	陈皮	10克	合欢花	10克
郁金	10克	杞子	15克	枳壳	10克
五味子	10克	当归	15克	黑料豆	10克
女贞子	15克	沙苑子	10克	麦谷芽(各)	10克

| 炙甘草 | 10克 | 淮山药 | 15克 | 酸枣仁 | 15克 |

药后,失眠好转,发冷发痉减少,是属合适,原方加减续治。

当归	15克	丹皮参(各)	15克	大生地	15克
党参	15克	白术芍(各)	10克	制半夏	10克
陈皮	10克	柴延胡(各)	6克	合欢皮	10克
茯苓神(各)	15克	焦楂曲(各)	10克	沙苑子	10克
巴戟天	10克	酸枣仁	10克	郁金	10克
麦谷芽(各)	15克	夜交藤	10克		

[按] 慢性肝病,贵在调养,情绪舒畅,中药以益气养阴和胃安神之味调摄,症状缓解。发冷发痉由气虚卫外不调所致,服药后,已消失。随着体力转健,增加营养,切忌油腻、腌制品。

钟×× 男 54岁 温州

慢性肝病已多年,近增乏力,纳食饱胀,在外测肝功能,白球蛋白1:1,转氨酶升高,大便稀薄,尿量尚可,两脉虚弦,舌略胖,质暗滞,拟方进治。

炙苏梗	15克	川楝子	10克	制香附	10克
沉香曲(包)	10克	大白芍	15克	白术	10克
川厚朴	6克	猪茯苓(各)	15克	焦山楂	10克
八月札	10克	枳壳实(各)	6克	淮山药	20克
佛手片	6克	丹皮参(各)	15克	石见穿	15克
泽兰泻(各)	10克	麦谷芽(各)	15克		

[按] 药后,腹胀略宽,纳食稍旺,精神状态依旧,小便畅多,大便时能成形,上方连服。服药前后已2月,自觉症状好转,腹胀松弛,精力稍好,脉虚弦,舌质尚未正常,再拟方调治。

当归	10克	大丹参	15克	桃仁	10克
枳实	10克	青陈皮(各)	10克	广木香	6克
川厚朴	6克	川淮牛膝(各)	10克	猪茯苓(各)	15克
制首乌	10克	郁金	10克	合欢皮	10克
白术	15克	女贞子	15克	沙苑子	10克

[按] 服药又1月后,复查肝功能,白球蛋白1.2:1,转氨酶已正常,腹部胀满基本消失,原方再为加减进治。

当归	10克	丹皮参(各)	15克	制香附	10克
川楝子	10克	杞子	15克	制半夏	10克
青陈皮(各)	10克	枳实	10克	白术芍(各)	15克
合欢皮	10克	炙鳖甲	15克	党参	15克

| 猪茯苓（各） | 15克 | 淮山药 | 15克 | 焦楂曲（各） | 10克 |

[按] 慢性肝病，经上述治疗后，体征及生化指标，先后均有好转或已正常，但要恢复体质，尚需积极治疗，增加营养，适当活动，治则以柴胡疏肝散，一贯煎，六君子汤加减调摄。

吕×× 男 53岁 江西赣州

酒精性肝硬化，面部色素沉着，两下肢浊肿，时感腹胀，纳食平平，眠尚可，大便时稀，拟和营疏肝，理气宽胀，化湿消肿。

全当归	10克	丹皮参（各）	15克	苏梗	10克
枳壳	10克	郁金	10克	赤白芍（各）	10克
大腹皮	10克	茯苓皮	30克	冬瓜子皮（各）	20克
焦楂曲（各）	10克	麦谷芽（各）	15克	郁金	9克

服药月余，浊肿已褪，腹胀已松，仅面部毛细血管扩张未消，原方加减。

细生地	10克	丹皮参（各）	15克	赤白芍（各）	15克
猪茯苓（各）	15克	桃仁	10克	半枝莲	15克
虎杖	10克	郁金	10克	焦苡仁	20克
丝瓜络（炙）	10克	绿豆衣	10克		

[按] 养阴疏肝，和营通络法，已获效机，上方加入清热解毒之味，可获痊愈。

顾×× 男 40岁 中国香港

肝硬化腹水，已抽腹水先后2次，仍在增大，特来沪要求中药调摄，诊得全身情况虚弱，巩膜黄染明显，腹部膨胀膨大，活动则气逆，两脉沉细虚弱，带弦，舌略胖，少苔，纳差，不能平卧，尿少，24小时共300～400毫升。

柴胡	10克	青蒿	10克	丹皮参（各）	15克
赤白芍（各）	15克	当归	10克	川厚朴	10克
大腹皮	10克	制香附	10克	沉香曲（包）	10克
枳壳	10克	陈皮	10克	茯苓皮	30克
车前子（包）	15克	黑山栀	10克	生姜皮	3克
桃仁	10克	泽泻	10克		

[按] 药后黄疸渐褪，小便增多，日约800～1000毫升，腹部膨胀有松弛感，卧可躺平，两脉沉细稍起，纳转佳，大便日解，原方加减。

青蒿	10克	炙苏梗	10克	丹皮参（各）	15克
黑山栀	10克	沉香曲（包）	10克	茯苓皮	30克
陈皮	10克	川厚朴	6克	冬瓜子皮（各）	30克
大腹皮（各）	10克	生姜皮	3克	蚕砂	30克

| 枳壳 | 10克 | 车前子(包) | 15克 |

[按] 黄疸大褪,小便日解1200～1500毫升,腹胀持续转松,纳食颇旺,肌肤轻度湿润,全身顿觉轻快,两脉转有力,大便日解,卧能安寐,喜甚,要求开方返港调治。

青蒿	10克	苏梗	10克	当归	10克
丹皮参(各)	15克	大腹皮	10克	茯苓皮	30克
川厚朴	6克	冬瓜子皮(各)	30克	枳壳	10克
沉香曲(包)	10克	生姜皮	3克	陈皮	10克
车前子	15克	泽泻	10克	桃仁	10克

[按] 初诊时,肝病病情较重,2次抽取腹水,出现黄疸,腹胀日益增大,停抽后,服中药对证处理后,逐渐好转,前后不到2个月,处方用药,改取疏肝理气,温运化湿利水法,药取轻灵,平淡,竟能获效。

第四章
神经精神系病证

脑炎

汪×× 男 28岁 四川

脑炎后,头部鸣响不已,情绪激动,心烦不安,主要终日脑鸣不已引起,要求中医药治疗。诊得一般情况尚可,眠不安,纳差,两脉虚濡,舌润,便日解。

党参	15克	大丹参	15克	当归	10克
大川芎	10克	桃仁	10克	红花	6克
茯苓神(各)	10克	制半夏	10克	枳壳	10克
五味子	10克				

药后,脑鸣明显减少减轻,精神、情绪亦大好转,纳眠转佳,要求继续治疗。

当归	10克	大丹参	15克	大川芎	10克
桃仁	10克	红花	6克	生地	10克
大白芍	10克	茯苓神(各)	10克	制半夏	10克
陈皮	10克	明天麻	10克	刺蒺藜	10克

[按] 脑炎后遗症,脑鸣,终日不已,活血化瘀法治疗后,竟获明显疗效,最后症状消失。

黎×× 女 34岁 上海

因脑炎住院抢救,症状好转,日渐缓解,出院后即来此要求中医调治。诊得,消瘦、面容憔悴、神志清,对答迟钝、吐字不清,时口唇抖动,肢体活动尚可,时有抽搐,日约1~2次,每次约半分钟,有时遗尿,纳眠尚可,舌边尖红,舌质略干,少液,苔浮薄,脉濡弱细,重按少力,大便2日一解,拟平肝息风,养阴化湿通络止痉。

刺蒺藜	10克	甘菊	10克	钩藤	10克
南沙参	10克	石决明	15克	大麦冬	10克
川石斛	10克	郁金	10克	黑山栀	10克

宣木瓜	10 克	赤白芍（各）	10 克	蚕砂	15 克
蒸萸肉	10 克	煅龙牡（各）	15 克	橘皮络（各）	10 克
丹皮参（各）	10 克				

2 周后复诊，患者面露喜色，诉口角抖动、四肢不时抽搐大减，要求继续调治。

大生地	15 克	川石斛	10 克	大白芍	10 克
丹皮参（各）	10 克	刺蒺藜	10 克	钩藤	10 克
当归	10 克	秦艽	10 克	蚕砂	15 克
女贞子	15 克	蒸萸肉	10 克	杞子	15 克
煅龙牡（各）	15 克	黑山栀	10 克	云茯苓	15 克
制首乌	10 克	橘皮络（各）	10 克		

［按］本例治则和上例不同，用养阴平肝、息风通络法，复诊后，又将原方服 2 次，症状基本消失，嘱原方仍可再服 1～2 次，加以巩固。

癫痫

吴×× 男 17 岁 台州

4 岁时患癫痫，在沪儿科医院诊治，3 年内一直很好，未再复发，后又发作（原因不明），再来沪治疗，鲜效，（先用前法治疗无效，改用药后，先有效，后疗效不佳）几乎每月要发作 5～10 次，每次发作时间，有先兆，发则数秒钟即恢复，有时要 1 分多钟，特来此要求用中药治疗。诊得消瘦，精神倦怠，纳食欠佳，拟方调治。曾摄头颅片，阴性。

太子参	15 克	鸡内金	10 克	大白芍	15 克
郁金	10 克	陈皮	10 克	淮小麦	30 克
明天麻	10 克	全蝎	5 克	炙甘草	10 克

服上药后，癫痫发作次数，改少为每月 1～2 次，胃纳明显好转。

上方续服。

［按］上方又服 1 月后，癫痫即未再发过，消瘦亦见改善，方从平肝健脾、养心安神调治。

邹×× 女 21 岁 上海

因感染用抗生素，热退后，为巩固疗效，加用 3 天，不料突发神识不清，二便失禁，急诊住院月余，中西医协同治疗后，神识逐渐清醒，但又出现癫痫样发作，不久即出院。出院后 3 天，又一次大发作，夜间遗尿，行动不利，数天后，又有身热，伴右侧颈部淋巴结肿大，有压痛，皮色如常，患者不敢再用抗生素，要求中医治疗。诊得一般情况尚可，精神较差，倦怠容，据云，癫痫仍不时发作，1 周约 2～3 次，舌略红，对答佳，脉濡数，月经愆期。

柴前胡（各）	10克	当归	10克	赤芍	10克
象贝母	10克	制僵蚕	20克	夏枯草	15克
大力子	10克	郁金	10克	黑山栀	10克
丹皮参（各）	10克	桑叶	10克	焦楂曲（各）	10克
竹茹	10克				

热退，淋巴结大减小，无压痛，痫症改为每周1次，大喜，要求继续治疗。

前胡	10克	大力子	10克	光杏仁	10克
象贝母	10克	南沙参	10克	川石斛	10克
枳实	10克	赤芍	10克	丹皮	10克
夏枯草	15克	竹茹	10克	黄芩	10克

2月后随访，病情早已消失，痫症每2～3周发1次，要求丸方巩固。
白金丸，参麦地黄丸，生脉饮。

[按] 感染用抗生素后，出现精神失常，笔者已见过10余例，后均经中西医协同治愈，本例续发痫症，又反复感染，经用中药治愈，痫症亦逐渐缓解。治则以清热、疏风、化痰、养阴巩固图后。

唐×× 男 42岁 上海

形半，血脂偏高，面色红润，常服大黄片，时有神识呆滞发作，片刻即复，眠纳俱佳。拟方调摄。

南沙参	9克	川石斛	9克	白夕利	9克
杭甘菊	9克	钩藤	9克	丹皮	9克
黑山栀	9克	猪茯苓（各）	15克	玄参	9克
天竺黄	9克	淡黄芩	9克	竹茹	9克
荸荠	3枚	郁金	9克		

痰浊上乘，神识蒙昧，逾时即醒，时呆木片刻，上药服后，未再发作，要求泛丸，以便携带常服。

刺夕利	9克	甘菊	9克	制半夏	9克
钩藤	9克	海浮石	9克	陈皮	9克
丹皮	9克	生山栀	9克	天竺黄	9克
淡黄芩	9克	川石斛	9克	枳壳	9克
郁金	9克	莱菔子	9克	白明凡	3克

上味3倍量，共研细末，水泛为丸，如绿豆大，每服3.5克，早晚各一次，开水过下。

[按] 痫症，湿痰常盛之体，心肝火旺，挟痰上升，清阳受蒙，成癫成痫，本例治则，清心平肝，分化湿痰，收到疗效。药方和丸方，基此方法。

帕金森氏综合证

陈××　男　58岁　深圳

帕金森氏病伴左侧偏瘫,已经多年,要求中医药调摄,一般情况尚可,纳眠亦可,步行不利,需人扶持才可。

当归	10克	赤白芍(各)	10克	大丹参	15克
白夕利	10克	僵蚕	10克	明天麻	10克
络石藤	10克	郁金	10克	合欢皮	10克
五加皮	10克	桑寄生	15克	宋半夏	10克
淮牛膝	10克	海风藤	10克		

服药2月,症状明显好转,可弃杖自步行约0.5千米,两上肢抖动亦大为缓解,可以自己进食,用筷子,要求继续调治。

当归	10克	大丹参	15克	明天麻	10克
陈胆星	10克	宋半夏	10克	橘络	10克
郁金	10克	五加皮	15克	白夕利	10克
秦艽	10克	威灵仙	10克	淮牛膝	10克

[按] 药后症状继续好转,可正常进食及行走,药仍在续服中。处方是养营利节、平肝化痰通络法,药证相合,仍可续服。

三叉神经痛

朱××　男　42岁　桐乡

头面部疼痛(近额部),风吹、恼怒时即发,在外已确诊为三叉神经痛(上支),要求中药治疗。

大生地	10克	赤白芍(各)	10克	钩藤	10克
甘菊	10克	杞子	10克	石决明	30克
决明子	10克	丹皮参(各)	10克	黑山栀	10克
白夕利	10克	蔓荆子	10克	桑叶	10克
制僵蚕	10克	茯苓	10克	延胡	10克

[按] 养阴清热,疏风止痛,中医辨证属阴虚风热型治疗,有一定疗效。本例服上药后,症状缓解,续服后,症状基本消失。

陆××　男　42岁　闵行(上海)

因牙痛,先后2次拔除后仍痛,后确诊为三叉神经痛下支,要求中医治疗,诊得患者症状不发时如常人,经风吹、情绪激动时易诱发,脉略数,舌如常,拟平肝息风法进治。

刺蒺藜	9克	钩藤	9克	明天麻	9克
制僵蚕	9克	防风	6克	大川芎	9克
甘菊	9克	决明子	9克	全蝎(研)	3克分二次吞

药后,发作减少,嘱原方可续服,后失去联系。

面瘫

姚×× 男 38岁 浙江嘉兴

面瘫偏左,口眼歪斜,已经月余,在外拟诊为周围性面瘫,西医治疗无效,特来此求诊。

白夕利	15克	制僵蚕	15克	白附子	3克
香白芷	6克	当归	9克	蜈蚣	9克
白芥子	6克	制南星	9克	荆防风(各)	3克
全蝎	9克				

上味3倍量,共研细末,匀和,每服3克,日3次,开水过下。

[按] 此牵正散之扩大方,过去曾用此方治印尼华侨,患此病已年余,西医多方治疗,无效,且经电测认为很难恢复,苦思再三,特来沪求治,笔者用此方治疗半月,有明显症状改善,再服1月余,竟获痊愈,且未留痕迹,欣喜万分,本例药粉未服完即告愈。

林×× 女 40岁 福建

面瘫后面部肌肉板滞不舒,闭目时,上眼睑不能下降,目睛一半外露,已经2年,咀嚼欠利,来沪求诊时经电测认为已无反应,纳眠尚可,心情略焦急,脉濡数,舌如常,拟方进治。

白夕利	9克	大川芎	15克	全当归	9克
钩藤	9克	香白芷	6克	蔓荆子	9克
苍耳子	9克	白芥子	9克	橘络	6克
制僵蚕	9克	大贝母	9克	制半夏	9克

[按] 本例面瘫,系周围性,电测无反应,服上药仅2周,即感松弛,又2周不到,加以患侧热敷,即获痊愈,患者心情愉快,即返。本方治则,祛风通络。

李×× 男 19岁 福建福州

面痱8月,CT未见脑部异常,拟诊为周围性面瘫,诊得吹口哨、眨眼、患侧均有异,笑时患侧很不自然,纳眠均好,拟方调治。

| 白夕利 | 9克 | 当归 | 9克 | 大丹参 | 15克 |
| 制僵蚕 | 9克 | 净蝉蜕 | 6克 | 白芥子 | 9克 |

香白芷	6克	秦艽	9克	荆防风(各)	6克
钩藤	9克	苍耳子	9克		

[按] 面瘫中医一名面痱,本例症状不厉害,时间不长,服本药未满2周即恢复正常,治则疏风通络轻剂。

张× 女 36岁

9年前,桑拿浴后,即饮雪碧饮料,旋即口角不适,迅即延及面颊,当即针灸治疗,旬日后,发现两侧面口唇不对称,屡经治疗,历经半年,未见轻减,接着肩胸部亦感不适,纳可,眠差,情绪低落,两脉细濡,月事如常,要求中医药调治。(经西医电测,认为恢复可能性几乎没有。)

柴延胡(各)	10克	全当归	10克	大丹参	15克
刺夕利	10克	钩藤	10克	蔓荆子	10克
香白芷	5克	荆防风(各)	5克	制僵蚕	10克
制半夏	10克	川芎	10克	橘络	10克

服上药,自觉症状减轻,续服后疗效不及第1次明显,要求赓续治疗。

白夕利	10克	蔓荆子	10克	钩藤	10克
当归	10克	大川芎	10克	制僵蚕	10克
川桂枝	10克	大白芍	15克	香白芷	6克
苍耳子	10克	橘络	10克	枳壳	10克

服药以来,自觉症状续减,外观已无明显差异,且面部色素亦为减轻,前方再加减进治。

白夕利	10克	钩藤	10克	明天麻	10克
大白芍	10克	石决明	10克	制僵蚕	10克
郁金	10克	茯苓神(各)	10克	枳壳	10克
丹皮参(各)	10克	制半夏	10克	橘络	6克

[按] 患者因寒冷刺激而致面口角轻瘫,用祛风通络止痉法调治,后加平肝之味,基本治愈。

许×× 男 43岁 上海

面瘫偏左,已经1周,要求中药治疗。

刺夕利	10克	钩藤	10克	大川芎	10克
荆防风(各)	10克	炙麻黄	3克	制僵蚕	10克
白附子	3克	香白芷	3克		

[按] 是症属周围性面瘫,以祛风、通络、止痉为法。旬日即愈。

面肌痉挛

朱×× 女 43岁 浙江

右侧面颊肌肉痉挛已10余年,情绪波动、气候变化,可诱发,有高血压史,服西药中,但不按时,来此特要求治疗面肌痉挛病,诊得一般情况可,对答佳,面部右侧肌肉不时痉挛性抽搐,影响进食、讲话。舌如常,脉细沉濡,拟方调摄。

白夕利	10克	钩藤	10克	白芥子	10克
大生地	10克	石决明	15克	明天麻	10克
大白芍	15克	甘菊	10克	炙地龙	10克
防风	5克	全蝎	5克		

另药粉

| 明天麻 | 10克 | 全蝎 | 10克 | 珍珠层粉 | 10克 | 白芥子 | 5克 |

上味5倍量共研极细末,每次服3克,日3次。

[按] 上方服到10帖时,开始见效,廿天后,基本痊愈,后服药粉巩固,随访3月,一切已如常人。本方治则,养阴平肝、搜风止痉。

周×× 女 65岁 浙江织里

面部肌肉,板滞不适,时痉挛抽搐,时流口水,已廿余年,形瘦,茹素,脉舌如常,便畅。

刺蒺藜	10克	大川芎	10克	制僵蚕	10克
荆防风(各)	10克	制首乌	10克	明天麻	10克
当归	10克	钩藤	10克	大白芍	10克
白芥子	10克	杞子	10克	秦艽	10克
丹参	15克	蔓荆子	10克	全蝎	6克
制半夏	10克				

[按] 疏风平肝,通络止痉法,服药10帖后,觉症状缓解,口水已不流,1月后,症状缓解,嘱上方续服又1月后,痉挛止,板滞处面肌大为松弛,嘱再服1月后,症状基本消失,又嘱每月服药10帖,以巩固疗效。

肌纤维化

许× 女 19岁 如东(江苏省)

面部腰部肌肉纤维化,面部无表情,腰部俯仰不利,在沪检出系肌带型肌营养不良症,症已九年,且逐年增剧,纳眠俱可,经事时准时不准,脉濡迟,发育正常,拟方调治。

| 大生地 | 9克 | 赤白芍(各) | 9克 | 当归 | 15克 |

炙麻黄	9克	川桂枝	9克	川续断	9克
大丹参	15克	威灵仙	9克	伸筋草	15克
秦艽	9克	郁金	9克	红花	9克
五加皮	9克	酒炒桑枝	15克	炙甘草	9克

服药后腰部似有轻松感,坐的时间可延长,挺直,但面部肌肉变化不大,纳眠好,要求续治。

炙麻黄	9克	川桂枝	9克	大白芍	15克
当归	15克	生熟地(各)	9克	川续断	15克
狗脊	9克	威灵仙	9克	宣木瓜	9克
羌独活(各)	9克	秦艽	9克	酒炒桑枝	15克
炙甘草	9克	海桐皮	9克		

症状日渐感到有转机,面部肌肉亦有松弛感,一度回乡,亲朋和同学们都认为治疗有减轻,后因感冒发热,停中药约2周,症状似又有反复,嘱原处方两帖,仍可交叉配服,后即失去联系。

[按] 本例西医已确诊为肌带型肌营养不良症,已排除神经元肌萎缩,前后两方服后,已有松弛感,原方常服,可获良效,但需持之以恒。惜失随访到。

雷诺氏现象

石×× 女 43岁

双手手指遇冷即颜色变青紫,西医诊断为雷诺氏现象,已经近10年,多方治疗,鲜效。全身除两手手指有病外,余无不适。

全当归	15克	大丹参	30克	大白芍	15克
川桂枝	10克	秦艽	10克	延胡	10克
鸡血藤	10克	桃仁	10克	红花	10克
炒桑枝	15克	炙甘草	10克	大川芎	10克

[按] 桂枝汤加桃红四物汤加减调治,症状缓解者颇多,须加以时日,本方可常服。3月后来信,悉症状有些好转,原方仍在续服中。

神经官能症 神经衰弱

黄×× 男 42岁 常州

头晕耳鸣,不时嗳噫,四肢关节酸楚,时欲作痛,西医诊断为神经衰弱,给安慰剂,服后无效。来此要求中医诊治,诊得一般情况尚可,神态有疲惫貌,脉濡细,时不调,舌略胖,测血压110/76,二便如常,纳眠平平,拟疏肝理气,养阴益肾法调治。

炙苏梗	10克	旋复花(包)	10克	法半夏	10克

陈皮	10克	茯苓神（各）	10克	大白芍	10克
钩藤	10克	女贞子	15克	沙苑子	10克
菟丝子	10克	枳壳	10克	玫瑰花	5朵

[按] 症状很快消失获愈。上法颇合法度，其症状消失也必然。

情绪不安，意识障碍

梁× 女 32岁 安徽

就业艰辛，又少一技之长，精神情绪紧张，卧不能寐，常服西药，月经逐月减少，诊得两脉沉细，舌润，苔浮腻，拟方协助调摄。

制半夏	10克	陈皮	10克	大白芍	15克
淮小麦	30克	炙甘草	6克	川黄连	10克
上桂心	6克	合欢花	10克	炙远志	10克
竹茹	10克	大红枣	4枚	柏子仁	10克
煅龙牡（各）	15克	茯苓神（各）	10克		

[按] 甘麦大枣合交泰散，加龙牡治情绪不安不寐，有一定疗效，月后，梁的朋友来此，悉症状大减，原方仍在续服中。

颜×× 女 51岁 美国

迁居后，白天一人在新居，感心中空虚，引发烦思不安，加以迁居劳累，烦躁，致旧恙又起，刻诊脉细濡，少静，舌苔浮白腻，纳差，卧床即烦乱不能宁神定志，尿频，过去在香港有类似发作，后去北京、上海等地治疗，2月后渐康复，此次在沪定居，要求中医药调摄。

当归	10克	大白芍	15克	合欢花	10克
酸枣仁	10克	淮小麦	30克	炙甘草	10克
郁金	10克	茯苓神（各）	15克	制香附	10克
川贝母	10克	丹皮	10克	黑山栀	10克
煅龙牡（各）	15克	炒柴胡	10克	枳壳	10克

服上药后，症状十去其七，要求赓续调摄。

当归	10克	丹皮参（各）	15克	黑山栀	10克
制半夏	10克	青陈皮（各）	10克	辰茯神	10克
大白芍	15克	淮小麦	30克	炙甘草	10克
煅龙牡（各）	15克	郁金	10克	五味子	10克
炙苏梗	10克	酸枣仁	10克		

[按] 甘麦大枣加龙牡，收到一定疗效，继则加入香贝、温胆法竟获痊愈。先后未满3周，患者感到惬意。

邬××　女　27岁

高热持续不退，神志不清，来沪抢救后，日渐恢复。(先后住院半年)但出现有类似小儿多动症，有时强迫家人和自己对话，未病前搞电脑工作，思维敏捷，现在见厕所要上厕所，听到自来水流，就要喝水，无母子感情，对电脑也不感兴趣，连电视也不看。纳眠可，脉虚濡，月经来潮，但不准时，二便如常，拟方协助调摄。

柴胡	10克	当归	10克	川芎	10克
大白芍	15克	陈皮	10克	制香附	10克
淮小麦	30克	炙甘草	10克	合欢皮	10克
茯苓神(各)	15克	丹皮参(各)	15克	柏子仁	15克

另服　猪脑30克、明天麻5克(研及细末，和入猪脑)加葱姜烧熟后服。

服上药近月，尿频明显好转，唯多动、少静依然，洗澡时，见丈夫不避，平日仍要人和她同玩，说话，不想自己孩子，但有时会主动打电话和女儿谈话(女儿住在丈夫家)有时亦会主动玩电脑，上方加减进治。

当归	10克	大丹参	15克	大川芎	10克
柴胡	10克	大白芍	15克	郁金	10克
茯苓神(各)	15克	淮小麦	30克	炙甘草	10克
沙苑子	10克	石菖蒲	10克	炙远志	10克
柏子仁	15克				

家属说，药后，情绪较为安宁，多动现象稍见缓解，但经不起外界刺激，很易反复。现主动要求继续服药调治。

大生地	10克	大白芍	20克	茯苓神(各)	15克
炙甘草	10克	枳实	10克	川黄连	10克
柴胡	10克	当归	10克	淮小麦	30克
制香附	10克	青龙齿	15克	生落铁	30克

[按]　最近家属反应，要看电视，且能看半小时，一般情况较过去安静，嘱上方可续服。前后3次，柴胡疏肝、加甘麦大枣，二次用柴胡疏肝、孔圣枕中，第三诊柴胡疏肝、加甘麦大枣、加生落铁法，症状好转且稳定，并且有向愈之兆。但尚不能有外界刺激，易症状反复，因路程较远，嘱可用首次及第二次处方服用，第三次方用于症状反复且有火旺、脾气急躁时用，平时可另煎大枣三枚汤服。

精神障碍

余×　女　41岁

2月前，丈夫患肿瘤在美国病逝，情绪极度低落，时头晕突发，甚则跌扑，恍恍惚惚兹虽日渐好转，但常有发作，脉来细数少静，精神尚能自控，眠差，纳平平，家属陪来，要求中医药调摄。

炒柴胡	9克	当归	9克	大白芍	9克
制香附	9克	合欢皮	9克	茯苓神(各)	9克
川楝子	6克	薄荷	6克	郁金	9克
苏罗子	6克	柏子仁	9克	制半夏	9克
陈皮	6克	炙远志	6克		

[按] 病由丧夫悲哀过度引发，处方以疏肝安神调治，方义逍遥散合天王补心丸加减调摄。后即失去联系。

沈×× 男 41岁 北京

五个月前，丹田处突感空虚，旋即神识有飘飘然感，以后每遇劳累即有此现象，后经服中药好转，但仍不时出现。在外检有脂肪肝，舌质稍瘀滞，脉沉细，纳眠俱可。

当归	10克	枸杞子	10克	大生地	10克
大白芍	15克	淡吴萸	6克	沙苑子	10克
菟丝子	10克	金樱子	10克	茯苓神(各)	10克
女贞子	10克	太子参	15克	白术	10克
淮山药	15克	炙龟版	15克	煅龙牡(各)	15克

[按] 丹田，经络学说中有三，此指下丹田，即关元穴亦即气功操练、意守丹田处，中医认为此穴系男子精室，女子胞宫穴在任脉上的部位，另按脉经曰：关元在脐下3寸，亦即命门所在处，病人所指丹田，想必脐下3寸之处，所感到空虚，实则肾亏之征兆，用益气健脾，温补肝肾，佐以固摄，可得应验，上方服后即缓解，不久即消失，获愈。

失眠

应×× 女 58岁 浙江

卧不安寐，发展到彻夜不寐，先后将廿年，恙起情绪不安而致，平时胸膺不适，胃纳平平，大便日解。察视形神略萎，两脉沉细，舌质略暗，拟疏肝和胃，清心安神。

川雅连	6克	大白芍	9克	茯苓神(各)	9克
黑山栀	9克	丹皮参(各)	9克	合欢皮	9克
北秫米	15克	酸枣仁	15克	夜交藤	15克
制半夏	9克	川楝子	6克		

[按] 服后，症状明显改善，原方可续服，后即返浙，未能联系上。

王×× 女 56岁 安徽

烦劳伤神，卧不安寐，夜尿频多，要求中药调治。

白夕利	9克	大白芍	9克	钩藤	9克
茯苓神（各）	9克	淮小麦	30克	炙甘草	6克
川雅连	6克	黑山栀	9克	合欢皮	9克
辰灯芯	壹扎	川贝母	9克	酸枣仁	9克
法半夏	9克	竹茹	6克		

服药后症状好转，后去他院诊治，服枕中丹后，反而整夜不眠，再来复诊，要求续治，原方加减。

大生地	9克	大白芍	15克	辰茯神	9克
淮小麦	30克	炙甘草	9克	酸枣仁	12克
柏子仁	9克	丹皮	9克	黑山栀	9克
夜交藤	15克	连翘	9克	潼夕利	9克

[按] 操劳烦神，心肝气火不平，致夜卧不安，用甘麦大枣汤法加减，症状缓解，改服枕中丹后，夜卧反而不安，一度失眠，复诊仍宗原意加丹栀进治，冀能逐渐向愈。后悉，症状已消失。

朱×× 女 81岁 上海

失眠已久，服西药才可入睡，要求不服西药，改服中药安寐。诊得一般情况可，神清，对答好，脉细数少静，年事已高，家中子女均不在身边，老伴去世不久，拟方协助调治。

川雅连（盐水炒）	9克	大白芍	15克	淮小麦	30克
炒柴胡	6克	酸枣仁	15克	合欢花	9克
制首乌	9克	黑料豆	9克	炙甘草	6克
柏子仁	15克	郁金	9克	茯神	12克

服药后，睡眠好转，西药陆续减去一半，因近增尿频原方加

淮山药	9克	云茯苓	9克	女贞子	15克

近因伴有肠痉挛，检出有肠息肉及溃疡，原方改如下法进治。

川雅连（盐水炒）	9克	大白芍	15克	淮小麦	30克
炙甘草	6克	茯苓神（各）	15克	陈皮	6克
炒荆芥	6克	焦山楂	9克	炒地榆	9克
延胡	9克	炒枳壳	9克	车前子	9克

[按] 失眠多年，用中药后，睡眠平安，已停西药，处方系调养心脾而安，后因肠痉挛，肠检有息肉，已切除，加用清热化湿法调理。

倪× 女 45岁 青浦

分娩后自乳哺儿，因哭吵，常被吵醒，不能安寐，年久，迄今卧不能寐已十余年，一度服西药，仍无睡意，在外多次经中医治疗，鲜效，后来此诊治，诊得神清，精神爽朗，纳好，检血

压正常,有脂肪肝,喜甜食,二便如常,脉细濡,舌净、苔少,稍多食甜物,胃脘即不适。拟方调摄。

党参	9克	炙黄芪	9克	辰茯神	9克
川雅连	9克	上摇桂	3克	淮小麦	30克
大白芍	15克	炙甘草	6克	大川芎	9克
炒柴胡	6克	苏罗子	7克	当归	9克
煅龙牡(各)	15克				

服上药,每晚可熟睡6小时以上,中午后亦可午睡,睡得很深沉,自觉懒得不想起来,很久以来,从未有好睡,药服完后即再来复诊。

大生地	9克	太子参	15克	制黄精	9克
大川芎	9克	淮小麦	30克	大白芍	15克
炙甘草	9克	川雅连	9克	上摇桂	3克
当归	9克	枳壳	6克	八月札	9克
辰茯神	9克	夜交藤	15克		

症状持续好转,夜寐可达8小时,精神明显振作,要求巩固。

太子参	9克	白术芍(各)	9克	茯苓神(各)	9克
当归	9克	生地	9克	大川芎	9克
淮小麦	30克	炙甘草	6克	制半夏	6克
枳壳	6克	郁金	9克	合欢皮	9克

[按] 治疗近2个月,多年不能安睡顽疾,基本完全治愈,病员满意。用药以八珍和养心交通心肾为法,前后2次复诊,亦以此法加减,巩固疗效。

汪× 男 25岁

不寐有年,服西药,反复加大剂量,最后失效,来中医要求改服中药调理?始有效,后无效;又改请精神科诊治,初有效,后亦无效,最后再求中医诊治,诊得神情尚好,合作,诉常头胀,思想不集中,过去因某一课题,好几个夜不能入眠,渐即失眠迄今。两脉细弦,舌略红,舌边钝圆,苔浮腻,纳平平,大便日解,先以轻剂进调。

法半夏	10克	陈皮	10克	白术芍(各)	15克
浮淮小麦(各)	15克	炙甘草	10克	辰茯神	10克
炒柴胡	10克	淡黄芩	10克	丹皮参(各)	10克
黑山栀	10克	竹茹	10克		

始服有效,后即鲜效,脉如前,舌边圆钝得减。

大生地	15克	川石斛	10克	大白芍	15克
丹皮参(各)	10克	黑山栀	10克	茯苓神(各)	10克
法半夏	10克	陈皮	10克	枳实	10克

酸枣仁	30克	郁金	10克	煅龙牡(各)	30克
野百合	10克				

服药有效,连服月余,渐即少效,现每晚能熟睡3小时以上,头部胀,思想不集中,已明显好转、缓解,要求续治。

当归	10克	大白芍	15克	炒柴胡	10克
辰茯神	15克	白术	10克	陈皮	10克
制半夏	10克	丹皮参(各)	15克	黑山栀	10克
大红枣	3枚	生姜	1片	竹茹	10克

[按] 思想极度涣散,不集中,入夜有恐惧感,初诊用温胆、甘麦大枣加味调治,继则以甘麦大枣加柴胡龙骨牡蛎汤调治,后用丹栀逍遥散加温胆法,症状缓解,明显减轻,现仍在服药调治中。

妄想症

吴×× 男 26岁 无锡

近数月来,老是妄想,睡眠不稳,胃脘不适,检有浅表性胃炎,舌边略红,中苔薄腻,纳可,形丰顾,平素喜荤食,已婚,育1女。

杜苏梗	10克	川楝子	10克	白蒺藜	10克
杞子	10克	郁金	10克	益元散(包)	30克
大白芍	15克	制半夏	10克	陈皮	10克
枳壳	10克	淮小麦	30克	炙甘草	10克
酸枣仁	15克	川雅连	10克	合欢皮	10克

[按] 疏肝养心安神法,服后接来电,悉症状已基本消失,嘱原方续服1次,用以巩固。

恐惧感

宋×× 女 32岁 新加坡

恐惧感已有时,服百忧解可缓解,停药又起,要求中医药治疗。

制半夏	9克	陈皮	9克	茯苓	9克
枳实	9克	丹参	9克	五味子	9克
郁金	9克	淮小麦	21克	黄芩	9克
大白芍	15克	制香附	9克	酸枣仁	15克

[按] 方从七味温胆汤加减调治,获得良效。

焦虑

陈×× 女 55岁

年来焦虑日益加重,在外服抗焦虑药,可缓解,停药又起,要求改服中药。

太子参	15克	白术	10克	大白芍	15克
半夏	10克	陈皮	10克	大生地	10克
丹皮参(各)	10克	净连翘	10克	炙甘草	10克
酸枣仁	20克	枳实	10克	淮小麦	30克
茯苓神(各)	10克	竹茹	10克	五味子	10克

上方服到第10帖时,症状开始明显改善,嘱上方续服。

[按] 上方系10味温胆汤加减法,治类似上述神经精神官能症,有一定疗效,本例数月后随访,悉症状早已消失,且已正常工作矣。

健忘(善忘)

余× 男 48岁 美国

思虑过度,头额昏胀,思维迟钝,近增善忘,阳事不振,前年曾服过孔圣枕中丹获效,要求再开此药。

孔圣枕中丹

[按] 原方可治善忘,因能补益心肾,丹中远志,能补肾气上达于心,故可兼治阳事不振,患者服后获效。

张×× 男 42岁 上海浦东

精神不振,易感疲劳,两耳已重听,更易健忘,不易入睡,睡则多梦。诊得神清,两脉沉细,舌润,血压偏低,拟益气养血,心肾并调。

党参	15克	炙黄芪	9克	白芍术(各)	15克
当归	9克	大丹参	15克	石菖蒲	9克
炙远志	9克	炙甘草	6克	合欢皮	9克
柏子仁	12克	炙龟版	12克	女贞子	15克
仙灵脾	9克	沙苑子	9克	陈皮	9克

药后精神振作,疲乏感消失,纳眠俱佳,要求继续治疗。

上方三倍量,研极细末,水蜜各半泛丸,如绿豆大,每服6克,早晚各1次,开水过下。

[按] 枕中法加益气养血之味,收到疗效。

神经元病

胡×× 男 27岁 美国

始起两下肢软弱乏力,延及两大腿内侧肌肉,现两臂亦感不适,乏力,体质较差,形寒,穿衣较常人为多,在外测血沉及抗口,均正常,纳平平,精神好,两便如常,要求中药调治。

白夕利	10克	全当归	10克	大丹参	15克
秦艽	10克	海桐皮	10克	羌独活(各)	10克
防风己(各)	10克	制半夏	10克	桑桂枝(各)	10克
豨莶草	15克				

[按]本例在沪,未作神经系统检测,临床上有神经元病变可能,如积极中药治疗,可以收到效果,以前有数病例(已证实神经元病服中药治疗者)治愈。

温×× 男 64岁 常熟

有脑梗死史,高血压史,有进行性吞咽困难,不断流口水,5个月后,确诊脑球核麻痹,经对症治疗后,流口水基本消失,吞咽困难,语言不清依然,进食以稀饭面条,干饭不能,情绪很坏,大便日解,要求中药协助调治。脉沉。细不静,伸舌受阻,卧欠安,拟方调摄。

刺蒺藜	15克	钩藤	15克	丹皮参(各)	15克
炙麻黄	5克	制马钱子	5克	白芥子	10克
陈胆星	10克	石菖蒲	10克	制半夏	10克
枳壳	10克	陈皮	10克	郁金	10克
合欢皮	10克	川桂枝	10克	大川芎	10克

自服药以来,症状有所缓解,痰少,能安眠,唯吞咽困难未见好转,语言欠清,原方加减。

当归	15克	制半夏	10克	陈皮	10克
陈胆星	10克	枳壳	10克	潼白蒺藜(各)	15克
白芥子	10克	炙麻黄	5克	制马钱子	5克
钩藤	10克	大川芎	10克	茯苓神(各)	15克
合欢皮	10克	白附子	6克		

仰卧流口水已愈,唯吞咽仍不能进干饭,语言欠清,情绪又有波动,曾再请神内科大夫会诊,诊断同前。

潼白夕利(各)	15克	制僵蚕	10克	大生地	15克
赤白芍(各)	15克	丹皮参(各)	15克	当归	10克
制香附	10克	大贝母	10克	白芥子	10克
炮山甲	10克	炙鳖甲	15克	炙龟版	15克

| 郁金 | 10克 | 生牡蛎 | 20克 | 炙远志 | 10克 |
| 石菖蒲 | 10克 | | | | |

上方连服月余，吞咽自觉较舒，有松弛先兆，但症状能否续缓解，还宜视察随访。脉舌如前，又神情如旧，药物继续调整。

生熟地(各)	15克	当归	10克	丹参	15克
陈胆星	10克	川桂枝	10克	白芥子	10克
炙麻黄	5克	制川乌	5克	制马钱子	3克
制半夏	10克	陈皮	10克	大川芎	10克
炙鳖甲	15克	炙龟版	15克	生牡蛎	15克
炮山甲	10克				

[按] 本例经神经医师诊断为脑球核麻痹，和神经元病变，均不易治愈，初诊和营利节化痰为法，服后痰少眠安，吞咽依旧，二诊悉仰卧流口水，前方加大和营力度，三诊时，仰卧流口水已消失，吞咽时有松弛感，四诊时，综合前三方之力，希能缓解吞咽困难，以后即失去联系。

邹×× 男 65岁 江西宜春

有高血压史，血脂、血糖偏高，颈动脉块斑，PET/CT示脑枕部多处梗死病灶，患者言语欠清，左肢体活动不利，左手指不时抖动，踝关节无力，已经5月，症状日渐增剧，对侧肢体活动亦不利，时流口水，神识清，感觉无异，多处求医，病情仍在进展、加重，遂来沪，经诊断为多系统性进行性肌萎缩症，刻诊：语言不清，流口水，走路不稳，左侧跛行，经扶杖才可，左手指握物易落下，且有抖动，不能书写，现已发展到对侧，性情随之急躁，深恐废用。脉舌无殊，二便可，纳眠平平。拟方血府逐瘀汤加减进治。

(一) 当归	15克	丹皮参(各)	15克	刺蒺藜	15克
沙苑子	15克	大川芎	15克	大生地	15克
赤白芍(各)	15克	钩藤	9克	明天麻	9克
红花	9克	枳壳	9克	生山楂	9克
桃仁	9克	制僵蚕	9克	桑桂枝	30,10克
(一) 大生地	15克	丹皮参(各)	15克	大川芎	15克
合欢皮	9克	石菖蒲	9克	郁金	9克
刺蒺藜	9克	炙麻黄	9克	钩藤	9克
桂枝	9克	桑寄生	15克	川续断	9克
桃仁	9克	柏子仁	15克		

另服 天麻片及三七片。

症状明显改善，说话口齿转清，左踝关节转而有力，步行无拖踢现象，行走已弃拐杖，口水偶而仍流，两手指活动度增加，左手指偶而仍不易握筷子，书写仍不听使唤，但精神状态明显好转，前方有效，仍加减进治。

(一) 太子参	15克	大生地	21克	炙黄芪	9克
白蒺藜	15克	丹皮参(各)	15克	红曲	9克
生山楂	15克	钩藤	9克	川桂枝	9克
大白芍	21克	炙麻黄	9克	沙苑子	9克
桑寄生	15克	女贞子	30克		
(一) 当归	15克	大丹参	30克	明天麻	15克
大白芍	15克	川桂枝	9克	川牛膝	9克
广郁金	9克	石菖蒲	15克	炙麻黄	9克
大生地	15克	鸡血藤	15克	大川芎	9克
茯苓神(各)	15克	苦桔梗	9克		

[按] 患者确诊为多系统进行性肌萎缩症前,未用中医治疗。一直在外要求确诊。因多发脑梗,不会引起肢体进行性不利及无力,几近废用,先后数月,症状日益加增重,先左侧肢体不利,无力,继则右侧亦有类似症状出现。确诊后,即用中医药加食疗、辨证治疗,以麻黄加桂枝加血府逐瘀汤两法加减交叉服用,症状明显改善,吐字转清,行动不须扶杖,踝关节有力,两手手指亦可书写及拿汤匙,但仍不时落下,精神振兴,先后两次诊治,为时近半年,患者颇感惬意,后即不时来电垂询及要求原处方配服,旋因气候转热,食疗即停,中药续服,3月、半年,最后来电,悉症状已基本消失,又数月后,悉一切已如常人矣。

[又按] 本病系运动神经元疾病。因不同组合的肌群出现无力,统称为多系统进行性肌萎缩症,它包括进行性脊肌萎缩症,进行性髓质瘫痪症,肌萎缩性侧索硬化症,原发性侧索硬化症,进行性痉挛性延髓瘫痪症等临床名称,但最终演变为肌萎缩侧索硬化症,最后临床表现为肌无力萎缩,肌肉挛缩与颤动,发音含糊与舌萎,终因感染而亡。本例竟幸能获愈,实亦一奇迹也。

郭×× 男 65岁 中国台湾

始起左肩臂少力,继则右侧亦少力,迄今已废用,近增两下肢活动不灵活,有似上肢少力先兆,幸胃纳尚旺,在外已确诊为运动神经元病变,患者由友人介绍,特来此要求中医调治,冀能收到疗效,诊得一般情况尚可,舌如常,苔色浮薄,脉濡滑,重按尚有力,寐则多梦,二便尚利,拟培补肝肾,佐以和营通络利节。

生熟地(各)	15克	白芍术(各)	15克	当归	15克
川续断	15克	巴戟天	15克	菟丝子	15克
丹皮参(各)	15克	金狗脊	15克	五加皮	15克
胡桃荚	15克	伸筋草	15克	淮牛膝	15克
桑桂枝(各)	15克	炙麻黄	9克	炙甘草	9克
焦楂曲(各)	9克	制半夏	9克	陈皮	9克

药后自觉全身轻盈,两下肢松弛,上肢变化不大,胃纳好,眠安,要求续治,上方加减。

生熟地(各)	15克	白芍术(各)	15克	当归	15克
党参	15克	炙黄芪	9克	丹皮参(各)	15克
川续断	15克	女贞子	30克	仙灵脾	15克
沙苑子	9克	秦艽	9克	菟丝子	15克
巴戟天	15克	蜈蚣(炙)	壹条	炙甘草	9克
炙麻黄	9克	知母	15克	玄参	15克

[后记] 半年后,悉患者病情仍在继续好转中,两下肢活动已恢复正常,两上肢可抬肩活动,且不时有抽搐现象,原方仍在续服中。

[按] 肢体废用一病,如因脊髓急性引发者,积极治疗可获愈,而神经元病治愈机会,据中西医积极早期治疗,约有半数可获缓解,少数可治愈,本例治则见上。

胡×× 男 48岁 天津

3年前,无原因出现尿急尿频,伴大便排出时要费力,在当地医检尿无感染,作前列腺病治疗,无效。2年前,排尿排便明显乏力,四肢活动笨拙,行走缓慢,并有性功能障碍,逐渐发展到讲话乏力,言语不清,伸舌困难,吞咽亦出现不适,多次去医院诊治,疗效不著,1年来,症状日渐增剧,又收住院检查,诊断①帕金森叠加综合证②多系统萎缩而出院。后有人介绍来沪要求中医诊治,诊得形丰,怕冷,肌张力降低,髋反射亢进,吞食缓慢,尿频,尿常规阴性,来时,能勉强自己行走,但感步履力乏,形神可,病脉濡带滑,舌略胖,拟补益肝肾,兼利节络。已告家属此病预后不佳,如能积极治疗,3月后症状未再发进展,则或可获得缓解。

(一)生熟地(各)	15克	炙黄芪	15克	白术芍(各)	15克
女贞子	15克	沙苑子	15克	菟丝子	15克
巴戟天	15克	制半夏	9克	陈皮	9克
桑桂枝(各)	9克	制首乌	15克	川草薢	9克
沙苑	9克	丹皮参	15克	炙麻黄	9克
(二)党参	15克	炙黄芪	9克	当归	15克
蒸萸肉	15克	泽兰泻(各)	15克	制香附	9克
女贞子	15克	仙灵脾	15克	肉苁蓉	9克
丹皮参(各)	15克	麻黄(炙)	9克	熟附块	9克
枳壳实(各)	9克	焦苡仁	15克	五加皮	15克

两方交叉服用,3月来,经治未见明显好转,亦未再诉症状增加,要求继续治疗,改方如下。

(一)生熟地(各)	15克	党参	15克	炙黄芪	15克
当归	15克	丹皮参(各)	15克	枳壳实(各)	9克
女贞子	15克	仙灵脾	9克	巴戟天	15克
菟丝子	15克	炙麻黄	9克	白术芍(各)	15克

	淮牛膝	9克	熟附块	9克		
(一)	生熟地(各)	15克	当归	15克	大川芎	9克
	沙苑子	15克	女贞子	15克	鹿角霜	9克
	桃仁	9克	红花	9克	川桂枝	9克
	白术芍(各)	15克	制半夏	9克	伸筋草	9克
	川续断	9克	炙麻黄	9克	炙甘草	9克

先后两诊,服药半年,据述病情未再恶化,症状似有转松趋势,嘱先后两次处方,仍需继续服1次,后即未来随访续治,1年后,患者亲友来沪治病,告知患者后即去河南省就医,停前医中药,服药治疗,未满3月即去世。

局限性重症肌无力

吴×× 女 38岁 福建

形丰力乏,已育2孩,诉眼皮1侧张开乏力,需用力方可,视物正常,血压偏低,测得110/70,在外拟诊为局限性重症肌无力,特来沪要中医药调治,诊得一般情况好,两脉重按少力,舌润,伸舌活动正常。

刺蒺藜	9克	丹皮参(各)	15克	制僵蚕	9克
大川芎	9克	全当归	9克	桃仁	9克
明天麻	9克	杞子	15克	南沙参	9克
大白芍	9克	大麦冬	9克	沙苑子	9克
淮牛膝	9克	红花	6克	柴延胡(各)	6克

[按] 中医认为萎症由于肺、胃有热而致,故治则以养阴清热、健脾化湿,通络舒筋为法。现代医学认为系横纹肌肌索中神经纤维中传导接头通路受阻而致。治以桃红四物汤加味进治。同时饮食调治,收效较快,且停药后无反复现象。本例1月后,症状消失,两眼眼睑开闭如常。

钱×× 女 41岁 浙江湖州

两眼眼皮抬起乏力,日渐增剧,先后近半年。现基本不能上抬,一度服中药鲜效,特由友人介绍来此,诊得由家人扶持来此,患者无高血压,无糖尿病,体质素健,由于不能自由眼皮开合,心情较前急躁,深恐失明,经解说再三,才接受治疗。脉舌如常,饮食睡眠亦可,二便通畅。仔细检视眼睑,无浊肿,柔软,拟方调摄。

刺夕利	9克	荆防风(各)	9克	秦艽	9克
太子参	15克	白术	9克	柴胡	9克
枳壳	9克	合欢皮	9克	白芥子	9克
蔓荆子	9克	钩藤	9克	大川芎	9克

服上方常规自煎,1月不到,双眼睑竟可自由开合,但较用些力,且用力日渐减轻,喜甚,上方续服,竟获痊愈,方义和营疏风,健脾通络。

丁×× 女 52岁 宁海

右眼上眼睑下垂,已2年余,近伴胸闷,住院经对症治疗后,症状几乎消失,但面呈满月状,去激素后,胸闷又起,睑又下垂,易汗,要求中医药治疗,诊得服激素容貌,易汗,乏力,稍活动即心慌,闭目时右眼露白,脉濡数,舌略胖,暂停用激素,中药调治。

党参	15克	炙黄芪	30克	大生地	30克
白术芍(各)	15克	女贞子	30克	沙苑子	15克
丹皮	10克	知母	10克	黑山栀	10克
甘杞子	15克	川黄柏	10克	茯苓神(各)	15克
生炙甘草(各)	5克				

服药半年后,上述症状缓解,全身感到有力,汗出早已消失,眼睑时可自觉下垂,嘱原方仍可续服,处方治则:益气养阴,补脾肾清热法。

肌萎缩

季×× 男 18岁 印度尼西亚

形寒怕冷,睡则曲倦侧卧,脊柱不能屈伸,肢体活动受阻,二便不利,盗汗湊湊,苔腻纳差,外检有肌萎缩进行性加重症属棘手,拟方商进。

党参	30克	黄芪皮	9克	全当归	15克
大丹参	30克	秦艽	9克	羌独活(各)	9克
生白芍	15克	熟附块	9克	炙麻黄	9克
川续断	9克	五加皮	9克	炙甘草	9克

接来信,悉症状明显好转,诸症感觉松弛,要求处方进行调治。

太子参	30克	炙黄芪	15克	全当归	15克
大白芍	21克	炙麻黄	9克	炙甘草	9克
秦艽	9克	大丹参	30克	桃仁	9克
千年健	9克	川草乌(各)	6克	桑桂枝	30,9克
川续断	9克	金狗脊	9克		

[按] 进行性肌萎缩一病,中西结合诊治有获愈之文献报道。本例治则,温煦气血,补益肝肾,佐通脉络。后悉患者症状持续缓解,嘱前两方可交叉调服,半年后失去联系。

赵× 男 15岁 印度尼西亚

肢体瘦削,四肢关节屈伸勉强,步行不利,生活尚能自理。纳差,苔浮腻,在外拟诊为进行性肌萎缩,营养不良,特来沪要求中医药调治。

太子参	9克	白术	9克	茯苓	9克
法半夏	9克	橘络核(各)	9克	秦艽	9克
淮山药	15克	鸡内金	9克	桑桂枝	15克,9克
炙麻黄	6克	威灵仙	9克	大白芍	12克
麦谷芽(各)	15克				

症状缓解,胃纳好转,上臂有力,握力好,下肢上扶梯时较前有力,体重增1公斤,唯夜卧汗出尚未消除,前方加减进治。

太子参	15克	白术芍(各)	9克	丹皮参(各)	9克
大生地	9克	女贞子	21克	沙苑子	9克
蒸萸肉	9克	炙龟版	15克	晚蚕砂	15克
云茯苓	9克	鸡内金	9克	秦艽	9克
炙麻黄	3克	浮淮小麦(各)	15克	香谷芽	12克

[按] 肌萎缩一病,相当于中医痿证范畴。本例初诊因胃纳不佳,重点调理脾胃,佐以通络利节,获得初效,继则重点转入养阴清热敛汗,佐以益气健运进治。中医对痿病的成因及治疗,并不全指西医肌萎缩,废用,泛用清热利节法,治痿独取阳明,仅对部分病症而已,本例10个月后悉病大有好转,已能参加一些劳动矣。

下肢乏力

陈×× 男 68岁 中国台湾

高年,两下肢乏力,日渐增剧,不便外出,神经科医师检测均阴性,认为和衰老有关,推拿有些效果,不久又恢复原状,要求中医治疗。

姑拟中药数味消息之。

白参	30克	鹿茸	10克	三七	10克
淮川牛膝(各)	10克	红花	5克	伴炒生地	15克

上味共研细末,匀和,装入胶囊,每服2枚,早晚各1次,饭后开水过下。

[按] 服药仅1个半月,接来电,悉精神状态明显振作,两下肢开始感到轻松有力,目前仍在续服中。上方治则,益气温肾,养阴通络。

第五章
运动系病证

颈椎病

刘××　女　67岁　印度尼西亚

颈椎病已20余年,时感头晕,舌下筋脉牵掣,言语不利,两下肢遇寒则抽筋,形寒怕冷,曾一度作颈椎牵引,似有好转,但延久则症状又起,特来沪要求中医治疗,诊得人瘦弱,对答好,吐字不清,言语謇滞,脉沉迟,舌边齿痕明显,纳眠平平,拟方调摄。

白蒺藜	9克	大丹参	15克	当归	9克
大川芎	9克	延胡	9克	川淮牛膝(各)	9克
川续断	9克	宣木瓜	9克	桑桂枝	15克,9克
金狗脊	9克	五加皮	9克	三七粉	3克分2次吞

药后言语转利,大便畅解,精力转佳,要求继续调治。

党参	15克	炙黄芪	9克	当归	9克
大丹参	15克	大川芎	9克	川桂枝	6克
川续断	9克	潼白蒺藜(各)	9克	威灵仙	6克
宣木瓜	9克	川淮牛膝(各)	9克	延胡	9克

[按] 高年体弱,气血运行乏力,初诊和营疏风通络,复诊大补气血,和营通络,温补肾肠,症状明显缓解,嘱上两方仍可续服。

刘××　女　61岁　宁波

颈椎病已廿余年,时语言不利,下肢抽搐,纳眠尚可,痰浊之体,舌略胖,两脉沉滑少力,拟和营通络利节,分化湿痰。

全当归	9克	大川芎	9克	大丹参	15克
潼白蒺藜(各)	9克	赤白芍(各)	9克	炙地龙	9克
延胡	9克	川牛膝	9克	宣木瓜	9克
制半夏	6克	陈胆星	6克	橘络	6克

| 莱菔子 | 9克 | 天竺黄 | 6克 | 焦楂曲(各) | 9克 |

语言转利,两下肢抽搐偶发,发作时间亦缩短,大便日解2次,舌胖齿痕明显好转,再宗前方进治。

白蒺藜	9克	大川芎	9克	当归	9克
大丹参	30克	炙地龙	9克	川牛膝	9克
西秦艽	9克	宣木瓜	9克	大白芍	9克
制半夏	6克	焦山楂	12克	橘络	9克
郁金	9克	淮山药	15克	白术	9克

[按] 先后两次,症状基本消失。本方内木瓜和牛膝同用,治下肢抽搐,有明显疗效。目前老年人此症疑和缺钙有关,此法仍行之有效。

彭×× 女 成 新加坡

颈部板滞不适,头旋转受阻,曾服肌肉松弛药,可缓解,后即症状又恢复到服药前一样,特来沪要求中医治疗。诊得头部旋转明显受阻,颈部板滞,两手活动如常,推拿医师已排除'落枕',患者情绪尚安,纳眠可,拟方调摄。

白蒺藜	10克	大丹参	15克	大川芎	10克
甘菊	10克	钩藤	10克	当归	10克
生地黄	10克	赤芍	10克	桃仁	10克
秦艽	10克	桑桂枝	15克,10克	红花	10克

服上药10天后,症状减去一半,喜甚,要求续治。

当归	10克	大丹参	15克	刺蒺藜	10克
制僵蚕	10克	钩藤	10克	大川芎	10克
赤白芍(各)	10克	秦艽	10克	桑桂枝	15克,10克
生地黄	10克	夜交藤	15克	桃仁	10克

[按] 在外曾作牵引,反而不适,服肌肉松弛剂,一度有效,渐即无效,改服中药后,症状明显改善,续服改方后症状消失。顽疾两年,一旦症状消失获愈,欣喜万分。处方用药,和营疏风,通络利节法。

刘×× 女 32岁 中国台湾

颈部偏右肌肉板滞酸楚,头部旋转不利,逐渐加重,迄今已2年余,在外摄片阴性,治以和营疏风通络。

荆防风(各)	5克	当归	9克	大丹参	15克
秦艽	9克	延柴胡(各)	9克	制香附	9克
伸筋草	12克	制僵蚕	9克	象贝母	9克
羌活	9克	钩藤	9克	大白芍	9克
川桂枝	6克				

症状明显减轻,要求继续治疗,前方加减。

白蒺藜	9克	钩藤	9克	制僵蚕	9克
大白芍	15克	川桂枝	9克	秦艽	9克
丹参	15克	川续断	9克	苦桔梗	9克
橘络	9克	当归	9克	桃仁	9克

2年风疾,已十去其八,喜甚,要求续服。

嘱上两方可再复配服1次。

[按] 和营疏风,通络舒筋法,症状基本消失。

沈× 男 60岁 浙江台州

体重大大超标,颈倭短,X片示C3、4、5、6间隙均明显狭窄,临床易感头晕,双手发麻,又慢性咽喉炎亦已多年,要求中医药调治。

刺蒺藜	10克	钩藤	10克	当归	15克
大丹参	30克	玄苦参(各)	10克	南沙参	10克
延胡	10克	大川芎	10克	川续断	10克
大力子	10克	桃仁	10克	红花	10克
沙苑子	10克	细生地	10克	赤白芍(各)	10克
伸筋草	15克	鸡血藤	10克		

[按] 增强锻炼,清淡饮食,中药常服,2月后悉咽喉炎已愈,头晕大减,两手麻木时仍有,嘱原方去大力子、苦参、赤芍,仍可续服。半年后获悉,体重大减,两手麻基本消失。

唐×× 女 57岁 福州

腰背酸痛,两膝屈伸不利,大便5~7天一解,已经多年,曾摄片,示胸腰椎退行性变化,腰椎间盘膨出,诊得一般情况虚弱,腰膝活动不利,脉濡少力,舌润,苔浮薄,纳眠可,拟方调摄。

全当归	15克	大丹参	15克	川续断	9克
大生地	15克	枳壳实(各)	9克	甜苁蓉	9克
金狗脊	9克	威灵仙	9克	女贞子	15克
淮川牛膝(各)	9克	仙灵脾	9克	骨碎补	9克
桑寄生	15克	补骨脂	9克	白芥子	9克
五加皮	9克	瓜蒌仁	15克		

服上药2月后,四肢关节活动明显好转,唯腰椎活动仍感不适,大便2~3天一解,纳眠佳,要求续治。

大生地	15克	全当归	15克	大白芍	15克
大丹参	21克	川续断	9克	五加皮	9克

白芥子	9克	狗脊	9克	骨碎补	9克
补骨脂	9克	甜苁蓉	9克	千年健	9克
刘寄奴	9克	杜仲	9克	枳壳实（各）	9克

症状续减，服药已4月，腰部活动度较前略大，不适有所减轻，患者能饮，改酒浸方续服，方如下。

生熟地（各）	9克	当归	9克	大白芍	15克
大丹参	15克	川续断	9克	五加皮	9克
白芥子	9克	甜苁蓉	9克	杜仲	9克
祁蛇	9克	补骨脂	9克	陈皮	6克
补骨脂	9克	炙甘草	6克	延胡	9克

[按] 患者来自农村，一年四季，躬耕农田，劳累过度，兹因子女在沪经商，特来沪治病，经治以来，自觉症状明显缓解，尚未摄片复查，上药方均养营通络，化湿利节润腑调理，症状得以缓解，要获痊愈，尚须赓续随访调摄。

本方用白酒浸泡上药，以浸没药草为度，药干遇湿膨胀，以全浸在酒中为是，今日浸泡，明天即可按酒量饮，日1次即可。

胡× 女 46岁 浙江台州

10年前，因腮腺手术时，检出有腰椎（L3）退行性改变，艰于弯腰，此次因子宫肌瘤（多发）引发肠梗阻手术，术后体力极度虚弱，活动维艰，腰椎处症状更明显，特由友人送沪求治来此。

八珍丸

加味逍遥丸

[按] 八珍丸对气血并亏患者有疗效，对腰椎病变（肿瘤除外），伴有体质虚弱患者，亦有帮助治疗，加味逍遥丸，有疏理脏腑气血郁滞且有低热者，更为相宜。两丸治疗2月后，电悉不能弯腰、体质虚弱，均已消失，且能正常工作矣。

强直性脊柱炎

吉×× 男 28岁 中国台湾

腰骶酸楚，弯腰困难，在外检有强直性脊柱炎，胸椎骨质边缘不清，正常弧度消失，腰骶骨已融合，病已2年余，曾服西药，腰背、腰骶酸痛一度消失，停药又起，特来沪要求中医药调治。诊得神清，消瘦，两脉濡而少力，纳平平，眠差。

当归	15克	丹皮参（各）	15克	大生地	15克
赤白芍（各）	15克	川续断	10克	西秦艽	15克
伸筋草	15克	羌独活（各）	10克	防风己（各）	10克

党参	15克	白术	15克	五加皮	10克		
川草薢	10克	炙乳没（各）	10克	桑桂枝	20、10克		

服上药2～3天后，自觉腰脊、腰骶部有烘热感，上达季胁，旋即有松弛现象，才一疗程后，上述各部位轻松、烘热，偶有皮肤湿润现象，此次来沪，要求继续调摄。

大生地	15克	当归	15克	赤白芍（各）	15克
羌独活（各）	10克	防风己（各）	10克	秦艽	15克
党参	15克	白术	10克	鹿角霜	10克
补骨脂	10克	川草薢	10克	杜仲	10克
淮川牛膝（各）	10克	川草乌（各）	5克	桑桂枝	20、10克

另用

当归	10克	荆防风（各）	6克	延胡	10克
刘寄奴	9克	桂枝木（各）	12克	樟脑	9克
苏木	6克				

上药共研及细末，用时将此粉末加在（洒在）普通膏药上，贴患处（即贴在腰骶骨融合处）协助汤药，起到内服、外贴的双治疗作用。

本例治疗先后两次处方，并附外贴药方、内服方，可交叉服用，半年后随访。

［按］先后两方，均按独活寄生汤加减，获得一定疗效，后果喜人，嘱原方仍须续服。

郭×× 男 36岁 印度尼西亚

气候炎热、潮湿，建筑物常以大理石或水泥铺地，休息时，以席铺地，卧在席上，颇有凉感，长期卧地，潮湿侵入人体内，仰卧时，常侵入脊柱旁两侧肌肉，始起背腰肌酸楚，继则脊柱不适，弯曲欠利，延伸到腰脊、腰骶，症经有年，现已不能俯仰，艰于转侧，幸纳眠俱可，治以养营通络，祛风化湿，健运利节。

党参	15克	当归	21克	丹参	30克		
川续断	9克	狗脊	9克	防风己（各）	9克		
秦艽	9克	祁蛇	9克	生熟地（各）	15克		
羌独活（各）	9克	桃仁	9克	红花	9克		
女贞子	30克	仙灵脾	9克	露蜂房	15克		
豨莶草	15克						

药后得微汗，整个脊柱骨及其旁肌肉感松弛，要求续服，上方加减。

生熟地（各）	15克	党参	9克	当归	15克
赤白芍（各）	15克	川续断	15克	狗脊	15克
女贞子	30克	仙灵脾	15克	鹿角片	3克
羌独活（各）	12克	秦艽	9克	祁蛇	9克
防风己（各）	9克	桃仁	9克	红花	9克

[按] 症状续缓解,心情舒畅振作,脊柱及其旁肌肉觉微烘热及汗出,上方仿三痹汤加减,获得疗效。笔者治同样病例多人,均得临床症状消失,脊柱弯曲松动,本例亦得到同样疗效。

李× 男 18岁 印度尼西亚万隆

西医诊断为强直性脊柱炎患者,颈、胸、腰活动尚利,但已有不利索感,纳眠俱可,病史中有喜卧凉地习惯,尤以旱季为最。

太子参	15克	炙黄芪	15克	当归	15克
大丹参	30克	白夕利	9克	大川芎	9克
荆防风(各)	9克	川续断	15克	秦艽	9克
狗脊	12克	羌独活(各)	12克	大生地	12克
女贞子	30克	仙灵脾	12克	桃仁	9克
红花	9克				

服药后,得微汗,顿感整个脊柱转灵活,原方加减。

生熟地(各)	15克	当归	15克	丹参	30克
炙黄芪	15克	鸡血藤	15克	狗脊	15克
祁蛇	9克	羌独活(各)	15克	川续断	15克
荆防风(各)	9克	炙甘草	6克	太子参	15克
晚蚕砂	15克	玉竹	15克	川草薢	15克

[按] 印尼气候潮湿,气温又高,病人年事轻轻,病情亦轻,病程不长,经治明显好转及缓解。上方治则,养血疏风,益气通络,化湿利节法。

郑×× 女 41岁 北京

西医诊断为强直性脊柱炎,已十余年,日趋严重,现已不能平卧,而脊内有冷感,遇寒更甚,脉舌如常,拟和营温通脉络。

生熟地(各)	15克	全当归	9克	大丹参	15克
川续断	9克	狗脊	9克	秦艽	9克
炙麻黄	9克	白芥子	9克	鹿角霜	9克
海桐皮	9克	炮姜	3克	炙甘草	9克

[按] 上方以阳和汤法加味,由于背脊内有冷感而立方,凡风、寒、湿趁虚内侵而引发骨质反应而病,此方祛风药少,温阳药较多,药渣可敷患处(趁热),藉热浸透入内,借以祛寒,两者合用,收效较快。曾治疗多例,均获疗效,后悉本例系南方人士。

乌× 男 38岁 新疆

近年来,背部有冷感,热则舒适,热去冷感又起,得汗,背部有松弛感,旋又冷感再起,屡经医治,鲜效,且伴弯背有牵掣,未摄脊柱X光片,亦未请西医诊治。此次来沪,由友人介绍来此诊治。诊得一般情况无殊,除上述症状外,又增弯胸背,俯仰时背部牵掣感,脉细濡而带滑,舌苔薄腻,纳眠尚可,二便畅,拟方调治。

太子参	15克	白术	10克	刺夕利	10克
熟附块	10克	大白芍	10克	川桂枝	10克
鹿角霜	10克	秦艽	10克	狗脊	10克
防风己(各)	10克	陈皮	10克	川续断	10克

服药1周,症状改善,续服后,疗效进展不大。

刺夕利	10克	苍白术(各)	10克	羌独活(各)	10克
秦艽	10克	大白芍	15克	川桂枝	10克
防风己(各)	6克	生黄芪	10克	伸筋草	10克
钩藤	10克	海桐皮	10克	制半夏	10克
狗脊	10克	炙甘草	10克		

上方服到9帖时,背脊部不适感、牵掣感比前减去十之六七成,精神明显好转,但续服后,症状改进又较慢了,要求继续进治。

太子参	15克	炙黄芪	10克	防风己(各)	10克
大白芍	15克	川桂枝	10克	羌独活(各)	10克
淮牛膝	10克	制半夏	10克	陈皮	10克
狗脊	10克	伸筋草	10克	炙甘草	10克
全当归	10克	大丹参	15克	炒白术	10克
鹿角霜	10克	茯苓神(各)	10克	沙苑子	10克

[按]背脊形寒,俯仰牵掣,经治以来,已经消失。本例治则,以益气疏风,治冷风顽痹有明显疗效,方从三痹法调治,竟获全功,为防复发,最后一方加2倍剂量,研末泛丸(用水蜜各半),如绿豆大,每服6克,日2次。

后记,1年后,出差来沪,悉症状未发,且健康一如常人矣。

本例虽未确诊为脊柱炎,但症状类似,并入此门。

李×× 男 41岁 深圳

已确诊为强直性脊柱炎,伴右髋关节骨质损坏,脊柱活动受阻,诊得形神尚可,纳可、眠差,脉细濡,舌润,苔浮腻,拟益气养营,化湿通络利节。

党参	15克	炙黄芪	9克	当归	15克
大丹参	15克	防风己(各)	9克	秦艽	9克
桑寄生	15克	大川芎	9克	大生地	15克
川续断	9克	淮牛膝	9克	独活	9克
五加皮	15克	狗脊	9克		

另服 左归丸

药后感症状松弛,原方加减。

党参	15克	炙黄芪	15克	大丹参	15克
当归	9克	大生地	15克	独活	9克
海桐皮	9克	补骨脂	9克	秦艽	9克
桑桂枝	15克,9克	祁蛇	9克	狗脊	9克
千年健	9克	川续断	9克	白芥子	9克

左归丸续服

[按] 本例先后服近2月,症状陆续缓解,嘱上两方可交叉换服,直到痊愈。

腰椎间盘术后

朱×× 女 58岁 浙江桐乡

因工作负重,致腰椎间盘突出,疼痛难忍,当地医生给予手术,置有钢板,1年后,钢板换上支架,1年来不能弯腰,上下楼梯出入,极不方便,终日头昏脑胀,全身乏力,近因视力欠清,五官科医院多次检查均阴性,血压120/80,特来要求调理治疗,诊得一般情况尚可,无痰浊,头晕症,手术前已有,劳累后易发,但无现在厉害,两脉虚濡,重按少力,面色少华,眠差,纳尚可,便艰。

全当归	15克	黑料豆	10克	大白芍	15克
刺蒺藜	10克	大丹参	15克	党参	15克
川续断	10克	伸筋草	10克	柏子仁	15克
五加皮	10克	仙灵脾	10克	女贞子	30克
白术	10克	陈皮	10克	茯苓神(各)	10克

服药以来,头晕大减,腰部不适,略见松弛,要求继续治疗。

全当归	15克	白术芍(各)	15克	刺蒺藜	10克
法半夏	10克	橘络核(各)	10克	川续断	10克
沙苑子	15克	柏子仁	10克	狗脊	10克
党参	15克	五加皮	10克	杜仲	10克
威灵仙	10克	大丹参	15克	炙甘草	6克

[按] 术后,营虚未复,拟养血益肾,和胃通络法,症状得减,复方扩大上法,1年后得悉,诸恙均消失,仅偶感腰部不适而已。

坐骨神经痛

金×× 女 60岁 上海

左腿活动时作痛,在外诊断为坐骨神经痛,喷嚏、咳嗽呼吸时更甚,要求中医药治疗。

当归	9克	大丹参	30克	川续断	15克
伸筋草	9克	宣木瓜	9克	金狗脊	9克
延胡	15克	川牛膝	9克	赤芍	9克
桑枝	15克	桃仁	9克	防风己(各)	9克

[按] 1剂后,痛止,可轻度活动,后渐能步行活动,继则可自行洗澡,后一度着冷,肩背不适,不久即自行消失,目前症状已基本消失。上方续服5剂后,整个坐骨神经痛病症已恢复正常。高年营血流动失度,用和营通络轻剂进行调治获愈。

刘×× 男 52岁 温州

腰椎间盘突出致坐骨神经痛已多年,常伴腰酸,不利弯腰,近增两耳鸣响,要求调治。

柴延胡(各)	9克	川续断	9克	当归	9克
乌梢蛇	15克	杜仲	15克	五加皮	15克
宣木瓜	15克	伸筋草	15克	桑寄生	15克
炙没药	9克	刺夕利	9克	制黄精	9克
沙苑子	9克	制香附	9克	炙甘草	9克

坐骨神经痛,迁延多年,患者不愿手术,治疗又不积极,患者能饮,本方可用白酒浸泡,隔日即可凭酒量服,酒服完,可加入酒续服,待药味渐淡即将消失时,可再用中药1帖,加酒服用。

[按] 本药方以和营通络,理气利节止痛调治,用酒浸服,更利血脉周流,本方药酒服后不久,症状缓解,活动度增加,不久即获愈。

金×× 男 60岁 上海青浦

左下肢活动不利,时有刺痛,西医诊断为坐骨神经病痛,不愿手术,要求中医治疗。

当归	9克	大丹参	15克	延胡	9克
川牛膝	9克	伸筋草	9克	川续断	9克
桃仁	9克	红花	6克	炙乳没(各)	9克

另用下药泡酒服。

| 全虫 | 9克 | 木香 | 15克 | 白花蛇 | 5克 |
| 当归 | 15克 | 木瓜 | 15克 | 炙没药 | 15克 |

[按] 和营通络止痛,治坐骨神经痛多例,均有效。

腰膝关节痛

陆×× 男 41岁 上海浦东

腰脊酸楚,两膝蹬下后,起立不能,伴有疼痛,已经年余。摄片示腰椎骨质增生,两膝关节退行性变化,因病情加重,来诊时,由人扶持,行走缓慢,有病痛貌,诊得神情憔悴,对答好,两脉沉濡,舌润,苔薄白,纳可,眠差,拟方调治。

生熟地(各)	15克	赤白芍(各)	10克	丹皮参(各)	15克
当归	15克	白芥子	10克	羌独活(各)	10克
党参	15克	炙黄芪	10克	川续断	10克
鹿角霜	10克	桑桂枝	15、10克	狗脊	10克
苍白术	10、15克	熟附块	10克	炙甘草	10克

服上药月余,腰膂酸痛减,两膝蹬、起立较前活动好转,试欲站立,仍不可能,但较前松弛,无人时,亦可扶墙行走,要求继续调治。

党参	15克	炙黄芪	10克	生熟地(各)	15克
当归	15克	丹参	15克	海桐皮	10克
伸筋草	15克	川续断	10克	白芥子	10克
秦艽	10克	五加皮	15克	熟附块	10克
桑桂枝	15克、10克	狗脊	10克	炙甘草	6克

症状续减,上方续服1次。

半年后随访,腰膂酸痛,遇气候变化时仍有不适,但无以前疼痛,两膝关节蹲下后可缓慢自行起立,无需人帮助,两方仍不时交叉换服中。

[附] 本例患者,过去常在水中工作,天寒亦如此,因患病才调换工作。治则和营温通络脉,祛寒化湿为法。病虽大为好转,尚需继续调治,以获痊愈。

马×× 女 51岁 浙江金坛

两膝关节痛,屈伸受掣,日渐增剧,已经年余。

当归	9克	延胡	9克	丹皮参(各)	15克
秦艽	9克	防风己(各)	9克	独活	9克
川草薢	9克	炒桑枝	15克	焦苡仁	15克
川牛膝	9克	川桂枝	9克	宣木瓜	9克

两膝酸痛大减,可以屈伸及上下扶梯。

生地	9克	当归	9克	丹参	15克
秦艽	9克	威灵仙	9克	川牛膝	9克
宣木瓜	9克	川草薢	9克	忍冬藤	15克
防风己(各)	9克	蚕砂	15克	桑寄生	15克

[按] 前后两诊,病痛已消失,喜甚。本病治则,和营通络,祛风化湿,利节法,方从独活寄生汤加减而成,获得良效。

关节痛、急性关节炎

曾×× 男 40岁 中国台湾

运动后洗冷水浴,已多年,近增四肢关节酸痛,在外检抗"O"明显上升,一般情况可,要求中药调治。

当归	10克	大丹参	15克	白蒺藜	10克
川续断	10克	川桂枝	6克	大白芍	15克
秦艽	10克	淮牛膝	10克	羌独活(各)	10克
蚕砂	15克	桑枝	15克	荆防风(各)	6克
生地	10克	陈皮	10克		

2月后,悉症状大减,测抗"O",已在正常值内,传真去处方如下。

大生地	15克	红花	6克	白蒺藜	10克
大白芍	15克	橘络	6克	秦艽	10克
蚕砂	15克	川续断	10克	茯苓	10克
桑枝	10克	当归	10克	豨莶草	10克

[按] 养血祛风通络利节治则,竟获疗效。

张×× 女 56岁 浙江温州

3年前,颅内出血,急诊来沪手术,术后恢复良好,去年起,两膝关节酸痛,活动不利,伴有下肢浮肿,服西药后肿褪,停药后又起,特来此诊治,一般情况尚可,两下肢浮肿,两膝酸痛,不利步履,膝部皮肤无红肿,伸屈时无弹响,曾摄片阴性,脉濡滑,纳眠可,拟方调治。

刺夕利	10克	钩藤	10克	秦艽	10克
川续断	10克	海桐皮	10克	威灵仙	10克
橘络核(各)	10克	川桂枝	10克	大白芍	15克
川淮牛膝(各)	10克	宣木瓜	10克	白芥子	10克
大生地	10克	红花	5克	酒炒桑枝	15克
车前子草(各)	10克				

服药2周后,肿已全消,酸痛减去1半,精神亦好,纳眠同前,原方加减进治。

大生地	15克	红花	10克	潼白夕利(各)	10克
秦艽	10克	威灵仙	10克	白芥子	10克
独活	10克	当归	10克	淮川牛膝(各)	10克
宣木瓜	10克	川草薢	10克	防己	10克
白芍	15克	桂枝	10克	酒炒桑枝	15克

[按] 1年后来电,悉两膝关节疼痛已愈。初诊拟和营通络、化湿消肿法,复诊用养阴

和营,祛风通络利湿法,收到疗效。

崔×× 女 32岁

两膝关节肿痛,伴有身热,检血白细胞中性86%,血沉66,脉数,治以疏风清热,消肿止痛。

柴延胡(各)	9克	当归	9克	赤芍	9克
防风己(各)	9克	忍冬藤	15克	秦艽	9克
丹皮参(各)	9克	川萆薢	9克	独活	9克
丝瓜络	9克	川续断	9克	黑山栀	9克

身热已退,两膝关节肿痛亦减,再宗前方进治。

当归	9克	防风己(各)	9克	丹皮参(各)	9克
秦艽	9克	川萆薢	9克	川牛膝	9克
忍冬藤	15克	独活	9克	丝瓜络	9克
蚕砂	15克	延胡	9克	黑山栀	9克

两膝关节红、肿、痛均已消失,按压有轻微痛感,活动尚利,可扶杖行走,原方加减。

大生地	9克	当归	9克	丹皮参(各)	15克
秦艽	9克	忍冬藤	15克	赤白芍(各)	15克
焦苡仁	15克	川萆薢	9克	防风己(各)	6克
川续断	9克	川牛膝	9克	蚕砂	15克

[按] 风、寒、湿三气,引发痹症,寒已化热,两膝初诊即按之烘热,屈伸受限,药从疏风清热消肿,佐以养血通络,病情很快控制,2月后悉获愈。

痹症 风湿

李×× 女 37岁 广东

原住福建,后去广东,又北上北京工作,因厂中气体刺激,致咽喉炎症常发,又来上海,适值寒流,气温下降,又不适在空调及风扇下生活,致四肢酸楚不适,活动时作痛,幸无身热,诊得脉沉细,舌边红,苔浮白,眠食俱可,二便如常,拟养阴祛风,通络利节。

白夕利	9克	钩藤	9克	荆防风(各)	9克
全当归	9克	秦艽	9克	羌独活(各)	6克
南沙参	9克	赤白芍(各)	9克	制半夏	9克
橘络	6克	延胡	9克	川续断	9克
川牛膝	6克	桑枝	9克		

服药后症状已觉轻减,舌边红已褪,浮白苔尚未净化,原方加减。

白夕利	9克	防风己(各)	9克	秦艽	9克
太子参	9克	全当归	9克	赤白芍(各)	9克

羌独活（各）	9克	淮川牛膝（各）	9克	生熟苡仁（各）	15克
桑桂枝	20克,9克	威灵仙	9克	川续断	9克
伸筋草	9克				

[按] 复诊因舌红已褪，减养阴药，加重祛寒湿药，两方各存不同，药后，症状基本消失，嘱复方可再配一次即停。

李×× 女 37岁 广东

遍体四肢关节酸痛，气候变化尤甚，工作又繁重，有时有不堪忍受感，症已多年，精神委软，迫切要求解除病痛，特由病友介绍来治疗，诊得神识清，痛苦貌，活动时，关节酸痛，纳可，眠差，舌略胖，苔浮白，拟和营通络，化湿利节。

生熟地（各）	9克	刺夕利	9克	防风己（各）	9克
太子参	9克	当归	9克	赤白芍（各）	9克
羌独活（各）	9克	海桐皮	9克	川续断	9克
秦艽	9克	川草乌（各）	6克	炙麻黄	6克
炙黄芪	9克	桑桂枝	20克,9克	炙甘草	9克

服药后，症状大减，心情舒畅，要求继续治疗，原方加减。

生熟地（各）	9克	当归	9克	白夕利	9克
秦艽	9克	白芥子	9克	五加皮	9克
川草薢	9克	海桐皮	9克	大白芍	15克
钩藤	9克	川续断	9克	桑桂枝	20克,9克
陈皮	9克	炙甘草	6克		

[按] 药后，四肢关节、遍体废酸作痛，大为减轻，复诊药后，症状基本消失，精神焕然一新，复方续服后，工作已如常人矣，本例治则，益气养阴，疏风、祛寒、化湿通络、利节。

胡×× 女 53岁 安徽

四肢关节酸痛，已经有年，步履不便。治以和营通络，祛风化湿利节。

全当归	10克	白蒺藜	10克	防风己（各）	10克
羌独活（各）	10克	大丹参	30克	秦艽	10克
川草薢	10克	大生地	10克	合欢皮	10克
苍白术（各）	10克	桑寄生	15克	焦苡仁	20克
晚蚕砂	10克	川续断	10克		

药后，感症状有所减轻，要求继续调治，上方加减。

全当归	10克	大丹参	30克	西秦艽	10克
白蒺藜	10克	川续断	10克	大白芍	15克
大生地	10克	红花	10克	晚蚕砂	15克

| 络石藤 | 10 克 | 川桂枝 | 5 克 | 桑枝 | 10 克 |
| 焦苡仁 | 15 克 | 夜交藤 | 15 克 | | |

[按] 风湿性关节炎,均由外风乘卫虚而入,反复延久,又未能及时治疗及休息,本例初诊按和营疏风,通络利节,复方加养血活血之品。1 年后,来电告症状已全消失。

高×× 女 53 岁 浙江

遍体肌肉及各骨关节酸痛,颈项枕部酸胀,已经年余,逐渐加重,刻摄片示颈部骨质增生,血沉超过正常,要求中医给以调治。诊得一般情况可,肌肉及各骨关节处隐痛及酸胀不适,纳眠俱可,脉大而浮滑,舌苔薄腻,治以祛风通络,养血利节法。

全当归	15 克	大生地	10 克	太子参	15 克
刺夕利	10 克	秦艽	10 克	钩藤	10 克
大白芍	15 克	羌独活(各)	10 克	防风己(各)	10 克
川草薢	10 克	豨莶草	10 克	焦薏苡仁	20 克
桑枝	15 克	川桂枝	10 克	晚蚕砂	15 克
宣木瓜	10 克				

服药后,全身情况及症状明显减轻,尚未消失,原方加减。

大生熟地(各)	10 克	大白芍	15 克	全当归	15 克
太子参	15 克	炙黄芪	10 克	防风己(各)	10 克
秦艽	10 克	丹皮参(各)	10 克	白夕利	10 克
羌独活(各)	10 克	川草薢	10 克	海桐皮	10 克
桑枝	15 克	川桂枝	10 克	茯苓神(各)	30 克

[按] 养血祛风,通络利节化湿法,对上述病证,可明显缓解、获愈。半年后,得悉症状已全消失矣。

李×× 男 37 岁 上海金山

诉左臂酸软,时肌肉及左肩臂关节隐痛,已经有年,近有加重感,西医检查,未见有何异常(包括摄片),要求中医治疗。

白蒺藜	10 克	大白芍	10 克	川桂枝	10 克
片姜黄	6 克	炙甘草	6 克	秦艽	10 克
炒桑枝	10 克	荆防风(各)	10 克	丹参	15 克

另服

万灵丹

[按] 患者系司机,早前,车内无空调设备,开车时,常将左臂肘搁在车窗上,经年累月,致成本病,用疏风通络法进治,加服万灵丹,2 月后,症状大减,嘱原方及万灵丹续服,可以获愈。

陆×× 男 42岁 南通

四肢大小关节痛已多年,每遇气候变化,或入冬后,酸痛又起,尤以两膝更甚,测血沉60,要求中医药调治。拟养营疏风,健脾利湿,通络止痛法进治。

大生地	10克	当归	10克	白蒺藜	10克
防风己(各)	10克	桑寄生	10克	秦艽	10克
大川芎	10克	威灵仙	10克	赤白芍(各)	10克
川桂枝	10克	茯苓	10克	杜仲	10克
淮川牛膝(各)	10克	炙甘草	10克	细辛	6克
党参	15克	川续断	10克	玉竹	10克

上药浸泡在酒中,以过药为度(即草药要全浸在酒中),今日浸,明天即可按酒量饮,日1次,酒吃完,可再加酒,直到药味清淡为止,即可另换1帖再浸泡,如黄酒,要浸泡3~5天才可饮服。1年后,症状明显减轻,现仍在续治中。

范×× 女 64岁

左颈肩牵掣板滞不适,疑似落枕,气候转凉时尤甚,已8年,乳腺癌手术史6年,高血压多年,服药中,近增寐则多梦,纳可,乳癌术后每年复查均阴性,脉顺,舌如常,要求治疗。

刺夕利	10克	钩藤	10克	当归	10克
丹皮参(各)	15克	制僵蚕	10克	荆防风(各)	15克
秦艽	10克	橘络核(各)	10克	茯苓神(各)	10克
桑枝	10克	羌独活(各)	5克	合欢皮	10克
海桐皮	10克	豨莶草	10克		

服上药适,但症状缓解不大,再详询病史,前方加减进治。

潼白夕利(各)	10克	生地	10克	太子参	15克
川石斛	10克	大白芍	15克	当归	10克
黑料豆	10克	大胡麻	10克	晚蚕砂(包)	20克
淮小麦	15克	茯苓神(各)	15克	宣木瓜	10克
丝瓜络(炙)	10克				

[按] 初诊疏风通络利节,效不著,用养阴利节通络法,以柔剂调治竟获效。嘱复方可续服1次。

费×× 女 38岁 浙江长兴

去年起,高热伴遍体肌肉、骨、关节酸痛,白细胞2万以上,用激素和抗生素治疗后,热退、肌肉、骨、关节酸痛消失,但出现皮疹,后渐消褪。今年又有类似发作,但未出现皮疹,有咽喉胀痛,服激素3片,日2次,3天后停药,高热又起,特来此要求中药治疗。诊得形寒怕冷,脉疾数,舌略胖,神倦。

(一)
前胡	10克	大力子	10克	苦桔梗	10克
刺夕利	10克	甘菊	10克	赤白芍(各)	10克
南沙参	10克	鱼腥草	15克	赤茯苓	30克
丹皮参(各)	15克	黑山栀	10克	忍冬藤	15克
竹茹	10克	钩藤	10克		

(二)
南沙参	10克	白夕利	10克	大力子	10克
钩藤	10克	银花	15克	大贝母	10克
苦桔梗	10克	大丹参	15克	海浮石	15克
蛤壳	30克	蛇舌草	20克	半枝莲	20克
晚蚕砂	30克	焦苡仁	30克	秦艽	10克
丝瓜络	10克				

[按] 停激素,身热又起,来此,中药治疗后,热未退,告以可再用激素2片,1日1次,连服10天,热退后改服1片,10天后即停,在改1片时,身热又起,此时,激素不加,中药中加用青蒿10克,大豆卷10克,柴胡10克,黄芩10克,知母10克,服后热退,10天后,激素停服,又3天后,身热又起,但不高,仅5分,中药同上方,服3天后,热即消退,至今,停激素已月余,未有身热,体力好。复查血像,全部正常,风湿指标,全部阴性,嘱咐原方续服2月,再联系,电话告知,患者上班已半月,一切如常。处方均以疏风清热去邪为法。后又身热,未加激素,加中药,增强退热力度,竟能戒除激素,血像正常,体力正常。后即上班,由此说明,风湿一病,循中医祛风除湿,清热通络法,可以治愈。即慢性风湿病,悉心调治,坚持服药,亦能治愈。

类风湿病

林×× 男 56岁 中国台湾

四肢小关节刺痛,下水尤甚,关节略肿,按压痛剧,已经廿余年,逐年加重。在外拟诊为类风湿性关节炎,来沪要求中医药治疗,诊得一般情况尚可,察示两手指关节肿大,脉濡滑,舌苔浮腻,二便如常,纳眠差,拟养阴通络,搜风利节,消肿止痛。

大生地	9克	钩藤	9克	忍冬藤	15克
太子参	15克	黄芪	9克	千年健	9克
秦艽	6克	炙甘草	6克	当归	9克
海风藤	9克	乌梢蛇	9克	祁蛇	9克
狗脊(去毛)	9克	桑桂枝	15克,9克	丹皮参(各)	15克

另服 雷公藤多贰片

小关节刺痛已消失,按压痛亦减轻,停药10天后,症状又起,嘱中药隔日1帖,雷公藤服维持量,类风湿因子从95降至15。

[按] 中药和雷公藤同时治疗,效果明显,续服一时期,3个月后,来电联系,悉小关节已愈已2月,肿胀亦减小,仍按原意,再服3月,后即停药。因类风湿因子已阴性。

黄×× 女 64岁 中国台湾

两膝、两手指指关节均肿,已畸形,时感红痛,已经10余年,在外诊断为类风关,两脉沉细,舌质红,尿有沉淀,拟方调治。

大生地	15克	忍冬藤	15克	钩藤	12克
赤白芍(各)	15克	白蒺藜	9克	防风己(各)	9克
丹皮参(各)	15克	蚕砂(包)	30克	延胡	9克
西秦艽	9克	炙地龙	9克	川续断	9克
丝瓜络	15克	水牛角	15克		

另 雷公藤片10毫克,早晚各1次。

接来电,悉症状减轻,要求继续治疗。

党参	9克	炙黄芪	9克	大生地	15克
当归	9克	赤白芍(各)	15克	草薢	9克
秦艽	9克	防风己(各)	9克	赤白芍(各)	9克
忍冬藤	15克	五加皮	9克	丝瓜络	12克
丹皮参(各)	15克	蚕砂	15克		

类风湿两膝两手手指肿痛大减,近因气候突然变化,又感疼痛,但无肿胀不适,要求续配中药调治。

当归	9克	丹皮参(各)	15克	大生地	15克
党参	15克	炙黄芪	9克	白蒺藜	12克
赤白芍(各)	9克	忍冬藤	15克	川草薢	12克
羌独活(各)	9克	豨莶草	15克	制黄精	9克
丝瓜络	15克	焦薏苡仁	15克		

[按] 类风湿关节炎,两膝、两手手指均肿大畸形,作痛,已经10余年,经治症状大减,治则首用疏风清热,通络利节法,后续方均取原方基础上加益气养血之味,症状大见好转。另雷公藤续服。

黄×× 女 64岁 中国台湾

两膝肿胀,四肢小关节畸形,不时胀痛,遇寒更甚,脉来沉细,舌质略红,尿有余沥,治以养营通络利节。(在外确诊为类风湿性关节炎)

| 刺夕利 | 9克 | 忍冬藤 | 20克 | 钩藤 | 9克 |

赤白芍(各)	15克	防风己(各)	9克	焦薏苡仁	20克
生熟地(各)	9克	川淮牛膝(各)	9克	炙乳没(各)	9克
丝瓜络	9克	桑桂枝	20克,10克	炙地龙	9克
丹皮参(各)	9克	桑寄生	15克	蛇蜕	9克

另服 雷公藤多苷片 10mg/1次/日

[按] 中药和雷公藤治疗后,症状明显缓解,可继服用。中医对此等证名历节风,如痛剧者,名白虎历节风,因本病关节处疼痛如虎咬,本方用养阴清热药物,因关节痛时伴有烘热感。

竺×× 女 41岁 宁海

两膝关节浊肿,跟痛,腰脊部关节酸胀,不利弯腰和转侧,蹲下后,不能站起来,在外检有类风湿性关节炎,强直性脊柱炎,血检白球蛋白比例为1∶1,血沉80,抗"O"为90,特介绍来此求治。诊得一般情况虚弱,面色少华,形寒,但晚上汗出,纳食平平,眠尚可,脉沉细濡,舌略淡,质胖,拟方进治。

大生熟地(各)	15克	当归	15克	丹皮参(各)	15克
川续断	15克	蒸黄肉	15克	潼白蒺藜(各)	15克
女贞子	30克	仙灵脾	15克	淮牛膝	15克
羌独活(各)	10克	杞子	20克	制首乌	25克
桑桂枝	30克,10克	鹿角霜	10克	白术芍(各)	15克

2月后复诊,膝关节浊肿已消,蹲下后可缓缓站起,形寒大减,纳好转,腰脊酸胀亦减,血尚未化验,要求继续治疗。

潼白蒺藜(各)	15克	生熟地(各)	15克	党参	15克
白术芍(各)	15克	忍冬藤	30克	钩藤	10克
羌独活(各)	10克	制首乌	15克	杞子	20克
女贞子	30克	仙灵脾	15克	制半夏	10克
金狗脊	10克	蒸黄肉	15克	桑桂枝	30克,10克
炙甘草	10克	鹿角霜	10克		

又2月后复诊,症状续好转,可以行走,弯腰,抗"O"从90降至60,原肝病 HBV-DNA(+)>2→<1,诉大便多日一解,偶有口干,要求继续中药调理。

生熟地(各)	15克	全当归	15克	白术芍(各)	15克
制半夏	10克	川淮牛膝(各)	15克	西秦艽	15克
制首乌	10克	蒸黄肉	15克	羌独活(各)	10克
钩藤	16克	防风己(各)	10克	忍冬藤	30克
桑桂枝	30克,10克	女贞子	30克	仙灵脾	10克
炙甘草	10克	白芥子	10克		

又5月后,所有风湿症状,全部消失,行走爬山,活动如常,偶有晨起手指紧握力较差,纳眠俱佳,测血沉20,抗"O"从60降至20,白球蛋白45:24,仅白细胞尚未正常。

生熟地(各)	15克	全当归	15克	党参	15克
炙黄芪	10克	白术芍(各)	15克	秦艽	10克
桑枝	15克	川续断	10克	伸筋草	10克
沙苑子	15克	泽兰泻(各)	10克	全瓜蒌	15克
女贞子	30克	仙灵脾	10克	川桂枝	5克
忍冬藤	15克				

[按] 本例在外觉后诊治半年,症状未见丝毫改善,有友人特介绍来此,当时辨证,气血两亏,风湿内蕴,致内脏关节受累,先后用独治寄生及三痹汤加补脾肾之味,调治10月,症状全消,整个疗程过程中,因温阳药稍多,致有口干、便艰,药方调整后即消失。

腰肌、髋骨、胫骨头踝关节外伤扭伤

杨×× 男 41岁 新加坡

右踝关节外伤,术后关节僵硬,行走须扶杖才可勉强走几步,要求中药调治。

当归	10克	大丹参	15克	西秦艽	10克
独活	10克	川续断	10克	川牛膝	10克
荆防风(各)	6克	桑桂枝(各)	10克	炙甘草	6克
威灵仙	10克	伸筋草	10克	大川芎	6克
桃仁	10克	红花	6克		

服药后,僵硬明显缓解,可去杖小步。

当归	10克	大丹参	15克	川续断	10克
五加皮	10克	白茄根	10克	川牛膝	10克
威灵仙	10克	防风己(各)	10克	泽兰泻(各)	10克
甜瓜子	10克	秦艽	10克	宣木瓜	10克

术后3月,一面服中药,已可去杖上下扶梯行走,上复方后,又电话告以用黄麻骨200克、白茄根100克煎汤趁温,浸泡踝关节5~10分钟,早晚各1次,内服药治则和营疏风利节法。外用药浸泡用方,系先父常用药方,治扭伤,或术后关节不利均可获效。后又来电,悉症状基本已愈。

陈×× 男 38岁 中国台湾

2年前,左足内踝扭伤,迄今仍不能久站,上扶梯时作痛,外观无异常,X片示跟骨骨膜模糊,未见明显骨折线。

当归	15克	大丹参	15克	川续断	9克

延胡	9克	淮牛膝	9克	泽兰	9克
骨碎补	9克	虎杖	9克	桃仁	9克
五加皮	9克	白芥子	9克	桑桂枝	15克,9克
赤白芍(各)	9克	三七粉	3克		

[按] 和营通络止痛方。服后症状明显缓解,续服获愈。

魏×× 男 18岁 上海

蹓冰受伤,右膝髌骨、两踝关节肿胀疼痛,步履尤甚,在外摄片未见明显骨折痕,要求中医药调治,拟方和营通络,消肿止痛。

延胡	9克	当归	9克	防风己(各)	6克
赤白芍(各)	9克	秦艽	9克	橘络核(各)	9克
干地龙	9克	川牛膝	9克	桑桂枝(各)	9克
川续断	9克	丹皮参(各)	9克	伸筋草	9克

症状明显缓解。

当归	9克	丹皮参(各)	9克	川续断	9克
五加皮	9克	赤白芍(各)	9克	桃仁	9克
川牛膝	9克	合欢皮	9克	冬瓜子	12克
秦艽	9克	独活	9克	桑桂枝(各)	9克

[按] 症状基本消失,可以外出活动,前后治疗1月,嘱暂时避免剧烈活动。

冯×× 男 50岁

右小腿胫骨头纵裂外伤,已经手术,膝关节肿胀积液疼痛,反复抽液,至今2年,右下肢无力,行走尚可,站立时全身重量由左下肢支撑,要求中医药调治。诊得,右膝关节皮肤颜色略暗,略肿,活动可,无疼痛,治以养营通络,消肿利节。

当归	15克	丹皮参(各)	15克	延胡	10克
防风己(各)	10克	秦艽	10克	川续断	10克
淮牛膝	10克	川草薢	10克	白芥子	10克
威灵仙	10克	橘络	10克	桑枝	15克

3月后,症状明显缓解,因路远,原方续服。

[按] 胫骨头纵裂骨折,膝关节腔受累,术后关节肿胀时痛,抽液后好转,反复2年未愈,服药3月后,腔胀几乎消失,曾抽液1次,续眼药后,未再抽液,肿胀未再起,行走可以,嘱原方仍续服,不急急锻炼。

许×× 男 45岁 浙江温岭

腰脊酸痛,不能俯仰,艰于旋转,已经两周,恙起扭伤之后。治以和营通络止痛。

当归	12克	大丹参	30克	延胡	15克
制香附	12克	炙乳没(各)	9克	川续断	9克
桃仁	9克	五灵脂	12克	白花蛇	9克
五加皮	12克	刘寄奴	9克	青陈皮(各)	9克
郁金	9克	枳壳	9克		

药后疼痛、不利俯仰及转侧大减,前方有效,加减进治。

当归	12克	大丹参	15克	延胡	12克
刘寄奴	9克	川续断	9克	制香附	9克
郁金	9克	桃仁	9克	炙乳没(各)	9克
紫荆皮	9克	青陈皮(各)	6克	伸筋草	9克
枳壳	9克				

[按] 仿和营吉利散加减获效。原拟局封,因西药过敏,改用中药。

罗×× 女 46岁 安徽

腰肌劳损,有明显压痛,不利俯仰、转侧,拟和营祛瘀,通络止痛。

柴延胡(各)	9克	全当归	15克	大丹参	15克
赤白芍(各)	9克	酒炒川芎	15克	川续断	9克
桃仁	9克	红花	6克	秦艽	9克
伸筋草	15克	酒炒桑枝	12克	失笑散(包)	12克

另 嶛峒丸 每次1粒,日1次,开水过下

和营吉利散膏药贴患处,或用麝香止痛膏贴患处。

[按] 伤骨科药方,内服加外贴,收效更捷。本例经治未满月即获愈。

冲击波致伤

赵×× 女 53岁 吴兴

因震波碎肾石致腰部肌肉受伤,卧床月余,起床行走艰难,先后已将1年,因不能生活自理,特由人扶持来沪求诊。诊得痛苦面容,弯腰不能挺直腰部,察视震波肾石部位腰肌,无红肿,压痛明显,肌肉欠柔软,肤色无改变,两眼圈发黑,诉近半年来,体重减轻9千克,舌干,后半无苔,脉细濡,稍坐久,即疼痛需躺平才缓解,急拟疏肝和营,理气止痛,活血祛瘀。

柴延胡(各)	9克	赤白芍(各)	9克	制香附	9克
当归	9克	炙乳没(各)	9克	桃仁	9克
大川芎	9克	川续断	9克	伸筋草	9克
丹参	9克	荆防风(各)	6克	五加皮	9克

药后,疼痛部位自觉轻松,痛感略减,上厕所不需人扶持,可坚持坐廿分钟,要求续治。

柴延胡(各)	9克	赤白芍(各)	9克	制香附	9克
狗脊	9克	伸筋草	9克	当归	9克
丹参	9克	川芎	9克	桃仁	9克
桑寄生	9克	杜仲	9克	荆防风(各)	6克

症状持续缓解,可坐2小时,但局部隐痛尚未全消,尿检阴性,前方加减进治。

太子参	15克	赤白芍(各)	9克	当归	9克
丹参	15克	生地		大川芎	9克
延胡	9克	伸筋草	9克	刘寄奴	9克
秦艽	9克	川续断	9克	红花	6克

[按] 先后3次,治疗,从活动艰难,动则疼痛,逐渐缓解,到可以坚持起坐行走约2小时以上,疼痛大减,入夜安睡,基本恢复正常生活,嘱最后处方,仍可续服,直到全部恢复如常。

膝关节置换术后

许×× 男 79岁 常州

两膝关节置换术后发热,常在38℃以上,两膝烘热烫手,神识欠清,曾有脑梗,西医用抗生素治疗后,体温逐渐下降,停药10天后,低温持续,两膝仍有烫手。纳平平,神识似清非清,要求中医药调治。

刺夕利	9克	全当归	9克	大川芎	9克
丹皮参(各)	15克	赤白芍(各)	9克	川黄柏	9克
川淮牛膝(各)	9克	川草薢	9克	忍冬藤	15克
干地龙		丝瓜络		焦苡仁	30克
郁金	9克	合欢皮	9克		

神识已清,两膝烘热亦退,已可活动扶杖勉强行走,纳好,眠可,上方加减。

全当归	9克	丹皮参(各)	15克	大川芎	9克
制半夏	9克	橘络核(各)	9克	忍冬藤	25克
宣木瓜	9克	川淮牛膝(各)	9克	汉防己	9克
川续断	9克	合欢皮	9克	茯苓神(各)	9克

脑梗后神识已清,可以正确对答,吐字清,精神大好,两膝活动较前幅度增大,扶杖行走,有时小便失禁。

当归	9克	大丹参	15克	潼白夕利(各)	9克
石菖蒲	9克	炙远志	9克	川续断	9克
赤白芍(各)	9克	合欢皮	9克	大川芎	9克
淮山药	9克	煨益智	9克	台乌药	6克
生牡蛎	15克				

症状更见好转,因过 80 寿辰,上台讲话,精神良好,扶杖行走,纳眠俱佳。

[按] 本例治则,首选和营清热,通络利节法,复方一按上法略加调整进治,复方二因神识已清,重点和营利节,复方三全身调治,终获疗效。

车祸外伤

王×× 男 50 岁 中国香港

年前车祸外伤,左侧肢体活动不利,迄今尚未康复,舌润,苔色薄腻,脉强,纳眠可。治以养营通络利节。

大生地	15 克	红花	6 克	大丹参	15 克
全当归	15 克	延胡	9 克	川续断	9 克
桃仁	9 克	宣木瓜	9 克	大白芍	15 克
川牛膝	9 克	川芎	9 克	五加皮	9 克
桑枝	12 克	川桂枝	6 克	秦艽	9 克

[按] 桃红四物汤意加味颇适,原方主治妇女经病有瘀,本方归芍养血,归桃活血,桂芍和营,生地红花同用,有养阴活血之功,此仿孟河马培之意,另加木瓜、五加皮、秦艽,通络利节,延胡、川芎、川牛膝疏理营卫之气,法颇合证,竟获效。

唐×× 男 40 岁 中国香港

车祸,右肱骨游离骨折,右锁骨骨折,右肋骨 3~8 骨折,左肩胛骨不完全骨折,伴创伤性湿肺,神志昏迷,呼吸音减,CT 示脑基底节出血,伴蛛网膜下腔出血,瞳孔左右不等,外伤 24 小时后入院,已作气管切开,对症处理 28 天后,气管插管已拔除,神志半清醒,请中医会诊,诊得神识不全醒,呼吸平稳,两脉紧大有力,身热不扬,二便失禁,拟和营通络,清热醒神。

柴延胡(各)	9 克	白蒺藜	9 克	当归	9 克
石菖蒲	9 克	炙远志	9 克	赤芍	9 克
大贝母	9 克	骨碎补	9 克	川续断	9 克
丹皮参(各)	9 克	黑山栀	9 克	大川芎	9 克
参三七(研)	3 克分 2 次汤药时各下				

另 牛黄醒消丸 1 粒(研末汤过下) 日 1 次

神识半醒,已能伸舌,可饮少许汤水,身热退而未清,时有痰浊,二便仍不能自理,脉仍有力,舌质略红,无胸闷气急,上方加减进治。

白蒺藜	9 克	钩藤	9 克	赤白芍(各)	12 克
丹皮参(各)	12 克	大川芎	9 克	黑山栀	9 克
炒枳壳	9 克	石菖蒲	9 克	炙远志	9 克

郁金	9克	陈皮	9克	冬瓜子	9克
川续断	12克	姜竹茹	9克		

另 猴枣散 0.6克 日2次。

参三七3克 研分2次吞

停 牛黄醒消丸。

病情稳定,仍有失语,脉舌如前,拟资寿解语汤加减。

当归	9克	大生地	9克	赤芍药	9克
大川芎	9克	川桂枝	9克	青防风	9克
红花	9克	熟附块	9克	羌活	9克
石菖蒲	9克	炙远志	9克		

病情逐日好转,语言尚有难度,上方加减。

当归	9克	大丹参	15克	桃仁	9克
赤芍	9克	川芎	9克	防风	9克
川桂枝	9克	大生地	9克	羌活	9克
石菖蒲	9克	陈皮	9克	川续断	9克
红花	9克	苦桔梗	6克		

车祸,颅内出血,遍体多处骨折,神志不清,经中西医积极治疗后,症状逐渐好转,神识在外伤2月后渐清醒,失语持续,刻诊,失语亦已好转,可以简单说几句,很慢,对答好,二便自己可以控制,自中药调治迄今,已逾半年,兹出院在即,处方带回配服。

党参	15克	炙黄芪	9克	赤芍	9克
丹皮参(各)	9克	桃仁	9克	红花	6克
大生地	9克	当归	9克	石菖蒲	9克
炙远志	9克	川续断	9克	补骨脂	9克
桑桂枝	15、9克	五加皮	9克	焦薏苡仁	15克

[按] 车祸外伤,颅内出血,遍体多处骨折,神志不清,瞳孔两侧不对称,经中西医积极抢救,转危为安,中医治则:和营清热、醒神、祛瘀、通络。用牛黄醒消丸和三七粉加强药力,复诊因神识半醒,原方治则同前,停醒消丸,三七仍续用,复二因病情恢复缓慢,改治则为资寿解语汤法加减后,症状好转明显,复三因症状基本稳定,改为益气养阴、和营、化瘀、通络。因出院带药方回配服巩固,改善体质,冀能早日康复。

胡×× 男 54岁 印度尼西亚

车祸,颈椎骨折,胸1以下截瘫,在沪作减压及取碎片植骨手术,又进高压氧舱,外伤7天后手术,距车祸已2个月,刻诊神识清,右侧肢体活动尚可,左侧较差,舌润脉濡,纳可,腰背部有烘热感,夜卧有盗汗。

柴延胡(各)	9克	全当归	9克	丹皮参(各)	25克

川续断	9克	合欢皮	9克	法半夏	9克
橘络核(各)	9克	伸筋草	15克	金狗脊	9克
骨碎补	9克	桑枝	9克	浮淮小麦(各)	15克

腰背烘热,夜卧盗汗,两下肢膝关节屈伸均明显好转,已能下床站立,坐位可坚持3小时,两上肢活动尚可,肩部酸楚不适,膝关节浊肿,右侧活动度大于左侧,两手握力仍差,纳可,口味淡,大便日解,小便有时失禁。

全当归	12克	大丹参	30克	党参	12克
炙黄芪	9克	生地黄	9克	红花	9克
延胡	12克	川续断	9克	狗脊	9克
白术芍(各)	9克	桑桂枝	15、9克	秦艽	9克

症状好转,可不依杖行走约10分钟,纳眠亦好。

党参	15克	炙黄芪	9克	当归	9克
川续断	9克	伸筋草	15克	桃仁	9克
大生地	15克	红花	6克	赤白芍(各)	9克
淮川牛膝(各)	9克	合欢皮	9克	潼白蒺藜(各)	9克
桑桂枝	15、9克				

服药以来,肢体活动基本向愈,唯腰臀仍感少力,两下肢略肿,卧平即消。原方加减。

大生地	15克	红花	9克	当归	15克
大丹参	15克	党参	15克	炙黄芪	9克
白术芍(各)	9克	川续断	15克	补骨脂	9克
杜仲	9克	五加皮	9克	淮川牛膝(各)	9克

［按］前后数方,均辨证用药。协助患者减轻伤痛,早日恢复健康,最后以养阴益气,和营通络,化湿利节法出院。

宋× 女 30岁

左小腿外伤后肌肉板滞,木浊,伴有该处湿疹布发,已经有月,行走勉强,湿疹处痒而难忍,拟和营通络,分化湿热。

柴延胡(各)	9克	丹皮参(各)	9克	全当归	9克
赤白芍(各)	9克	猪茯苓(各)	15克	川牛膝	6克
黑山栀	9克	防己	6克	泽泻	9克
川黄柏	6克	忍冬藤	15克	五加皮	9克
焦苡仁	15克	白术	9克	绿豆衣	9克

另服 乐脉冲剂

附乐脉 冲剂成份:赤芍、丹参、川芎、香附、红花、木香、山楂。

［按］服药1月,湿疹愈。改服乐脉冲剂,又2周后,左小腿肌肉板滞,基本缓解,木浊消失。

许×× 男 28岁 浙江温岭

车祸后住院,神志不清,大汗淋漓,身热38~38.8℃,不时抽搐,小便失禁,西医对症处理,中医协同调治。

细生地	10克	钩藤	10克	紫草	10克
玄参	10克	苦桔梗	10克	石菖蒲	10克
黑山栀	10克	净连翘	10克	赤芍	10克
大贝母	10克	淡黄芩	10克	六一散(包)	15克

另服 牛黄清心丸1粒

身热下降,神识半醒,抽搐现象已减2/3,小便仍失禁,原方加减。

南沙参	15克	玄参	10克	紫草	10克
苦桔梗	10克	丹皮	10克	黑山栀	10克
石菖蒲	10克	茯苓神(各)	10克	川石斛	10克
郁金	10克	净连翘	10克		

牛黄清心丸续服。

神识已清,身热已退,肢体抽搐亦愈,上肢可轻度活动,幅度不大,排尿仍用集尿袋。两脉虚弦,原方加减。

南沙参	10克	川石斛	10克	赤白芍(各)	10克
丹皮	10克	黑山栀	10克	枳实	10克
全瓜蒌	10克	天花粉	10克	合欢皮	10克
大麻仁	10克	竹茹	10克	泽泻	10克

[按] 中西医结合治疗,病情恢复较快,已能自己进食,中医治则,清热、养阴、止痉、开窍、化湿,诸法进行调治。

外伤引发头痛,性格改变

蔡×× 女 29岁 中国台湾

头额昏痛,气候变化,情绪不舒畅即起,盖起头部外伤之后,已经半年,未见轻减。治以和营通络止痛。

白夕利	9克	钩藤	9克	大川芎	15克
当归	9克	大丹参	15克	明天麻	9克
香白芷	6克	制僵蚕	9克	延胡	9克
桃仁	9克	红花	6克	三七粉	3克分二次吞

[按] 和营活血,加祛瘀法,对此等症有一定疗效。

王×× 女 51岁 浙江

外出旅游,外伤,抢救后入当地高压氧舱2月余,神志逐渐恢复,神识模糊,视物欠清,头痛绵绵,返沪后休养月余,疾病恢复不理想,特来要求中医调治,希能早日恢复,刻诊神识似清,坐轮椅而来,视物仍不清,头痛绵绵,测血压130/80,脉濡少力,对答慢,时切题,时模糊,神识清,据家属讲,在家也如此,即时清时欠清,对二便能叫喊,活动需人扶持可勉强走,很缓慢,嘱每日多次,扶她锻炼,伸舌正常,舌润,苔浮薄,纳可,勉强可自进,拟和营通络利节。

刺蒺藜	9克	大丹参	30克	钩藤	9克
延胡	9克	制僵蚕	15克	当归	15克
大川芎	9克	石菖蒲	9克	明天麻	9克
枸杞子	15克	青葙子	9克	茺蔚子	9克
大白芍	9克	茯苓神(各)	9克	续断	9克
陈胆星	9克	参三七(研)	3克分二次吞		

服上药后,头痛、视力均趋好转,前方加减进治。

全当归	9克	大丹参	30克	刺夕利	9克
明天麻	12克	枸杞子	15克	制僵蚕	9克
蔓荆子	9克	大川芎	9克	桃仁	9克
大白芍	9克	石菖蒲	9克	延胡	9克
决明子	9克	沙苑子	9克	女贞子	9克

[按] 和营通络利节,经治以来,诸恙明显好转,复方加用补益肾气药物,症状赓续好转,缓解,消退,随访3个月后,诸恙恢复八成,5个月后,基本正常,诸症消失,可以自己缓慢行走矣。

刘×× 女 35岁 上海北蔡

脑外伤后多话,性情暴躁,皮疹搔痒,要求中医调治,但不愿服中汤剂。

丹参	9克	合欢花	9克	淮小麦	30克

上3味煎汤过珍珠粉0.3克,早晚各一次。

另 绿豆煎汤作点心服

[按] 平肝安神,清热止痒法。后悉服上药后,症状缓解。2月后,症状消失,已如常人。

潘×× 男 36岁 江苏靖江

脑外伤后经常头晕,做事不称心即发火,邻居们均说性格和伤前完全两样,特来沪要中医药调治。诊得精神状态尚平稳,对答切题,两脉往来不调,眠差,纳平平,舌润,苔浮腻,脉濡,重按有力。

白蒺藜	10克	钩藤	10克	甘菊	10克

当归	10克	大丹参	15克	白术芍(各)	15克
明天麻	10克	制半夏	10克	陈皮	10克
黑山栀	10克	柏子仁	10克	辰茯神	15克

和营平肝,安神法方服后,性格已见改善,唯头晕仍未消失,原方加减进治。

白蒺藜	10克	大白芍	15克	炙甘草	10克
淮小麦	30克	大丹参	10克	当归	10克
茯苓	10克	辰茯神	15克	柏子仁	15克
郁金	10克	合欢皮	10克	白术	10克
陈皮	10克	明天麻	10克	红花	6克

上法系养血宁心安神法,前后2月,特来电悉症状已全部消失,性格恢复正常矣。

胸、肋、腰刺痛

李×× 女 63岁 江苏盐城

胸肋腰肋刺痛,已月余,呼吸弯腰不利,要求中医药调治,拟和营通络,理气止痛。

白蒺藜	10克	旋复花(包)	10克	柴延胡(各)	10克
当归	10克	大丹参	15克	川续断	10克
枳壳	10克	郁金	10克	桃仁	10克
制香附	10克	炙苏梗	10克	广木香	10克

[按] 服药2周,症状消失。

梁×× 女 59岁 中国香港

用力后,两胁肋下隐痛,时伴刺痛,已经2月,在外检阴性。患者家务繁忙,夜卧少,晚12时才上床,早晨5时不到即起床,此种生活习惯已好多年,诉未有外伤,拟养阴疏肝,通络止痛调治。

柴延胡(各)	6克	当归	9克	制香附	9克
大白芍	9克	橘络	6克	郁金	9克
络石藤	9克	丹参	9克	秦艽	9克
茜草	9克	桃仁	6克	酒炒桑枝	9克
丝瓜络	9克	制黄精	9克	女贞子	15克

[按] 服药后3月,悉症状基本已消失,气候变化时,偶有不适,无隐痛及刺痛,嘱原方隔日1帖再服1月。

第六章
泌尿系病证

肾炎

倪×× 女 72岁 安徽

面目浮肿,咳嗽不扬,已经旬日,近伴尿少。

前胡	9克	蝉蜕	6克	苦桔梗	9克
大力子	15克	光杏仁	9克	象贝母	9克
赤芍	9克	防风己(各)	6克	桑苏叶(各)	6克
太子参	15克	茯苓皮	15克	泽泻	9克

上方3帖后,尿畅多,面目浮肿大褪,咳嗽已止。

太子参	15克	白术芍(各)	15克	制半夏	9克
陈皮	9克	茯苓皮	9克	淡黄芩	9克
桔苏梗(各)	6克	象贝母	9克	丹皮参(各)	9克
黑山栀	9克	冬瓜子皮(各)	6克	焦苡仁	15克

[按] 初诊疏风宣肺分利法,继则益气加疏泄同治获效,尿蛋白从(20)到(1),肿消,无咳嗽,进食如常。

王×× 女 23岁 甘肃天水

向有肾病(在外西医已确诊)。不时感冒,来诊时,形寒怕冷,面色略㿠,咽喉肿痛。在外检有扁桃体肿大,IgA肾病,肺肾不足之体,伴有外邪。急拟疏邪肃肺,清热化湿,消肿止痛法进治,一待肿消,即去医院,请外科医师会诊,切除扁桃体。

大力子	9克	南沙参	9克	苦桔梗	9克
赤芍	9克	双花	9克	大贝母	9克
制僵蚕	9克	马勃	6克	山豆根	9克
制半夏	9克	陈皮	9克	竹茹	9克

咽喉肿痛已愈,后即切除扁桃体,刻诊神疲力乏,面色少华,纳差,腰膂酸楚,尿检红白

细胞存在,拟益气养阴,清热化湿法。

党参	9克	炙黄芪	9克	大生地	9克
白术芍(各)	9克	真阿胶	9克	生蒲黄	9克
当归	9克	云茯苓	9克	茜草炭	9克
炒丹皮	9克	黑山栀	6克	藕节炭	9克

服上药颇适,精力好转,仍易感外风,两脉虚濡,舌润质淡,苔薄浮腻,原方加减。

生熟地(各)	9克	砂仁	3克	党参	9克
炙黄芪	9克	白术芍(各)	9克	当归	9克
杞子	15克	淮山药	9克	陈皮	6克
云茯苓	9克	炙甘草	6克	大川芎	6克

[按] 首用清利咽喉,继用益气养阴,清化湿热法,最后用补养气血法,1年后随访,面色红润,肾功能正常,未再有感冒,尿检阴性。

邵×× 男 61岁 浙江丽水

在外确诊为肾功能衰竭,测肌酐在400以上。诊得面色少华,形寒怕冷,力乏尿少,纳平平,眠尚可,脉虚濡滑,舌胖白,苔色灰腻而浮。

党参	9克	炙黄芪	9克	白术	9克
法半夏	9克	陈皮	9克	丹皮参(各)	9克
全当归	9克	大川芎	9克	桃仁	9克
红花	6克	女贞子	21克	仙灵脾	9克
车前子草(各)	9克	茯苓	9克	菟丝子	9克

药后精神好转,精力也转佳,血肌酐下降为355,来电要赓续调治。

上方续服。

接来电,续服上药后,检血肌酐已退至200以内,喜甚,上方未更改,再连服1次,测血肌酐,已恢复正常矣。

[按] 益气和营,补肾法,收到明显疗效。

钱×× 女 23岁 无锡

肉眼血尿,尿常规蛋白++,红细胞+++,住院对症处理,尿蛋白及红细胞均转阴后出院,不久又有肉眼血尿,尿蛋白++出现,临床无何不适,测肌酐60,特来上海,要求中医药调治。诊得一般情况可,纳眠佳,临床无何不适,拟养阴益气,固摄法调治。

大生地	15克	大白芍	15克	白术	15克
太子参	15克	法半夏	10克	陈皮	10克
淮山药	20克	全樱子	15克	杜仲	10克
蒸萸肉	10克	杞子	10克	丹皮参(各)	10克

| 黑山栀 | 10克 | 茜草炭 | 10克 | 女贞子 | 10克 |

1月后,悉尿蛋白已消失,红细胞在正常值内,要求继续治疗,方意同上。

党参	15克	白术	15克	法半夏	10克
陈皮	10克	大白芍	15克	蒸萸肉	15克
金樱子	10克	生牡蛎	15克	女贞子	10克
淮山药	20克	藕节炭	10克	丹皮参(各)	10克
沙苑子	10克				

患者服药同时,嘱服冬虫夏草,尿蛋白即消失,随访半年,除中药续服外,虫草也未停服。后又半年,中药改为每周2~3帖,虫草未减量,常作尿检,均阴性,又半年后,中药停,虫草续服,尿常规仍正常。

[按] 本例中药虫草同用,收到较好疗效,因患者心切故加用虫草,也有不用虫草,但服中药获痊愈者。

邬×× 男 67岁 岳阳

遍体浮肿,食欲减退,常伴头晕,肌酐280,未透析,要求用中药来调理,特来沪,测得血压160/100,体质欠佳,精力尚可,面色少华,脉虚弦,舌略胖,拟方调治。

当归	10克	大丹参	15克	白术	15克
清半夏	10克	陈皮	10克	枳实	10克
淡干姜	10克	杜仲	10克	巴戟天	10克
生地	10克	桃仁	10克	红花	6克
泽兰泻(各)	10克	防己	10克	冬瓜子皮(各)	20克
淮牛膝	10克	制军	10克		

服药后,尿量增多,浮肿略退,测血压150/95,精力自觉有好转,头晕已愈,纳馨,要求续治。

党参	15克	炙黄芪	10克	大生地	15克
红花	10克	姜半夏	10克	陈皮	10克
丹参	15克	淮牛膝	10克	泽兰泻(各)	10克
猪茯苓(各)	15克	防己	10克	制军	10克
冬瓜子皮(各)	15克	枳实	10克		

浮肿续退,血压已降到110/80,测肌酐220,要求再为调治。

当归	10克	大丹参	15克	姜半夏	10克
陈皮	10克	淮牛膝	10克	制军	10克
枳实	10克	泽兰泻(各)	10克	沙苑子	10克
党参	15克	白芍术(各)	10克	茯苓神(各)	10克
生地	10克	红花	6克	焦苡仁	20克

[按] 肾衰,急则治标,用温胆加温运法,症状缓解,复1、2均宗上法加减,症状大减,肌酐从280下降到220,且继续下降,浊阴尚未消散,离沪时患者精力大好,纳佳,尿畅,眠安,血压测得100/80,肌酐未测,浮肿已消褪,返岳阳后,嘱继续中药调治希肌酐能下降到正常值内,后即失去联系。

翁陈×× 女 65岁 中国台湾

已确诊尿毒症,近增胸闷、泛恶、心慌,暂拒透析,特来沪中医诊治,诊得形神虚弱,面色少华,测血压130/80,肌酐400,尿量减少,比重1.006,蛋白+++,脉濡少力,舌苔浊腻,急拟温肾泄浊法调治。

白术	15克	姜半夏	15克	青陈皮(各)	10克
熟附块	10克	砂蔻仁(各)	6克	泽泻	10克
枳壳实(各)	10克	川椒目	6克	仙灵脾	10克
胡芦巴	10克	川牛膝	10克	汉防己	10克
姜竹茹	10克	四神丸(包)	10克		

药后,病情稳定,且诸恙有轻度改善,自己精神爽气,因急于回台,嘱原方可续服,不久失去联系。

[按] 尿毒症,中医常用宣中泄浊,或温中泄浊,因浊由肾排泄功能差引起,不若用温肾泄浊较为好,临床上亦似优于前2者。

管×× 女 27岁 江西

两腰酸痛,过去有尿频、尿急、尿痛,用抗生素1月余,尿检多次才转阴,而腰酸痛仍有,仅程度减轻,诊得两脉沉细,舌润,苔薄腻,纳可,阴虚夹湿,治以养阴清热,和中化湿。

细生地	9克	赤白芍(各)	9克	北沙参	9克
制首乌	9克	川续断	9克	白术	9克
制半夏	9克	陈皮	9克	川黄柏	6克
桑寄生	9克	淮山药	15克	茯苓	12克
车前草	9克	焦苡仁	15克		

腰酸得减,尿频仍有,尿检阴性,纳佳,上方加减。

太子参	12克	白术芍(各)	9克	北沙参	9克
川续断	9克	桑寄生	9克	云茯苓	12克
苦玄参(各)	9克	女贞子	9克	菟丝子	9克
姜半夏	9克	陈皮	9克	沙苑子	9克
焦苡仁	15克	车前子(包)	9克		

[按] 经治以来,症状稍减,检尿常规白细胞已正常,尿频尚未消失,嘱上两方仍可继续调服。

方×× 女 32岁 宁波

两侧腰酸,小便时频时涩,偶伴身热,已经有年。在外拟诊为肾盂肾炎,一经乏力,症状即起,两脉沉细而濡,纳眠平平。拟养阴益气、清热化湿。

太子参	15克	白术	9克	南沙参	9克
大生地	9克	川石斛	9克	赤白芍(各)	9克
丹皮参(各)	9克	黑山栀	9克	川黄柏	9克
苦玄参(各)	9克	川牛膝	9克	川草薢	9克
焦苡仁	15克				

药后症状明显缓解,原方续服1次,症状基本消失,患者因此病迁延,引发轻度精神忧郁症状,亦随之消失,但仍不时要冒出,原方改为疏肝解郁,清热利湿。

柴胡	9克	川楝子	6克	合欢皮	9克
郁金	9克	辰茯神	9克	黑山栀	9克
丹皮参(各)	9克	炙远志	9克	淮小麦	15克
土茯苓	15克	川石斛	9克	苦参	9克
焦苡仁	15克	生炙甘草(各)	3克	川草薢	9克

急性尿感又起,用抗生素1周,腰酸也起,检尿酸碱(即pH)8.5,再拟疏肝和胃,清热化湿。

柴延胡(各)	9克	川楝子	9克	赤白芍(各)	9克
丹皮参(各)	9克	黑山栀	9克	川黄柏	9克
炒知母	9克	制半夏	9克	陈皮	9克
土茯苓	15克	泽泻	9克	合欢皮	9克
车前草	15克				

诸恙均减,上方续服。

[按] 肾盂肾炎,反复发作,腰酸频发,延久非宜,中西结合诊治,收效更快,患者反复发作已10余年,加强体质锻炼,减少发作因素,更为重要。

朱×× 女 27岁 盐城

分娩时大出血(剖腹产)不止,切除子宫,大量快速输血,引起肾衰,急诊转院来沪。刻诊,全身浮肿,呼吸窘迫,面色暗滞,测血肌酐400以上,尿涩少,24小时仅300毫升,病属殆危。原拟即刻血透,会诊协商决定,一面密切观察,一面服中药治疗,希能尿量增多,肌酐下降,脉来疾速虚濡,急拟方益气养阴,和营通利法调治。

太子参	30克	南沙参	30克	当归	15克
赤白芍(各)	15克	大丹参	30克	茯苓皮	30克
汉防己	9克	川牛膝	9克	枳壳	9克

沙苑子	9克	桃仁	9克	泽泻	9克
制香附	9克	冬瓜子皮(各)30克		炙甘草	9克

进第3帖中药时,尿量突然增多,遍体肤肿明显消退,整个全身情况,有所好转,此时决定不进行血透,继续中药调治,一面西医对证处理,脉呈缓和,气急平,呼吸接近正常,神情稳定,能进流汁及半流质,服中药到12帖时,人已下床,能进普通饮食,测肌酐已接近正常,面色已如常人,患者要求去盐城看望婴女,为医院婉拒,一面继续中药调治。

太子参	15克	制首乌	9克	当归	9克
炙黄芪	9克	杞子	15克	丹皮参(各)	15克
赤白芍(各)	9克	沙苑子	9克	茯苓神(各)	9克
大生地	9克	郁金	9克	焦苡仁	15克
桃仁	9克	川续断	9克	焦楂曲(各)	9克
浮淮小麦(各)15克					

一度返乡,此次来沪一面复查,一面要求中医继续调治。血检肌酐已正常为70,肝功能总蛋白80,白球比例正常,仅 r‑gt 偏高,全身情况良好,面色红润,血压正常,脉沉细,舌略胖,苔色白浮,二便正常,原方加减进治。

太子参	15克	大生地	15克	全当归	9克
制首乌	9克	杞子	9克	川楝子	9克
白术芍(各)	9克	合欢皮	9克	郁金	9克
茯苓神(各)	9克	枳壳	9克	炒柴胡	6克

[按] 本例因大出血,快速输血引起肾功能衰竭,病急,浮肿、尿少、气急、中西医结合治疗,转危为安,最后以调摄肝肾为主立方。

林×× 女 76岁 美国

尿频、尿急、屡发,时伴身热,腰膂酸楚。

细生地	15克	小木通	6克	川草薢	15克
柴前胡(各)	6克	土茯苓	21克	制半夏	9克
陈皮	9克	瞿麦	9克	萹蓄	9克
川牛膝	6克	碧玉散(包)	21克	车前子	15克

身热已退,尿频亦减,腰楚未痊,前方加减。

南沙参	9克	川石斛	9克	赤白芍(各)	9克
碧玉散(包)	15克	黑山栀	9克	土茯苓	15克
丹皮	9克	制半夏	9克	苦参	9克
泽泻	9克	车前子	15克	陈皮	9克

诸恙均愈,原有肾下垂,常服补中益气丸,现常伴尿失禁。

补中益气丸,金锁固精丸。

[按] 急则治标,八正和火府丹治疗,症状大减,改用养阴清热化湿获效,因有肾下垂及尿失禁,改用补中益气及固精丸调服,数月后来电,悉腰酸及尿失禁已消失。

董×× 女 82岁 中国台湾
平素体健,此次检有肾功能减退,血肌酐280,神清,腹膨大,两下肢浮肿,食入脘口作胀,舌紧小,苔白腻,脉弦滑,尿少。

苍白术(各)	9克	制半夏	9克	陈皮	9克
熟附块	9克	川桂枝	9克	大白芍	15克
滑石	15克	砂仁	6克	茯苓皮	30克
广木香	6克	冬瓜子皮(各)	30克	川牛膝	9克
车前子	15克	枳壳实(各)	9克	姜竹茹	9克

[按] 温胆加真武法治肾功能减退浊阴凝聚,可有帮助,病员年事已高,急急透析,再加服中药调治,较为可取。

高×× 女 34岁 烟台
肾病综合证,激素治疗,一度缓解,因工作劳累过度,蛋白尿又出现,且增多,肌酐又上升,西医要透析治疗,病员未同意,由友人介绍来沪中医诊治,诊得血压因服西药控制,尿蛋白++,满月脸,舌胖,脉虚弦,苔腻,眠差,纳可。

太子参	15克	白术芍(各)	15克	丹皮参(各)	15克
大生地	15克	蒸萸肉	15克	淮山药	15克
制半夏	10克	陈皮	10克	沙苑子	10克
泽兰泻(各)	10克	茯苓神(各)	15克	枳壳实(各)	10克
制军	10克	知母	15克	巴戟天	10克
砂仁	6克				

另加服金水宝。

服药以来,诸恙平平,测肌酐仍上升,但已趋缓,蛋白尿时阳性,时阴性,原方加减。

党参	15克	炙黄芪	10克	当归	10克
丹参	15克	桃仁	10克	生地黄	15克
沙苑子	15克	金樱子	10克	制半夏	10克
陈皮	10克	砂仁	6克	茯苓神(各)	10克
川黄连	10克	淮牛膝	10克	白芍术(各)	10克

[按] 服药已3月,自觉精力较前振作,唯肌酐仍未控制上升,纳眠俱可,卧则多梦,仍坚持不透析,要求中药继续调摄。

| 党参 | 15克 | 炙黄芪 | 10克 | 当归 | 10克 |
| 大丹参 | 15克 | 白术芍(各) | 10克 | 蒸萸肉 | 10克 |

巴戟天	10克	淮牛膝	10克	桃仁	10克
红花	6克	川黄连	10克	知母	10克
炙甘草	10克				

[按]服药已五月,肌酐未上升,亦未下降,半年来未有感冒,一般情况可,已半天上班,两脉虚弱少力,舌仍胖,眠梦多,纳可,要求续治。

生熟地(各)	10克	白术芍(各)	15克	制半夏	10克
陈皮	10克	当归	10克	大丹参	15克
砂仁	6克	熟附块	10克	川黄连	10克
沙苑子	10克	茯苓神(各)	10克	炙甘草	10克

又2月后,测肌酐略有下降,精力尚佳,工作仍半天,两脉仍软弱少力,舌仍胖,上方续服。

又2月后,病情逐步好转,肌酐未测,尿量增多,纳眠可,后因"文革"未再随访到,后果不详。

本例治则,初诊因激素刚停,副作用明显,中药益气养阴,和胃健运,化湿清热法调治,复一用上法略作调整,加大清热药,复二仍沿用上法,复三因上三次针对停激素,改增用附块,肌酐开始略下降,尿量增多,后即失去联系。

上述诸方,药味较杂,因中药对激素副作用还缺少经验来纠正,而且激素停用未按西医口嘱,一停就全部停用,此上诸方供后学者参考。

曹×× 女 23岁 山东

肾病综合证,一度用激素治疗,症状缓解,尿蛋白从(+++)→(±),一年后,持续用西药,后即停药,3月不到,尿蛋白从(±)→(+++),形神乏力,再度用西药,尿蛋白常在(++)到(+++)之间,未再下降,即来上海,要求中药调治,诊得,面呈圆月,脉虚弦,舌胖,面色少华,眠差,纳食可。

党参	15克	炙黄芪	10克	白术芍(各)	10克
沙苑子	10克	熟附块	10克	参三七(研分二次吞)	3克
女贞子	15克	仙灵脾	10克	柏子仁	10克
茯苓神(各)	10克	泽兰泻(各)	10克	夜交藤	15克

[按]接来信,悉服药2个月后,已停激素,尿蛋白维持在(+)—(±)之间,嘱原方可续服,过去治则,常以补肾健中泄浊法,自用温补加活血法后,尿蛋白可一直维持在上述范围内,因时间不长,病例很少,尚待观察,以后作出小结。

乳糜尿、乳糜血尿

李×× 男 38岁 福建

尿混如洗肉血水,惊恐万分,无痛,外院膀胱镜检未见异常,乙醚试验阳性,病已确诊,特来沪要求中医治疗。

太子参	15克	白术	10克	炙升麻	10克
炙柴胡	10克	当归	10克	炙黄芪	10克
炙甘草	10克	丹皮炭	10克	茜草炭	10克
血余炭	10克	陈皮	10克	藕节炭	10克

[按] 乳糜尿和乳糜血尿，过去丝虫病流行区发病率较高，现已少见，发病之因，主要淋巴液在全身淋巴系中周流时遇到淋巴系统某些部分梗阻，不通畅，淋巴管内压力升高，淋巴液通过尿排泄系统并入尿流，随尿排出而形成，临床上可见到单纯淋巴尿液，带血淋巴尿液，治则分保守和手术，目前保守治疗以卧床休息，中药治疗，中药治疗中本人体会以补中益气汤意加减疗效较高，如遇到乳糜血尿有血块堵塞时，可加服小苏打，本例经卧床休息，中医药上法治疗后，尿中血和乳糜逐渐减少，尿液变清，尿常规阴性，乳糜乙醚试验也阴性，而返福建，临返时，嘱暂时不要劳动过度，常服中药补中益气丸巩固。

耿×× 女 35岁 安徽

西医确诊为乳糜血尿，经久不愈，特来沪要求中医药治疗，诊得患者一般情况可，形神较软，大便日解，两脉虚濡，拟补中益气法加减调治。

党参	15克	炙黄芪	10克	白术	10克
炙柴胡	10克	当归	10克	川续断	10克
淮山药	15克	炙甘草	10克	双寄生	15克
荷蒂	四枚	陈皮	10克	炒槐花	10克
仙鹤草	15克				

乳糜血尿病，经头低脚高位卧，服上药10帖后，症状即消失，尚须继续卧床，中药续治，上法加减。

党参	15克	炙黄芪	10克	宋半夏	10克
陈皮	10克	白术	10克	淮山药	15克
焦楂曲(各)	10克	炙升柴(各)	10克	炙甘草	10克
沙苑子	10克	茜草炭	10克	荠菜花	6克
藕节炭	10克				

[按] 乳糜尿和乳糜血尿由病感染病变，常在肾蒂，中医认为系气化失职，不能分泌清浊，脂液流入尿路而成，因尿液混浊如膏，故中医名曰膏淋，中医治则，调气化、分清浊、头低脚高位卧，已助中医治则之一法，病愈即回。

蒋×× 男 41岁 安徽

尿乳白色月余，在外已确诊为乳糜尿，特由其友人介绍来沪诊治，一般情况可，略瘦，纳眠好，拟方调治。

太子参	15克	炙升麻	10克	制半夏	10克
炙黄芪	10克	川续断	10克	合欢皮	10克
炒柴胡	10克	炙甘草	10克	焦山楂	10克
白术	10克	当归	10克	淮山药	10克
陈皮	10克	荷蒂	5枚		

服药后,乳糜尿改善不明显,仍在继续体力劳动,嘱一面服中药,同时卧床2周,观察1月后,因卧床不劳动,一面中药调治,乳糜尿基本消失,嘱中药续服,可以轻度下床活动,巩固疗效。

肾下垂

马×× 女 33岁 无锡

怀孕前有尿蛋白史,无高血压史,小孩现已5岁,肾功能正常,血压正常,但常有尿急、尿频、无尿痛,尿检红、白细胞,少许蛋白,西医用抗生素,未见好转,患者时诉腰酸,过去有忍尿史,最后经B超示两肾下垂,个体消瘦,纳可眠差,脉细濡,舌润,苔浮薄,拟予调摄。

太子参	15克	炙黄芪	9克	炙升麻	6克
炙柴胡	6克	白术芍(各)	9克	合欢皮	9克
陈皮	6克	川续断	9克	桑寄生	9克
杜仲	9克	荷蒂	3枚	柏子仁	12克

服上药后,腰酸大减,尿检,偶有红细胞,前方有效,继续进治。

[按] 本例系双肾下垂引发腰酸尿频尿急症状,抗生素治疗后尿中红、白细胞减少不明显,确诊为肾下垂后,中医用补中益气调治,获得可喜疗效,后改服补中益气丸,2月后,悉症状消失,丸药仍定时续服中。

周×× 女 32岁 浙江台州

腰酸伴小便色红,常规检尿,有时红细胞(-),时满视野,泌尿系检(-),B超示双肾活动度>3厘米,尿未检出管型及蛋白,拟方进治。

炒柴胡	10克	炙升麻	10克	太子参	15克
川续断	10克	桑寄生	15克	丹皮参(各)	15克
炙黄芪	10克	白芍术(各)	10克	茜草炭	10克
荷蒂	4枚	女贞子	25克	墨旱莲	10克

[按] 腰酸尿血,泌尿系检阴性,超声波示两肾活动度大于3厘米,拟诊为肾下垂,用补中益气法调治,症状(主要是腰酸)大减,尿红细胞已减少,嘱本方可常服,另睡眠时,最好以头低脚高位卧,轻者可得康复,平时尽量减少负重上楼梯,或远行,病愈后返。

刘×× 女 48岁 湖州

镜检血尿,负重多站后即起,卧平后尿检,红细胞在正常值内,卧时两腰部经常不适,翻身时腰部沉重感,在外多次治疗,鲜效。患者形丰,特来沪调治,嘱先去医院超声波测肾活动度,直立和头低脚高位再测,结果左肾活动度在8厘米以上,有侧在10厘米。按此立方,测血压125/80。

党参	15克	炙黄芪	15克	白术	15克
陈皮	9克	炙升麻	9克	炙柴胡	9克
当归	9克	川续断	9克	炙甘草	9克
桑寄生	15克	合欢皮	9克	荷蒂	4枚

[按] 肾下垂已确诊,用补中益气法治疗,劳逸结合,尤以不负重上扶梯更要留意,本病症状缓解后离沪。

程×× 女 41岁 湖南

形丰,体重超标,腰酸、尿检红细胞阳性,卧平则适,两脉沉细,重按少力,测血压正常值内,要求中医药调治。

补中益气丸,六味地黄丸。

[按] 本例在外测肾活动度为6厘米,中医按肾下垂论治,每晚睡在床脚抬高卧铺上,持之以恒,腰酸可缓解,床脚抬高,逐日用砖填,到1尺左右,人卧其上,两肾可复位,一面体育锻炼腹背肌肉,两相配合,奏效较好,形丰之人,常被误解无肾下垂症,谨需在临床上留意及此,肾下垂病常被忽略,早期一经诊断正确,疗效颇佳,延久,病情缠绵,治疗每延长,但经上法治疗,亦可获愈。

肾结石 输尿管结石

胡×× 男 34岁 中国台湾

左腰酸痛,伴有镜检血尿,在外摄片示左肾结石,膀胱内有血块,已经冲洗排出,拟方益肾化湿排石。

大生地	20克	赤白芍(各)	15克	川草薢	15克
滑石	15克	川续断	9克	丹皮参(各)	15克
川牛膝	9克	金钱草	15克	汉防己	9克
石苇	9克	女贞子	20克	沙苑子	9克
菟丝子	9克	巴戟天	9克		

[按] 肾石病,属中医沙、石淋范畴,系下焦湿热蕴结而成,肾气足,则湿热易被分清随尿排出,故处方在分利下焦湿热时,可酌加补益肾气药物,可收到较好疗效,肾石较

大,超过1.5厘米时(结石横径)则以手术或震波碎石较妥,本例结石在1厘米以内,不久即排出。

毛×× 男 50岁 美国

肾结石反复尿血,检结石较小,可保守治疗。

生地	15克	当归	12克	丹参	15克
川续断	9克	菟丝子	9克	补骨脂	9克
沙苑子	9克	滑石	9克	泽泻	9克
淮牛膝(各)	9克	汉防己	9克	金钱草	15克
冬葵子	9克	冬瓜子皮(各)	15克		

[按] 补肾加分利,比单纯用分利清热排石法,疗效较高。后悉曾陆续排出。结石较小,边缘光滑,内含钙较低,故摄片不易显影,不若B超易测出。

本病例随访多年,悉1年或2年内,常有1到2次腰痛尿红细胞出现,服药后,不久即排石,结石大小常在0.8厘米左右,边缘光滑,这和尿酸代谢有关。

沈×× 男 35岁 美国

腰痛,尿血,检出输尿管结石,不愿手术要求中药排石。

当归	15克	生地	15克	川续断	9克
冬葵子	9克	川牛膝	9克	汉防己	9克
泽泻	9克	滑石	9克	菟丝子	9克
补骨脂	9克	金钱草	15克	女贞子	9克
车前子草(各)	15克	熟附块	9克		

[按] 尿石病,古称砂淋、石淋,临床常以清利下焦湿热为法,缘湿热之形成,常因伴肾气不足或虚弱而蕴结,故方中用常法时加入少许温补肾气或肾阳药,以助气化,推动结石下行排出,3月后悉结石已排出。

许×× 男 50岁 合肥

在外检出血尿酸偏高,诉两肾散在小结石,腰部酸痛频发,四肢大小关节酸痛,形丰,饮食以膏粱厚味为主,两脉弦大,舌苔浊腻,拟方调摄。

制半夏	9克	苍白术(各)	9克	川萆薢	9克
汉防己	9克	川淮牛膝(各)	9克	滑石	15克
菟丝子	9克	土茯苓	15克	山茨菇	9克
威灵仙	9克	秦艽	9克	川续断	15克
车前子草(各)	9克				

[按] 药后,两肾区酸痛大减,有小结石陆续排出,检血尿酸亦下降,是属合适,并悉小

关节酸痛已减轻,嘱原方可以续服,告以本方可降低血尿酸,平时少食含嘌呤多食品及饮料。

姚×× 男 45岁 澳大利亚悉尼

两肾结石,震波碎石后,两腰肾区胀痛,检两肾外形肿大,结石部分尚未消失,胸部有积水征。趁车如稍巅波,腰部刺痛难忍,尿检红细胞(++),察视痛苦貌,动作缓慢,脉滑数,呼吸浅,如作深呼吸,即感腰部胀痛,拟方进治。

苏梗	10克	当归	10克	川续断	10克
柴延胡(各)	10克	制香附	10克	青陈皮(各)	10克
猪茯苓(各)	15克	五灵脂	10克	金钱草	15克
泽兰泻(各)	10克	郁金	10克	丹皮参(各)	15克

震波碎石后,腰部肾区胀痛,胸腔积液,服药以来,胸腔积液已消失,腰部胀痛,明显缓解,尿红细胞仍(++),唯摄片肾石已消失,胃纳平平,夜卧欠安。

延胡	10克	当归	10克	川续断	10克
制半夏	10克	制香附	10克	青陈皮(各)	10克
郁金	10克	合欢皮	10克	柏子仁	10克
泽兰泻(各)	10克	猪茯苓(各)	10克	丹皮参(各)	10克
炒槐花	10克	炒地榆	10克		

腰部胀痛,尚未消失,深呼吸、负重后仍有隐痛,结石(-),胸腔积液(-),纳转佳,眠差,原方加减。

当归	10克	大丹参	15克	川续断	10克
制香附	10克	郁金	10克	合欢皮	10克
柏子仁	15克	茯苓神(各)	15克	杜仲	10克
酸枣仁	10克	焦苡仁	15克	夜交藤	15克
延胡	10克				

[按] 先后治疗3次,症状基本消失,两肾区检(-),尿检(-),纳眠转佳,唯腰部肾区仍偶有不适,尤其弯腰频或负重,或快步奔跑时尤甚,但很快即消失,原方可续服1~2次,处方均宗和营理气,消肿分利进治。最后加入安神之味。

章×× 男 37岁 南京

两肾结石,疼痛反复发作,时有小结石排出,未能检到,要求中药调治,以杜再发,诊得体健,不喜欢水,常饮咖啡,脉舌无异,拟养阴清热,利湿排石。

大生地	10克	当归	10克	川续断	10克
丹皮	10克	黑山栀	10克	川牛膝	10克
冬葵子	10克	防己	10克	泽泻	10克

| 滑石 | 10克 | 生甘草 | 6克 | 车前子(包) | 10克 |

[按] 分利下焦湿热法,半年后来电悉结石已排出,曾摄X线片及B超,两肾区均阴性。

马×× 男 35岁 安徽颖上

左肾上盏结石,特来沪要求中医排石。

大生地	10克	当归	10克	丹皮	10克
赤白芍(各)	15克	川续断	10克	丹参	15克
泽泻	10克	滑石	10克	熟附块	10克
车前子(包)	15克	生甘草	6克	沙苑子	10克

上药服后,嘱用手轻叩左肾,促其早日落下,1月后突感左腰酸痛,2天后疼痛消失,摄片,结石入输尿管,嘱上药可续服,患者要求复诊另开处方如下。

当归	10克	川草薢	15克	冬葵子	10克
赤白芍(各)	10克	滑石	10克	泽泻	10克
川续断	10克	生甘草	6克	车前子	15克
沙苑子	10克	川牛膝	10克	汉防己	10克

患者带上方回乡,一面服药,一面坚持在田间劳动,约1月余,左腰及左小腹部有轻度酸痛,可忍受,未休息,晚间有痛感及排尿意,随即排石。医院摄片,左侧尿路未见有钙化影,处方治则,初诊养阴益肾,分利湿热,复方和营利湿排石。

马×× 男 42岁 江西

两肾结石,多次在外治疗,仍反复形成,饮食已控制,且平时多饮水,先后已十余年,每次发作摄片,均见到双肾有钙化点,特来沪要求中药根治。询之,过去服药后有排石史,一度消失,旋即又发现结石形成,嘱先检测血及24小时尿钙检查,结果示甲状旁腺引发尿血及尿钙均增高,嘱内分泌科会诊,同意上述诊断,作甲状旁腺探查术,发现有3枚特别大,手术切除,术后再来门诊,要求中药调治,诊得一般情况可,纳眠俱好,二便如常,拟养阴益肾,和中化湿排石法调治。

南沙参	10克	川续断	10克	茯苓	15克
川石斛	10克	沙苑子	10克	丹参	15克
大白芍	10克	滑石	15克	车前子	15克
当归	10克	生甘草	6克	川朴	6克
清半夏	10克	陈皮	10克	砂仁	6克

用上法进治约2月余,肾内结石陆续排尽,随访1~3年,未再见复发。

蔡×× 男 42岁 上海

左侧输尿管结石,伴肾盂积水征明显,偶有左腰酸胀,西医准备手术,患者有顾虑,特来此要求中医药排石,诊得一般情况好,纳眠可,测血压120/80,脉舌无殊,拟方温肾利尿,化湿排石。

延胡	10克	冬葵子	15克	熟附块	10克
丹参	15克	滑石	10克	南沙参	10克
制香附	10克	泽泻	10克	沙苑子	10克
川续断	10克	川牛膝	10克	车前子	15克
当归	10克	桃仁	10克	防己	10克

服上药后,未感有何异常,偶有左肾区酸胀较服药前明显,约1月后腰酸胀逐渐减轻,排尿无殊,上方加减调治。

当归	10克	川续断	10克	车前子	25克
桃仁	10克	川牛膝	10克	滑石	10克
菟丝子	10克	冬葵子	10克	泽兰泻(各)	10克
沙苑子	10克	熟附块	10克	冬瓜子	15克
陈青皮(各)	10克	合欢皮	10克		

服药已近3月,腰酸胀基本消失,曾摄X线片,结石未增大,位置似有下移,上方再为加减。

党参	15克	杜仲	10克	熟附块	10克
生地	10克	川牛膝	10克	泽兰泻(各)	10克
当归	10克	菟丝子	10克	广木香	10克
白芍	10克	沙苑子	10克	补骨脂	10克
川续断	10克	制香附	10克	炙甘草	6克

服药先后已6个月,左侧腰部又有酸胀感,伴左下腹有隐痛,并有排尿意,但未见有结石排出,患者即日起,开始跑步,每次服药后,约跑半小时,以助结石早日排出。

上方未更换,续服到20天后,特别在跑路时,突感一阵腰酸下腹胀痛,接着有排石感,不久即排出结石,曾检得,形态和X线上钙化影相同。

[按] 服中药半年余,结石排出,喜甚。

钱×× 女 42岁 苏州

1984年因结石手术,翌年同侧输尿管下端因疼痛,检出结石梗阻,刻疼痛虽止,下腹部胀滞不适,排尿无殊,诊得两脉细数,拟排石法。

延胡	10克	柴胡梢	10克	制香附	10克
川牛膝	10克	冬葵子	10克	汉防己	10克
滑石	15克	泽泻	10克	车前子	15克
茯苓	15克	炙甘草	10克	熟附块	10克

[按] 清热分利法,颇合辨证,加附块,以助肾气,增强排石功能,尤其如伴有肾盂积水

征者,更合辨证辨病法,旬日后得悉结石已排出。

[又按] 可参阅拙著。

(1) 尿石病509例临床统计和分析。[1]
(2) 复发尿石病80例病因分析和探讨。[2]
(3) 补肾法与分利法对尿石病伴有肾盂积水的疗效观察。[3]

肾无功能

范×× 男 41岁 上海

右肾区经常酸痛,偶有绞痛,X摄片及静脉尿路造影示无功能,亦未见有钙化影,病员未感有结石排出,特来要求中医诊治,诊得形神可,叩击右肾区,未感有异常不适,纳眠好,两脉滑数,舌如常苔色浮薄,拟养阴和营,分化湿热。

生地	10克	川石斛	10克	延胡	10克
丹皮参(各)	10克	制香附	10克	川淮牛膝(各)	10克
川续断	10克	滑石	10克	女贞子	10克
泽兰泻(各)	10克	车前子草(各)	10克	沙苑子	10克

药后1个半月,症状消失,X片及静脉尿路造影,右肾显影清晰,平片阴性。

[按] 此病情肾无功能,笔者曾遇多例,且1962年在印尼诊治苏加诺总统病相同(有尿石史,肾无功能)。

尿路感染

王×× 女 28岁 上海

肝胃不和,胸脘时感不适,嗳气则舒。房事之后,经常伴发尿路感染,排尿刺痛,身热,两脉沉细,舌苔薄腻,治以疏肝和胃,分化下焦湿热。

柴延胡(各)	9克	川楝子	9克	小木通	6克
川草薢	9克	瞿麦	9克	萹蓄	9克
滑石	15克	丹皮参(各)	9克	生山栀	9克
合欢皮	9克	泽泻	9克	车前子	15克
制半夏	9克	川牛膝	9克	苦参	9克

[按] 本方以清下焦湿热为法,婚后房事伴发尿感,临床常遇到,如屡屡发作,可请泌尿科医师手术,有一定效果。

宁×× 女 43岁 上海

尿路反复感染,已经年余,先后均用龙胆泻肝法、萆薢分清法、八正及四苓散等进治,仍继续复发,西医多次检测均阴性,特来此要求调摄。

太子参	15克	炙黄芪	10克	当归	10克
赤白芍(各)	10克	川续断	10克	川黄柏	10克
泽泻	10克	沙苑子	10克	土茯苓	15克
车前草	15克	滑石	10克	生炙甘草(各)	6克

[按] 上方连服月余,未复发,又服2月余,仍未发。

[按] 原方立意,补益加化湿分利同治,竟获疗效,特此以备一格。

尿失禁

钱×× 女 54岁 浙江湖州

尿失禁3年,作膀胱颈部手术,术后始有效,后又逐渐出现。2年后,又恢复到术前症状,咳嗽、负重、打喷嚏即有尿漏出,西医拟诊为压力性尿失禁,要求来此中医药治疗,诊得一般情况可,纳眠佳,除小便不时自漏出外,余无所苦,脉濡,少力,舌苔浮薄,拟方如下。

(一)
党参	15克	炙黄芪	15克	炙升麻	10克
炙柴胡	5克	川续断	10克	沙苑子	10克
淮山药	10克	陈皮	10克	白术芍(各)	10克
全当归	10克	荷蒂	5枚	桑螵蛸	15克
法半夏	10克	金樱子	10克	柏子仁	10克

(一)
大生地	15克	党参	15克	南沙参	15克
大白芍	15克	炙黄芪	15克	陈皮	10克
淮山药	15克	桑螵蛸	15克	白术	10克
当归	10克	荷蒂	5枚	金樱子	10克
炙升柴(各)	5克				

上两方交叉服后,尿失禁基本消失,偶有咳嗽时尿滴漏出,但可忍住,喜甚,要求再调治巩固疗效。

党参	15克	炙升柴(各)	5克	大生地	15克
白术芍(各)	10克	沙苑子	10克	金樱子	10克
桑螵蛸	15克	淮山药	15克	菟丝子	10克
制半夏	10克	陈皮	10克	柏子仁	10克
当归	10克	甜苁蓉	10克	决明子	10克

[按] 尿失禁,中老年体弱者常见,颇以为苦,一度手术后好转,旋又复发,经用中药调治后,症状基本消失,后负重,咳嗽,已不会有尿漏出,中医治则,补中益气加桑螵蛸散加减,竟获痊愈。

杨×× 女 86岁 西安

近年来,小便经常易漏出,旋即常听到自来水响,已会禁不住尿漏出,后即不敢赴宴作客,特来要求解决。诊得,一般情况尚健,但有虚胖感,脉濡,舌略胖,不愿服药,要求用丸药调治,多喝汤、水、怕漏尿。

(一)补中益气丸

(一)金锁固精丸

(一)桑螵蛸散

[按] 因人在西安,服上药后,不便来沪。要求继续调治,去电,用桑螵蛸一味,量10克煎浓汤2次服,一日量,另加服上药丸,约1月后,来电悉,症状十去其八,续上药服2周后,获愈,更喜,虚胖现象也已大改善矣。

闵×× 女 38岁 江西

西医诊断为压力性尿失禁,不愿手术,其友人特介绍来此,要求中医药治疗。诊得略消瘦,病起产后手术即有此症。小孩已十岁,症状未见缓解,脉濡,重按无力,测血压110/68,无头晕、纳眠可,舌如常,卧则多梦,时有遗尿。

柴胡	10克	金樱子	10克	川续断	10克
炙升麻	10克	芡实	10克	荷蒂	5枚
炙麻黄	6克	茯神	10克	郁金	10克
大白芍	15克	合欢皮	10克	白术	10克
淮山药	15克	桑螵蛸	15克	陈皮	10克
麦谷芽(各)	10克	炙甘草	6克	煅牡蛎	15克

2月后,来复诊,形略胖,面有喜色,诉上药服到1月后,症状逐渐缓解,续服上药后,已满2月,症状大减,特要求上方加味,脉较前有力,上方续服,另加补中益气丸和人参黄芪丸10克煎汤服。

[按] 上方加丸药加参芪煎汤服约2月,来电悉症状已消失。偶负重上扶梯时有尿感,未有小便漏出,大喜,多年凤疾,基本已愈。

前列腺炎

何×× 男 38岁 温州

会阴部胀滞,隐痛,排尿欠畅,尿后余沥,影响性欲,在外检出前列腺液白细胞40以上,拟诊为前列腺炎,实中医之下焦湿热为患也。

生军(后入)	9克	苦参	9克	忍冬藤	30克
川草薢	15克	瞿麦	12克	萹蓄	15克
炙地龙	9克	猪茯苓(各)	15克	滑石	9克

青黛(包)	6克	生甘草	6克	川牛膝	9克
泽泻	9克	车前子	15克	砂仁	6克

另用下药煎汤,待温,坐浴,日二次。

桃叶 36克　花椒 15克　胡椒 16克

[按] 汤药以八正散加碧玉散加减立方,内服药和坐浴同用,以治下焦湿热效好。

何×× 男 31岁 合肥

从小有手淫习惯,及长、常感会阴部不适。伴有排尿轻度刺痛及不爽,羞于求医,自拣几味草药煮服,自觉有好转,但恶习未改,18岁时,漏精频发,前列腺处隐痛,刺痛伴发,艰于入寐,才请当地西医诊治。据述,前列腺较大,已失柔软感,幸无结节扪及、前列腺液镜检,白细胞常规满视野,伴有少许精子,作抗炎和理疗,游子透入。先后数个疗程,经治先后半年,症状有所改善。1年后,症状又增剧,由友人介绍来沪中西医同治,西医检前列腺大,肛检前列腺坚韧,未扪及肿块,前列腺液检,白细胞满视野,且有精子,平时漏精频发。中医诊得,消瘦,手冷,觉腰部以下胀滞,会阴部刺痛,排尿一次,须数分钟,涩痛不畅,脉细濡少力,舌略淡,苔浮薄,胃纳可,眠差,拟养阴和营,分化下焦湿热。

太子参	15克	北沙参	9克	赤芍	15克
川楝子	6克	知贝母(各)	9克	苦玄参(各)	9克
土茯苓	15克	川草薢	15克	川黄柏	9克
砂仁	6克	淮川牛膝(各)	9克	车前子	15克
丹皮参(各)	15克	炙地龙	9克	蟋蟀干	10克
制军	9克	碧玉散(包)	15克		

服药后果不详。

[按] 此类病例,治疗如积极,可获缓解。

邵×× 男 24岁 中国香港

会阴部不适,时伴刺痛,尿频,尿末有余沥,在外检有前列腺炎,脉濡苔浮薄,纳眠可,拟方治之。

柴胡梢	9克	小木通	6克	川草薢	9克
瞿麦	9克	萹蓄	9克	赤芍	9克
块滑石	12克	黑山栀	9克	苦参	9克
川牛膝	9克	泽泻	9克	土茯苓	30克
车前子	9克				

[按] 上方系八正散加减扩大方,其中苦参和牛膝曾做成冲剂,供临床使用,收效亦佳。

何×× 男 成年 深圳

会阴部不适,时刺痛,排尿欠畅,时淋漓涩胀,经检有前列腺炎,前列腺液白细胞 40 以上,治以清肝分化下焦湿热。

生军	15克	土茯苓	21克	苦参	9克
瞿麦	9克	萹蓄	9克	生山栀	9克
丹皮参(各)	15克	滑石	9克	青黛	6克
川牛膝	9克	炙地龙	9克	生甘草	6克
川萆薢	9克	车前子草(各)	15克		

服上方症状得减,检前列腺液白细胞 3～5 只,原方续服 1 次。

复方续服后,排尿涩胀,不畅,明显减轻,会阴部刺痛消失,不适仍存在,脉舌如前,调摄如下。

南沙参	15克	川石斛	9克	柴延胡(各)	9克
银花	15克	苦玄参(各)	9克	川牛膝	9克
黑山栀	9克	赤芍	9克	丹皮	9克
川萆薢	9克	滑石	12克	青黛	6克

上药服约 2 月,复来随访,悉症状基本消失。但不能久坐,仍感会阴部有不适。嘱远离房事,据述一经房事,会阴部不适又起,且有刺痛,上方可续服数月。后即未再随访到。上方首选火府丹,八正散加减,复方以养阴清肝化湿热法调治。

[按] 前列腺炎,一经反复,进入慢性,剧者,排尿涩痛不畅,需积极中西医同治,远离房事,尤为重要。

林×× 男 55岁

读初中时,患前列腺炎,直到现在,会阴部常感胀滞不适,伴有遗精,夜尿约 2 小时一次,在外检前列腺质中偏硬,未及结节,有萎缩性胃炎,偶有饱胀感,检得一般情况可,纳平平,眠尚可,脉沉细,舌润。

太子参	10克	大生地	15克	丹皮参(各)	10克
柴胡梢	10克	泽兰泻(各)	10克	川萆薢	10克
知母	10克	川黄柏	10克	苦参	10克
砂仁	5克	滑石	15克	甘草	10克
焦苡仁	15克	赤白芍(各)	10克	川淮牛膝(各)	10克

有血精史,近半年来,未有过,夜尿 1～2 次,形寒怕冷,指末尤甚,舌胖,边略红,前方有效,再宗进治。

党参	15克	生黄芪	10克	白术芍(各)	15克
茯苓神(各)	15克	制半夏	10克	陈皮	10克
女贞子	30克	仙灵脾	10克	沙苑子	10克

焦楂曲(各)	10克	泽泻	10克	杞子	15克
制首乌	10克	炙甘草	10克		

[按] 半年后,上述症状,基本消失,体力转强,入冬尚有怕冷感,夜尿1～2次,会阴部胀滞已消失,纳眠均好。处方初诊以益气养阴,清泄下焦湿热法获效,继则调整脾胃,补益肝肾为法。

[按] 本例及时治疗,收到疗效。

前列腺肥大

陈×× 男 76岁 浙江嘉兴

夜尿频,艰入寐,纳如常,便秘结,舌润,苔浮薄,脉弱弦,在外检有前列腺肥大,要求中医药治疗。

全当归	9克	丹皮参(各)	15克	生地黄	9克
太子参	15克	炙黄芪	15克	淮牛膝	9克
白蒺术(各)	9克	荆三棱	9克	炮山甲	9克
蜀羊泉	15克	泽兰泻(各)	9克	土茯苓	15克
枳实	9克	甜苁蓉	9克	炙地龙	9克

[按] 尿频,排尿不畅,男性高年,和前列腺肥大有关,中药益气,固然可增强排尿力量,基本要去除梗阻,蝼蛄、蟋蟀干也有利尿作用,惜此药现药铺已不备,消肿软坚药物能减小肥大前列腺的文献,尚未见到。小金丹治疗,尚在试服中。如体力心血管健康,手术切除肥大前列腺最为可取。

本例另服小金丹。

血精

庄×× 男 33岁 上海

血精,每次房事时有,已经半年余,特来要求中医治疗。

生地	15克	白芍	15克	女贞子	20克
墨旱莲	9克	炒知母	9克	茜草炭	9克
仙鹤草	9克	川黄柏	9克	砂仁	6克
丹皮炭	9克	炙龟版	15克	藕节炭	5枚

另丸药。

2至丸,每次6克,早晚各一次,开水过下。

十灰丸,每次6克,早晚各一次,开水过下。

[按] 血精一症,下焦湿热郁结所致,用清热化湿法可缓解获愈,减少房事,尚需坚持,2月后悉血精基本消失。

副睾炎

张×× 男 32岁 福建泉州

腰酸,会阴部及副睾隐痛,排尿时尿道刺痛,尿后有余沥,阴茎冠状沟黏膜和皮肤处有损害,伴有脂水,两腹股沟淋巴结处有压痛,有冶游史,治以清肝解毒化浊。

制军	9克	细生地	15克	川木通	6克
紫草	15克	苦玄参(各)	15克	碧玉散(包)	15克
川黄柏	9克	黑山栀	9克	粉丹皮	9克
土茯苓	30克	法半夏	9克	陈皮	6克

另 服西黄丸

症状略见轻减,要求继续治疗,上方加减,一面嘱病员西医同时治疗。

金银花	15克	土茯苓	30克	瞿麦	9克
萹蓄	9克	川草薢	15克	碧玉散(包)	15克
赤芍	15克	大贝母	9克	苦参	15克
川黄柏	9克	天花粉	9克	法半夏	9克
泽泻	9克	紫草	15克	焦苡仁	30克

西黄丸续服。

症状明显好转,诸症大减,嘱上方续服,西黄丸续服,戒酒。

[按] 本例因冶游而得病,病属初起,中西同时治疗,可获缓解消失。本病员已晚了1个月,又未用西药,治疗时期可能要延长。2月后,悉症状基本消失,副睾及冠状沟处皮损也已愈合,唯排尿时仍时有刺痛,嘱如不服中药,可用甘菊及冬凌草泡汤代茶常服,剂量各0.5克到1克,每日1次。

陆×× 男 56岁 上海青浦

项侧板滞,颈部俯仰、旋转即感不适,伴轻度头眩晕,已近月余。日来副睾压痛,精神萎靡不振,诊得一般情况尚可,舌苔浮白,纳眠差,脉滑数,拟方进治。

刺蒺藜	10克	钩藤	10克	制僵蚕	10克
赤芍	15克	大贝母	10克	丹皮参(各)	10克
桃仁	10克	川牛膝	10克	泽泻	10克
川黄柏	10克	川草薢	10克	制军	10克
生山栀	10克				

副睾炎明显减轻,头颈旋转起晕也减,精神好转,纳眠亦好,前方加减。

白术	10克	法半夏	10克	橘核皮(各)	10克
赤芍	15克	大贝母	10克	川牛膝	10克
川草薢	10克	瞿麦	10克	萹蓄	10克
碧玉散(包)	15克	苦参	10克	泽泻	10克
川黄柏	10克	车前子草(各)	10克		

[按] 八正法加减，症状消失，病员担心复发，嘱原方可续服1次，以巩固疗效。

阴茎病变

王×× 男 55岁 南通

阴茎冠状沣处水泡样肿起，皮色未改变，有几处皮损渗水，两腹股沟淋巴结肿大为橄榄大，胀痛，在当地医院作炎症处理，病情稍减，又来上海要求中医治疗。察视肿大水样泡未稍减，渗水仍有，皮色依旧，腹股沟淋巴结肿痛稍减，大小如旧，拟和营化瘀，清热散结法调治。

当归	10克	赤白芍(各)	10克	丹皮参(各)	10克
制僵蚕	10克	象贝母	10克	桃仁	10克
川牛膝	10克	黑山栀	10克	忍冬藤	30克
土茯苓	30克	川黄柏	10克	莪白术(各)	10克
制半夏	10克	甘草	6克	绿豆衣	10克

外用凉解散和胃灵散各半匀和，用水和蜂蜜各半调上药粉敷患处，日2次。

旬日后来电，悉阴茎冠状沣处水泡样肿大已消，肤色已正常，两腹股沟肿大淋巴基本已消，但按压该两处，尚有隐痛。嘱仍用外用药调敷，直到完全正常，压痛消失，药方见《邓星伯临证医集》。

性功能下降

莫×× 男 38岁 中国台湾

高血脂，形丰，能饮，性功能下降，伴举阳痿软乏力，要求中医药治疗。

苍白术(各)	9克	清半夏	9克	陈皮	9克
茯苓	15克	枳壳	9克	莱菔子	15克
白芥子	9克	皂荚子(打)	10粒	茶树根	9克
荷叶	9克	生山楂	15克	苏藿梗(各)	12克

[按] 此祛脂法之一，脂祛、湿清，性功能自能恢复矣。

杨×× 男 43岁 浙江

形丰,在外检有脂肪肝,血黏度高,阳事萎软,性功能下降,要求调治。

莱菔子	15克	法半夏	9克	陈皮	9克
苏梗	9克	白术	9克	砂蔻仁(各)	6克
白芥子	9克	焦山楂	9克	红曲(包)	6克
茯苓	12克	丹参	15克	郁金	9克
川牛膝	9克	焦苡仁	15克		

服药以来,阳事稍感有力,性欲好于药前,继续调摄。

柴胡	6克	川楝子	9克	法半夏	9克
陈皮	9克	白术	9克	生山楂	9克
丹参皮(各)	9克	郁金	9克	川黄柏	9克
川牛膝	9克	莱菔子	9克	白芥子	6克
砂仁	6克				

[按]疏肝和胃,祛脂化湿法,阳事初已见效,原方可续服,2月后,得悉已恢复正常。

唐×× 男 28岁 四川

易感乏力,性功能低下,血脂正常。要求中医药调治。

党参	15克	炙黄芪	10克	制半夏	10克
陈皮	10克	茯苓神(各)	10克	女贞子	15克
仙灵脾	10克	沙苑子	10克	菟丝子	10克
焦楂曲(各)	10克	麦谷芽(各)	10克	沙苑子	10克

另服十全大补丸。

[按]补益法竟获效,特录之。

沈×× 男 32岁 印度尼西亚

婚后多年不育,检出精子少。精液稀薄,A级精子几无。年轻时,手淫颇频,兼有早泄,要求中药调治。诊得消瘦,贫血貌,纳眠俱差,时仍梦泄,舌略红,苔浮腻。

生地	15克	党参	15克	天麦冬(各)	10克
陈皮	10克	炙苏梗	10克	川续断	10克
郁金	10克	枳实	10克	川厚朴	6克
茯苓神(各)	10克	沙苑子	10克	焦楂曲(各)	10克
泽兰泻(各)	10克	仙灵脾	10克		

[按]疏肝和胃,分化湿痰,佐以益肾法,获得症状缓解。嘱本方可连服,同时适当控制膏粱厚味,增加体力锻炼,随访悉已正常,不久来电,悉其妻已怀孕。

沈×× 男 34岁

近来性欲减退,无任何原因,要求中医调治,诊得形神如常,脉沉细迟,舌边略胖,纳眠可,无排尿异常史。

党参	15克	白术	10克	制半夏	10克
陈皮	10克	茯苓	10克	女贞子	15克
沙苑子	10克	菟丝子	10克	仙灵脾	10克
生地	10克	淮山药	15克	郁金	10克

服上药有效,要求继续治疗。

生地	10克	白术	10克	当归	10克
党参	15克	法半夏	10克	陈皮	10克
郁金	10克	女贞子	15克	仙灵脾	10克
菟丝子	10克	沙苑子	10克	蒸萸肉	10克

[按] 六君子法加补益肾阴肾阳法协调同治。

何×× 男 32岁 上海

丧女悲哀,阳事不振,已经年余,在外屡经调治,均未见效,诊得两脉沉细,带数,舌质略红,苔薄腻,胃纳平平,拟方调摄。

柴胡	10克	陈皮	10克	八月札	10克
炙苏梗	10克	焦苡仁	15克	枳壳	10克
大白芍	15克	合欢皮	10克	粉丹皮	10克
川楝子	10克	郁金	10克	薄荷	10克
制香附	10克	淡黄芩	10克	茯苓	10克
生甘草	6克				

服上药颇适,自觉有性欲感,嘱复诊,略加减进治。

柴胡	10克	陈皮	10克	黑山栀	10克
川楝子	10克	郁金	10克	女贞子	10克
制半夏	10克	合欢皮	10克	南沙参	10克
陈皮	10克	丹皮	10克	大白芍	10克

[按] 复方服5帖后,性欲已恢复。进行房事顺利,上方用小柴胡汤和柴胡疏肝散治疗,获效,肝主筋,阳事因情绪,忧郁等引起者,以疏肝解郁可获良效。

不育

徐×× 男 28岁

幼年脑外伤后,视力下降,伴癫痫发作,经治视力可达1.0,癫痫基本不发,婚后不育,前列腺炎,有衣原体感染,精子检测,A和B<20％,服药后,癫痫又发,要求中药调治。

大生地	10克	白术芍(各)	15克	当归	10克
太子参	15克	丹皮参(各)	10克	茯苓神(各)	15克
女贞子	15克	仙灵脾	10克	黄肉	10克
沙苑子	10克	桑椹子	15克	车前子	15克

[按] 药后癫痫未发,测精子A+B>50％,不久其妻即怀孕,中医治则,以五子衍宗意调治,竟获疗效。

王×× 男 40岁 宁波

前列腺小结石,不影响性欲及性功能,刻检出精液稀薄,精子很少,要求中医药调摄。

生熟地(各)	10克	白术芍(各)	10克	制半夏	10克
陈皮	10克	淮山药	20克	枸杞子	15克
菟丝子	10克	女贞子	10克	砂仁	6克
覆盆子	10克	沙苑子	10克	车前子	10克

[按] 服药后,精液转稠黏,精子活跃,达75％,不久其妻即怀孕,方义,五子衍宗丸方加减。

周×× 男 34岁 上海

婚后不育,检精液中无精子,要求中医药治疗。

当归	10克	大丹参	15克	川楝子	10克
柴延胡(各)	10克	制香附	10克	淮牛膝	10克
巴戟天	10克	菟丝子	10克	桃仁	10克
炙地龙	10克	炙甘草	10克		

服上药后,两睾丸有胀滞感,要求继续治疗。

柴延胡(各)	10克	大丹参	15克	当归	10克
淮山药	10克	女贞子	15克	仙灵脾	10克
菟丝子	10克	巴戟天	10克	沙苑子	10克
桃仁	10克	炙地龙	10克	炙甘草	10克

[按] 无精子症,经治,两睾丸作胀明显,检前列腺液有白细胞颇多(是否初级精子?)治则疏肝益肾活血法,前后两方均是,略有增逊而已,后失去联系。

不射精

李×× 男 24岁 江苏

婚后能进行房事,但不泄精,房事后会有遗泄,要求中医药调治。

柴胡	10克	川楝子	10克	赤白芍(各)	15克
白术	10克	枳壳	10克	郁金	10克
制香附	10克	大川芎	10克	炙甘草	10克
薄荷	10克	生姜	1小片	茯苓	10克
陈皮	10克				

[按] 肾藏精,肝主疏泄,方从柴胡疏肝散加味立方,已收到疗效。

第七章
代谢、甲状腺、血液系病证

糖尿病

夏×× 男 42岁 安徽

糖尿病,西医胰岛素治疗已10余年,要求改用中药治疗,诊得一般情况佳,脉虚濡,舌润。

生熟地(各)	12克	西洋参	3克	炙黄芪	9克
天麦冬(各)	9克	枸杞子	9克	玄参	9克
淮山药	21克	丹皮参(各)	9克	五味子	9克
川黄连	9克	蛤壳	21克	生牡蛎	21克

服药颇适,西药已停,原方可续服一时期。

[按] 糖尿病,古名消渴病,简名消症,公元前2世纪已有文字记载,数千年来,历经临床验证,不断充实,近代缪仲醇对高年及病久患者,以补养气阴,清热健脾化湿法治之,颇能收效,本例临床颇合,故用其法,果获疗效。

吴×× 女 41岁 中国台湾

消症,口渴多尿,形丰,掌脚心感热,卧欠安,外检血糖、尿酸均高,要求中药治疗。

大生地	15克	大麦冬	15克	川石斛	15克
玉泉散(包)	30克	天花粉	9克	蒸萸肉	15克
丹皮	9克	玄参	9克	生白芍	15克
炙龟版	15克	茯神	15克	夜交藤	15克
肥知母	9克	文蛤	15克	丝瓜络	9克

药后,口渴多尿明显缓解,原方续服1~2次,接来电,症状大减,后在当地中医续治。

[按] 补肝肾之阴,佐以养胃清热法。

林×× 女 38岁 印度尼西亚

在外已确诊为糖尿病,渴饮尿多,脉沉有力,舌边红,苔白浮,特来华要求中医治疗。

大生地	15克	生白芍	15克	川石斛	15克
天麦冬(各)	12克	京玄参	12克	蒸萸肉	9克
天花粉	12克	肥知母	9克	煅牡蛎	15克
川雅连	6克	玉泉散(包)	15克	淮山药	15克

另 西洋参、野於术各3克,煎汤代茶服。

[按] 养阴清心,健脾固摄法调摄,3月后来电,悉症状十去其八,中药和代茶饮料仍在续服中。

叶×× 男 17岁 中国香港

能纳善饥,两掌心烘热,口渴引饮,拟方协调。

大生地	15克	生白芍	15克	玉泉散(包)	30克
知母	15克	天花粉	15克	净连翘	9克
大麦冬	9克	丹皮	9克	生山栀	9克
竹叶	卅片	川黄连	6克		

[按] 玉女煎加减,参酌消渴方组成,服后症状大减,嘱原方可续服,2月后来电,悉症状基本消失。

余×× 男 65岁 江西

有高血压及糖尿病,因有症状服西药已控制,但近增两目视力模糊,要求诊治,诊得形神可,餐后血糖仍居高不下,脉虚弱,舌略胖,苔色浮腻,大便日解,拟方协助调治。

北沙参	9克	川石斛	9克	白术芍(各)	9克
天麦冬(各)	9克	杞子	21克	丹皮参(各)	9克
淮山药	15克	川黄连	9克	五味子	6克
芡实	9克	合欢皮	9克	桑螵蛸	9克

服上方颇适,视力似有好转,要求续治。

太子参	15克	制首乌	9克	杞子	21克
天麦冬(各)	9克	川黄连	9克	文蛤	9克
白术芍(各)	9克	五味子	9克	淮牛膝	9克
芡实	9克	桑螵蛸	9克		

视力明显好转,餐后血糖开始下降,原方续服。

[按] 上方从《金匮》消渴方加味,方中川黄连和桑螵蛸治消渴,现代医学认为药理证实可治糖尿病。

陆×× 女 成年 中国香港

诉口渴引饮,汗出更甚,已经多年,卧欠安寐,形体中等,神情安泰,舌苔浮腻,两脉沉濡,拟予调治。

苏梗	9克	炒柴胡	3克	大白芍	9克
制半夏	9克	陈皮	6克	丹皮参(各)	9克
黑山栀	9克	枳壳	6克	合欢皮	9克
云茯苓	9克	砂仁	6克		

用疏肝清热法,口干引饮,明显减轻,卧也能安寐,安眠西药可以少吃或停服,曾测血糖,时高时低。

原方续服1次。

接来电,悉口渴引饮已愈,卧仍难安寐,安眠西药剂量虽减,但不能久停,要求中药继续治疗。

炒柴胡	6克	大白芍	15克	枳实	9克
制半夏	9克	陈皮	6克	黑山栀	9克
丹皮参(各)	9克	茯苓神(各)	9克	合欢皮	9克
柏子仁	9克	川雅连	6克	淮小麦	30克
生炙甘草(各)	3克	郁金	6克		

[按] 疏肝和胃,清热化湿安神法,口渴引饮已愈,夜卧仍欠安寐,本方加用甘麦大枣法调理而安。

陈×× 男 55岁

消渴症已半年,口渴引饮,神倦,两脉虚濡带滑,尿多泡沫,多次尿糖阳性,血糖常用在7.8～8.5徘徊,家人诉,发病以来,神倦、力乏,大便日解,要求中医药治疗。

川雅连(盐水炒)	10克	五倍子	10克	大生地	15克
川石斛	10克	天花粉	10克	大白芍	15克
黑山栀	10克	丹皮参(各)	15克	蛤壳	30克
炙龟版	15克	竹叶	10克		

服上方后,口渴已消失,精力大好,检血糖7.0,要求续服。

大生地	10克	大熟地	10克	川石斛	10克
大白芍	15克	天花粉	10克	玄参	10克
生牡蛎	15克	川雅连(盐水炒)	5克	五倍子	10克
蒸萸肉	10克	沙苑子	10克	白术	10克
女贞子	15克	淮山药	15克		

[按] 消渴症,大灼伤阴者居多,治则以养阴清火法,或育阴清火为主,佐以运脾或健

脾,而今因暴饮暴食致高血脂,高血压伴有糖尿病患者的治则稍异。本例先后两方服后,症状已消失,血糖正常。

宋×× 女 68岁 浙江

消症十余年,面色少华,形寒怕冷,偶有作恶,肾功能差,尿量减少,两脉细濡,舌略胖嫩,苔浮腻,纳平平,眠不安。

太子参	15克	炙黄芪	9克	白术芍(各)	9克
法半夏	9克	陈皮	9克	云茯苓	12克
川桂枝	9克	砂蔻仁(各)	6克	熟附块	9克
淮牛膝	9克	车前子	15克	姜竹茹	9克
枳壳实(各)	9克	合欢皮	12克		

[按] 消症延久,脾肾阳虚证著,浊阴蕴结,宣泄乏力,拟予温运,驱散阴霾之意,本例有病,很少就医,延久非宜,本方以温胆意重用温阳药物,急则治标之意也,一度来电,悉症状有改善,中药仍续服中。

顷×× 女 55岁 上海青浦

糖尿病已廿余年,无家属史,羔起结石嵌顿胰管所致,虽经手术摘除,血糖依然偏高,经多种西药治疗,始终居高不降,空腹血糖仍在10.8左右,特要求中医药调治,诊得一般情况可,无明显消瘦,偶有口渴,纳食略减,便可,眠尚佳,脉细濡,舌苔薄腻,拟疏肝和胃,理气运脾化湿法进治。

柴延胡(各)	9克	炙苏梗	9克	制香附	9克
沉香曲(包)	9克	枳壳	9克	焦山楂	9克
郁金	9克	丹皮参(各)	9克	鸡内金	9克
焦苡仁	15克	云茯苓	9克	佛手片	6克
麦谷芽(各)	9克	白术	9克		

[按] 不用传统养阴清热法而改用疏肝理气运脾化湿法调治此类糖尿病患者,曾获疗效多例,3月后,突接来电,告症状已消失,测血糖已正常,欣喜万分。

林×× 女 45岁 印度尼西亚

消渴症,口渴引饮,舌边红,脉有力,夜尿多。

大生地	15克	炒白芍	15克	川石斛	9克
葛根	15克	苦玄参(各)	9克	丹皮	9克
川雅连	6克	蛤壳	15克	炒知母	9克
淮山药	15克	焦薏苡仁	21克	玉泉散(包)	30克
天花粉	9克	生牡蛎	15克		

[按] 消症,患者饮水多,水不凉不温,尿多,用养阴清热,和胃止渴法调摄。症状大减,带药回印尼。

刘×× 女 48岁 中国台湾

糖尿病年久,肾功能下降。

太子参	15克	炙黄芪	15克	大生地	15克
制首乌	15克	天麦冬(各)	9克	山萸肉	9克
丹皮参(各)	15克	淮山药	21克	赤白芍(各)	15克
淮牛膝	9克	当归	9克	桃仁	9克

[按] 消症延及肾,病理示肾小球基底膜增厚,中医辨证用药以养阴健运益气清热药外,辨病可加用和营活血化瘀之味佐之。1年后来电,糖尿及肾功能均缓解。

刘×× 男 62岁 江苏海门

平素喜食大蒜,近增口渴喜冷饮,测血糖多次均超标。伴神倦力乏,西医拟诊为Ⅱ型糖尿病,脉滑,舌略红,苔少,拟养阴清胃泄热法。

大生地	15克	大白芍	15克	川石斛	9克
天花粉	9克	肥知母	9克	女贞子	15克
蒸萸肉	9克	黑山栀	9克	丹皮参(各)	9克
玉泉散(包)	15克	大麦冬	9克	竹茹	9克

药后渴已缓解,舌红亦退,乏力依然,前方加减。

太子参	15克	生黄芪	9克	川石斛	9克
川雅连	6克	五味子	9克	五倍子	9克
炙龟版	15克	生牡蛎	15克	黑山栀	9克
丹皮参(各)	9克	玉竹	9克		

复方增加益气固摄药后,乏力明显改善,后糖尿病病情基本控制,血糖正常,但饮食未控制,不久又反复,嘱上方续服,尤需注意饮食。

彭×× 男 58岁 上海

黎明汗出,已经有时,大便艰结,服苦寒药,胃部不适,检有糖尿病,视力日渐模糊,要求中医药调治。

生熟地(各)	9克	天麦冬(各)	9克	淮山药	21克
蒸萸肉	9克	川石斛	9克	玄参	9克
杞子	25克	茯神	9克	炙龟版	15克
川雅连	9克	五味子	6克	浮淮小麦(各)	15克

汗出大减,胃脘已舒,便日解,视力依然,原方加减进治。

太子参	15克	北沙参	9克	玄参	9克
黑山栀	9克	丹皮参(各)	9克	茯苓神(各)	9克
川雅连	9克	大白芍	15克	杞子	15克
五味子	9克	五倍子	9克	炙龟版	15克
女贞子	15克	煅牡蛎	15克	淮山药	15克

血糖正常,汗出已止,视力好转,上方加减。

生熟地(各)	9克	黄芪皮	9克	大白芍	15克
川石斛	9克	天花粉	9克	杞子	15克
炙龟版	15克	五味子	9克	川雅连	9克
大麦冬	9克	柏子仁	9克	煅牡蛎	15克
淮牛膝	9克	五倍子	9克		

[按] 养阴益肝肾,清热固摄法,收到一定疗效,嘱本方可常服。

林×× 男 55岁 澳大利亚

有高血压及糖尿病,已廿余年,血压经西药治疗后已正常,糖尿病准备要改胰岛素注射,患者福建人,已定居海外,但常在台湾及大陆两地经商,更往返澳地,应酬频繁,肌注胰岛素不便,来沪要求改服中药治疗,刻诊两脉滑大有力,两尺俱弱,眠佳,纳已初步控制,拟方协助调治。

白夕利	10克	钩藤	10克	南沙参	10克
杞子	10克	白术芍(各)	10克	山药	21克
制半夏	10克	陈皮	10克	川黄连	6克
丹皮参(各)	10克	生牡蛎	15克	石决明	15克
五味子	10克	五倍子	10克	川石斛	10克

[按] 养阴健脾,清热固摄法,曾治该病获效,不全用养阴药物,而用燥湿和固摄同治者,因其尚有余湿未净故也。服后颇适,且症状已见缓解,原方仍在续服中。

周×× 男 65岁 马来西亚

形丰肥硕,时感力乏,舌红苔浮白,脉濡,治以养阴平肝,清热化湿。(检有高血压、糖尿病)

刺蒺藜	12克	甘菊	9克	钩藤	9克
南沙参	15克	川石斛	9克	大白芍	9克
石决明	15克	大麦冬	9克	肥知母	6克
黑山栀	9克	丹皮参(各)	9克	淮山药	12克
川楝子	6克	白术	6克		

[按] 参、麦养阴,丹栀清热,决明甘菊平肝,山药白术健运,白芍石斛,增强养阴之效,

知母增强平肝清热之力,药颇中证。西医以降血压,控制血糖。本病例中西结合同治,收效更著。

徐×× 女 90岁 上海

检出有高血压及糖尿病,均已服西药控制中,但血压仍未下降到正常值内。近增两手不时抖动,神识清,对答切题,要求服中药调治。

白夕利	9克	川楝子	9克	制首乌	9克
杞子	9克	甘菊	9克	石决明	15克
明天麻	9克	钩藤	9克	大白芍	15克
茯苓神(各)	12克	制僵蚕	9克	煅牡蛎	15克
大生地	9克	全当归	9克	蚕砂	15克

[按] 养血平肝息风通络法,药后两手抖动缓解,现仍在续服中。

三高证(高血压、高血脂、高血尿酸、糖尿病)

王×× 男 48岁 上海

平素喜饮,自觉身重,头晕时发,脉来弦滑,舌苔浊腻,治以平肝和胃,健脾化湿。(外检有高血压、高血脂)

刺蒺藜	10克	钩藤	10克	藿苏梗(各)	10克
法半夏	10克	苍白术(各)	10克	焦山楂	10克
决明子	15克	块滑石	10克	合欢皮	10克
陈皮	10克	葛花	10克	砂仁(后入)	5克
枳壳	10克	茯苓	10克	莱菔子	15克

服药以来,诸羔均明显减轻,前方加减。

刺蒺藜	10克	钩藤	10克	石决明	15克
决明子	10克	莱菔子	10克	藿苏梗(各)	10克
制半夏	10克	陈皮	10克	制军(后入)	10克
焦薏仁	15克	白蔻仁	6克	焦山楂	10克

另服:三妙丸

[按] 服第一方后,觉身重减轻,第二方后,身重感已消失。顿感轻盈,血检尚未测定。本方治则,宣中泄浊,三妙丸增强清热燥湿功能。1月半后,来电悉,不服西药后血压略高出正常值,脂肪肝B超示轻度脂肪浸润。上两方仍在续服中。

张×× 男 36岁 中国香港

形丰,检体重超标,高血脂、脂肪肝,平时痰浊较盛,脉濡、涩,舌苔浊腻,口有秽气,纳眠俱佳。

莱菔子	15克	法半夏	9克	枳壳实(各)	9克
生山楂	15克	郁金	9克	陈胆星	9克
淡黄芩	15克	丹皮参(各)	15克	云茯苓	15克
川楝子	9克	白芥子	15克	皂荚子	6克

体重下降,腰围减小,舌苔转松浮,要求继续治疗。

苍白术(各)	9克	法半夏	20克	陈皮	9克
云茯苓	15克	郁金	9克	白芥子	15克
莱菔子	15克	冬瓜子	20克	枳壳实(各)	9克
丹皮参(各)	15克	生山楂	15克	天竺黄	9克
皂荚子	6克(打)	芒硝	3克		

上味3倍量,共研细末,水泛为丸,如绿豆大,早晚各服6克,开水过下。

[按] 指迷茯苓法加三子祛脂调摄,一面增加体力活动,晚餐尽量以清淡为主,假以时日,可获向愈。

张×× 男 41岁

在外检有高血脂、脂肪肝,右肋下时感胀滞不适,要求中医药调治,检得形丰,平时痰浊常盛,入夜鼾声大作,两脉滑数,舌苔浊腻,拟疏肝和胃,理气分化湿热痰浊。

苍白术(各)	10克	制半夏	10克	大丹参	15克
枳壳	10克	郁金	10克	猪苓	15克
陈胆星	10克	砂仁	6克	川厚朴	6克
泽泻	10克	生山栀	10克	焦楂曲(各)	10克
风化硝(冲)	3克	莱菔子	10克		

[按] 服药1月后,鼾声已止。体重减轻5斤,痰浊尚盛,续服1月后,体检,脂肪肝已不明显。高血脂已下降,尚未正常。半年后,特来电,悉体重在正常值内,自觉体健轻盈。血脂已全正常,中药每月服1周持续中。

顾×× 男 54岁 常州

形丰,外检有高血脂、脂肪肝,高胆固醇,要求中医药治疗,不要西药,测血压140/90,家属中无高血压史,纳眠均佳,舌苔薄腻,脉略呈弦滑。

莱菔子	15克	决明子	15克	清半夏	10克
陈皮	10克	猪茯苓(各)	15克	苦丁茶	10克
荷叶	10克	焦苡仁	15克	冬瓜子皮(各)	15克
虎杖	10克	泽兰泻(各)	10克	白芥子	10克
福曲	10克				

1月后复查胆固醇,已恢复正常。B超示肝脂肪浸润,测血压130/85,要求继续调治。

白术	10克	清半夏	10克	决明子	15克
莱菔子	15克	焦山楂	15克	荷叶	10克
郁金	10克	冬瓜子皮(各)	15克	泽兰泻(各)	10克
茶树根	10克	枳实	10克	川朴	6克

[按] 3个月后,悉诸恙均已基本消失。处方中福曲一药,又名红曲,现药理检测。认为内含他汀类成份。故收效较好,上述治则,均以和胃分化湿痰为主立方,收到一定疗效。

胆固醇高易引发心血管系统病变,甘油三酯高易引发胰胆病变,加上高血压,俗称三高证,总因膏粱厚味,喜甜食所引发,缺少体力活动,更易引发,增强锻炼,改清淡饮食,可减少此类病变发生。

吴×× 男 40岁

形丰,面色红润,胸痞满,心慌时发,入夜更甚,脉濡滑,痰浊之体,拟理气宽胸,分化痰浊。(外检有高血脂、脂肪肝、心电图阴性)

杜苏梗	9克	白术	9克	法半夏	9克
陈皮	9克	炒枳壳	9克	陈胆星	9克
天竺黄	9克	郁金	9克	全瓜蒌	9克
生山楂	9克	制香附	9克	莱菔子	9克
茯苓	9克	焦神曲(包)	9克	白芥子	9克

另服 指迷茯苓丸,每次6克,早晚各1次。

[按] 指迷茯苓丸,颇合,该药中有芒硝一味,对高血脂、脂肪肝诸病甚适。此药又对早期多发内脏囊肿,服之可消失的文献报道。本例服后颇适,仍续服中。

陈×× 男 62岁

在外检有高血压、高血脂、高血尿酸,形丰体肥,要求调摄。

制半夏	9克	陈皮	9克	丹参	30克
莱菔子	15克	白芥子	9克	威灵仙	9克
土茯苓	30克	猪苓	9克	茶树根	9克
川厚朴	6克	川萆薢	9克	陈胆星	9克
姜竹茹	9克				

[按] 降三高方,此其一也。增加锻炼,清淡饮食,配合服药,收效更快。半年后,接来电,悉症状大减,测血尿酸已近正常值。高血脂各项指标,较初诊前指标也明显下降,人感到轻松,处方仍在续服中。

卞×× 男 43岁 安徽霍丘

形丰体肥,超重。喜饮和高脂饮食,来诊时诉不时头眩晕,家属讲,过去消瘦,一度在当地就医,嘱饮食疗法较服中药为优。且易见效。嗣后,饮食以膏粱厚味为主,并加饮料或酒,逐年如是,已廿余年,现反感体力易困乏力,来沪前,测有高血脂、高血压、糖尿病,要求中医药调治。诊得脉洪大带弦滑,舌涪腻苔。

白蒺藜	10克	制半夏	10克	石决明	30克
虎杖	10克	枳壳实(各)	10克	莱菔子	10克
生山楂	10克	红曲(包)	10克	茯苓神(各)	10克
罗布麻叶	10克	皂角子(打)	6克		

服上药适,感症状有松弛缓解现象,嘱上方可续服,饮食仍以清淡为主,适当锻炼,后即带原方回。

[按] 本例纯系饮食引发,3个月后获悉,症状已大见轻减,原方仍在续服中。

沈×× 男 54岁

形丰,面色红润带暗,在外检出脂肪肝,红细胞增多,脉滑,舌苔薄黄,纳好,便略艰。

细生地	15克	赤白芍(各)	15克	苍白术(各)	15克
法半夏	10克	猪苓	30克	茯苓	15克
女贞子	30克	大贝母	10克	天花粉	10克
丹皮	15克	黑山栀	10克	泽泻	10克
苦玄参(各)	10克	蛤黛散(包)	30克	焦山楂	10克
焦苡仁	15克	枳实	10克		

服药后,自觉症状明显改善,烘热、汗出、胸闷、咽喉不适均大减。现竟可跑路1小时,不乘车上班,红细胞已见减少,但白细胞中性和淋巴比例仍1:1,上方加减进治。

细生地	15克	赤白芍(各)	15克	丹皮参(各)	15克
清半夏	15克	猪茯苓	30、15克	黑山栀	10克
焦苡仁	20克	大贝母	10克	女贞子	20克
天麦冬(各)	10克	半枝莲	15克	蛤黛散(包)	20克
陈皮	10克	淮山药	20克		

[按] 如红细胞计数超过650万,伴脾大,有红细胞增多症可能,本例红细胞未超过550万,有面红,口唇暗红带紫,脾大,稍多活动,即感气闷、心慌,又像红细胞增多症,经养阴、清热、化湿、分利法治疗后,症状明显缓解,测红细胞已下降为480万,随访2次,上述症状均已消失,现仍继续不坐车去上班,饮食以清淡为主,自觉体力增强,活动如常矣。上方中药,遵医嘱,每月至少可续服2周。

[又按] 高血脂一病,除有家属遗传因素外,患有甲状腺病、肾病、肝、胆、胰病,亦可引起。饮食中,动物脂肪,和植物中含有脂肪酸程度高的如花生油和椰子油,常常服用,亦可

引起。脂肪肝一经确诊，临床上概分为高胆固醇类和高三酸甘油酯类两种。高胆固醇类易引发心血管病、高三酸甘油酯类，易引发肝、胆、胰病、中医辨证，不分高胆固醇和高三酸甘油酯，而按临诊时病人诉述症状辨证用药为主，上述病种，统称为高血脂病，不同西医辨病用药，但目前相当一部分中医，为考虑辨病在辨证中用药。

吴×× 男 44岁 上海

在外确诊为高血压、高血糖、高血脂，现血压和血糖服西药控制中，素喜肥甜食品，亦爱好运动，近增颈项板滞，有一过性眩晕，诊得形丰顾，壮健，按脉有力，舌边有齿痕，要求中药调治，拟养阴平肝，祛脂降糖。

刺夕利	9克	钩藤	9克	大丹参	15克
法半夏	9克	陈皮	9克	石决明	30克
云茯苓	15克	黑山栀	9克	丹皮	9克
焦楂曲（各）	9克	大川芎	9克	川雅连	9克
五味子	6克	五倍子	9克	莱菔子	9克

感全身轻松，头目清，颈项板滞不适大减，要求继续调治。

刺夕利	9克	钩藤	9克	大川芎	9克
法半夏	9克	陈皮	9克	云茯苓	9克
决明子	12克	焦楂曲（各）	9克	泽兰泻（各）	9克
五味子	6克	五倍子	9克	茶树根	9克
荷叶	6克	川雅连	9克		

颈项板滞大松，基本上仅偶而不适，头目清，体轻松。要求再调治。上两方可再交叉服1次。

[按] 上治法合度，症状基本消失。

李×× 男 43岁 江西

在外已确诊为高三酸甘油酯高血脂病。患者常感有上腹部及右肋下不适，纳稍进油脂饮食，症状更觉不适和隐痛，诊得形丰，巩膜无黄染，舌苔油腻，脉沉细，重按少力，夜寐多梦、纳好，大便稀薄时较多，服过市场上出售营养品，更感不舒，治以疏肝和胃，理气止痛，分化湿热痰浊。

炙苏梗	9克	川楝子	9克	延胡	9克
制香附	9克	制半夏	9克	生山楂	9克
枳壳	9克	川厚朴	9克	砂蔻仁（各）	6克
大丹参	15克	虎杖	9克	茯苓神（各）	9克
郁金	9克	泽兰泻（各）	9克	风化硝（冲）	3克

药后，身体顿感轻松，大便转成形，上述多部位不适及隐痛大减，嘱原方可续服2次，2

月后来电,悉上述症状已消失,准备去医院复查。

[按] 调理肝脾,分化痰浊为法,取得疗效。

陈×× 男 42岁 江苏昆山

胸闷、心慌,测血压150/100,心电图示心肌缺血,T波倒置,两脉弦滑,舌苔浊腻,拟理气宽胸,平肝和胃,分化痰浊,外检有三高。

白夕利	9克	钩藤	9克	制半夏	9克
枳壳实(各)	9克	全瓜蒌	12克	大丹参	15克
川厚朴	6克	冬瓜子	15克	橘红	9克
茯苓	15克	海浮石	9克	郁金	7克
白芥子	6克	焦山楂	9克	砂仁	6克

胸闷转舒,舌苔浊腻亦化,上方连服2周。症状缓减,要求配服丸药。

上方3倍量,研极细末,水泛为丸,如绿豆大,每服6克,早晚各1次,开水过下。

[按] 上方以重点分化痰浊为法,血压随之下降,但未到正常,心电图基本已正常。

张×× 男 62岁 上海

高血压已数十年,平时茹素,不服西药,近因头枕部麻、头晕、伴偏头痛,大便稀薄,夜卧尿频,诊得两脉细弦,舌光无苔,拟养阴平肝,健脾和胃法调治。

刺蒺藜	9克	钩藤	9克	大川芎	9克
甘菊	9克	制僵蚕	9克	白术芍(各)	9克
夏枯草	9克	川石斛	9克	石决明	15克
淮山药	15克	郁金	9克	川楝子	9克
女贞子	25克	炙龟版	15克		

服药后,上述症状均已减轻,是属合适,上方加减进治,测血压仍高,140/95。

大生地	25克	大白芍	15克	淮山药	主15克
刺蒺藜	15克	制僵蚕	9克	石决明	30克
大川芎	15克	车前子	9克	大丹参	10克
制枳壳	10克	女贞子	21克	沙苑子	9克
宋半夏	9克	钩藤	9克	炒白术	9克

服药以来,头晕、偏头痛、枕部麻、尿频,均几消失,舌光已见有浮薄苔,两脉细弦尚未缓和,大便已成形,嘱原方仍可续服。

[按] 本例除高血压外,尚有高胆固醇及高甘油三酯,症状不明显。

刘×× 男 52岁 浙江织里

有高血压、高血脂已多年,一直在外服药,近增体重超标,自感沉重乏力,懒于起步,讲话,终日想睡,精力下降,要求治疗,诊得体胖,语音粗鲁,稍坐片刻,即有昏睡现象,脉沉细,舌浊腻,二便赤热,寐则打鼾。

莱菔子(炒)	15克	法半夏	9克	生山楂	15克
决明子	15克	枳壳	9克	茯苓	15克
郁金	9克	白芥子	9克	焦苡仁	21克
泽兰泻(各)	9克	片姜黄	9克	丹皮参(各)	15克
芒硝(后下)	6克	川厚朴	6克		

服药后,自觉体沉重感明显好转,要求继续诊治。

苍白术(各)	9克	丹皮参(各)	15克	莱菔子	15克
法半夏	9克	青陈皮(各)	9克	决明子	9克
枳壳	9克	茯苓	15克	白芥子	9克
生山楂	9克	黑山栀	9克	虎杖	9克
芒硝(后下)	6克				

[按] 两次服药治疗后,舌苔厚腻大化,入睡后鼾声已无,沉重感基本消失,自测腹围缩小9厘米,精神较前振作,坐久已无瞌睡现象,嘱原方可续服。

朱×× 男 40岁 浙江桐乡

平素喜荤食,肝、脂肪浸润,血黏度高,面色暗滞,一经动火,则暗滞转深,两膝关节腔滑膜毛糙,上下扶梯不利,步履尚可,两脉弦滑,舌润,眠可。

(一)
白术芍(各)	15克	制半夏	10克	陈皮	10克
决明子	15克	莱菔子	15克	白芥子	10克
川淮牛膝(各)	10克	川续断	10克	川厚朴	10克
丹皮参(各)	10克	焦楂曲(各)	10克	黑山栀	10克
杞子	15克	女贞子	25克	净连翘	10克
荷叶	10克	泽兰泻(各)	10克		

(二)
白术芍(各)	15克	丹皮	10克	丹参	30克
黑山栀	10克	郁金	10克	川续断	10克
川淮牛膝(各)	10克	连翘	10克	白夕利	10克
钩藤	10克	茯苓神(各)	10克	制香附	10克
甘菊	10克	制首乌	10克	茶树根	10克

药后,症状大为好转,面容暗滞已消,呈红润色,上下扶梯不适减轻,要求续治。

(一)
刺蒺藜	10克	丹皮	10克	丹参	30克
钩藤	10克	郁金	10克	茯苓神(各)	10克
焦楂曲(各)	10克	制首乌	15克	决明子	10克
大川芎	10克	白术芍(各)	15克	川淮牛膝(各)	10克

沙苑子	10克	制半夏	10克	陈皮	10克
茶树根	10克	荷叶	10克	木瓜	10克
(二) 潼白蒺藜(各)	10克	丹皮参(各)	15克	制半夏	10克
白术芍(各)	15克	陈皮	10克	莱菔子	15克
白芥子	10克	茯苓神(各)	10克	焦薏苡仁	20克
郁金	10克	连翘	10克	茶树根	10克
川淮牛膝(各)	10克	荷叶	10克	焦楂曲(各)	10克
淮山药	20克				

服药以来，诸恙均几消失，自觉肝经气火尚旺，嘱用莲子芯、甘菊泡汤代茶常服。如复查肝脂肪浸润尚未消失，可适当增加运动量，持之以恒，平时以清淡饮食，对体质恢复康健，可有帮助。

痛风

蔡×× 男 58岁 中国台北

痛风多年，肾功能差，指趾端已畸形，血糖、血压均高，纳眠俱佳，要求调治，拟养阴平肝、化湿通络利节。

大生地	9克	忍冬藤	30克	白夕利	9克
钩藤	9克	川黄柏	9克	淮牛膝	9克
知母	9克	川草薢	9克	晚蚕砂(包)	20克
威灵仙	9克	土茯苓	20克	宣木瓜	9克

[按] 痛风，血尿酸升高引起，本例尿酸增高，伴高血压、糖尿病，本例针对上述症状而设，方中威灵仙、土茯苓、宣木瓜可降低血尿酸，后未续诊。

林×× 男 42岁 福建

形丰，喜嗜酒及荤腥、油腻类食品，致患高血脂、高血尿酸症，两手指及足趾均已变形，指趾关节疼痛，胆囊结石，邪浊蕴结于内，未能外泄所致，近增咽喉炎，常有咳痰，两脉滑数，舌苔薄腻，纳眠俱佳，拟健脾和胃，分化湿热，并清痰浊，以利节络。

柴延胡(各)	9克	川楝子	9克	苏子梗(各)	9克
制半夏	9克	橘络核(各)	6克	南沙参	9克
象贝母	9克	云茯苓	15克	威灵仙	9克
白芥子	9克	莱菔子	9克	枳壳	9克
生山楂	9克	白术	9克	川草薢	9克

上方服后颇适，喉痒咳痰明显减轻，因路远，嘱原方可续服，2月后悉咳痰已愈，指趾关节时痛亦缓解。半年后来沪，测血尿酸已正常，改方如下。

柴延胡(各)	9克	大丹参	15克	白夕利	9克
制半夏	9克	橘络	9克	土茯苓	15克
威灵仙	9克	宣木瓜	9克	枳壳	9克
川续断	9克	白芥子	9克	五加皮	9克
桑枝	15克	大白芍	15克	川桂枝	6克

[按] 痰浊之体，血尿酸增高，指趾关节不时胀痛，服药以来，痰浊减尚未清，指趾关节隐痛，明显缓解，血尿酸已降至正常值内，是属合适，原方可常服，用以巩固，饮食控制，仍须坚持。

钟×× 女 71岁 美国

多年前，由国外回沪，诉四肢小关节(手指、足趾)时感刺痛，检血尿酸在正常值高边缘，已经近年，平时喜食含有嘌呤类副食品，一般情况可，略消瘦，纳好，眠可，偶而有踝关节处浊胀，血压不高，要求中药调治。

大生地	10克	赤白芍(各)	10克	全当归	10克
丹皮参(各)	10克	生熟苡仁(各)	15克	宣木瓜	10克
威灵仙	10克	土茯苓	15克	橘络	10克
晚蚕砂(包)	15克	泽泻	10克	防风己(各)	10克

来电称，症状大减，嘱原方续服。

[按] 养阴、和营、通络、化湿、利节法，药证颇合，后悉，症状消失。但未测血尿酸。

陶×× 男 45岁

2年前因肾肿瘤作手术切除，据述术后病理报告属良性，后因胆囊病变发作，又作手术切除，近因多饮啤酒，引起指关节作痛，经治1周后，症状略见好转，要求中医药调治。

苍白术(各)	15克	法半夏	10克	陈皮	10克
土茯苓	30克	威灵仙	15克	川草薢	15克
泽兰泻(各)	10克	焦薏苡仁	20克	晚蚕砂	20克
郁金	10克	沙苑子	10克	制香附	10克
焦楂曲(各)	10克	延胡	10克	土茯苓	15克

[按] 上述病证，和血尿酸升高有关，上方服后，指关节疼痛已消失，尚未复测血尿酸，戒除啤酒，及含嘌呤类丰富食物，对今后减少复发有助。

金×× 男 53岁 浙江平湖

已确诊为痛风，测血尿酸增高，患者不愿服西药，要中医治疗。诊得下肢足趾作痛，不时发作，吃蟹黄后可马上发作剧痛，伴患处肤色发红，已经半年余，脉舌无异，拟方调治。

太子参	15克	细生地	10克	白术	10克

青陈皮(各)	10克	土茯苓	30克	威灵仙	15克
宣木瓜	10克	滑石	10克	防己	10克
川草薢	15克	制半夏	10克	川牛膝	10克

[按] 处方健脾和胃,清热化湿,利节。治高血尿酸引发痛风症,有一定效果,2月后来电,悉症状缓解,问原方可否续服,告以可以,且以后仍可服直至症状消失,血尿酸正常。

黄×× 男 50岁

四肢大小关节酸痛,已经有年,食海鲜后酸痛更甚,在外检出血尿酸明显升高,超出正常值,平时应酬较多,又处在沿海地区,要求服中药调治。

(一)
大生地	15克	白夕利	10克	防风己(各)	10克
大胡麻	10克	羌独活(各)	10克	川草薢	10克
丹皮参(各)	10克	猪茯苓(各)	10克	藿苏梗(各)	10克
生熟薏苡仁(各)	20克	豨莶草	15克	桑寄生	20克
当归	10克	晚蚕砂	20克	延胡	10克

(二)
当归	10克	大丹参	15克	羌独活(各)	10克
川草薢	10克	海桐皮	10克	西秦艽	10克
川续断	10克	豨莶草	15克	丝瓜络	10克
茯苓	15克	生熟薏苡仁(各)	20克	桑寄生	15克
泽兰泻(各)	10克	冬瓜子皮(各)	15克	制僵蚕	10克

[按] 服上方后,四肢关节酸痛大减,进海鲜及螃蟹后,未再诱发,喜甚,因路远,嘱原方可重复调服,本例治则,养营疏风,通络化湿利节法调治,竟获疗效。

陈×× 女 70岁 上海

阴虚木旺,卧不安寐,舌中心剥脱,两脉沉细,检有脂肪肝、胰腺炎。治以养阴平肝,和中宁神。

细生地	9克	当归	9克	大白芍	9克
川楝子	9克	杞子	12克	制半夏	9克
川石斛	9克	茯苓神(各)	15克	郁金	9克
炒枳壳	9克	柏子仁	9克	合欢皮	9克

夜卧较安,舌中剥脱明显好转,自觉服药颇适,前方加减。

柴延胡(各)	9克	川楝子	9克	南沙参	9克
赤白芍(各)	9克	丹皮参(各)	9克	制半夏	9克
陈皮	9克	郁金	9克	枳壳	9克
杞子	15克	合欢皮	9克	柏子仁	15克
夜交藤	15克	竹茹	6克		

[按] 初诊因见舌中心剥脱,用养阴生地,石斛、白芍复诊因症状改善,加用疏中、以温胆加安神之味调治,照顾到胰腺炎、脂肪肝。服后,夜眠明显好转,嘱上方可续服。服药3个月后,复查胰腺炎消失,脂肪肝减为轻度脂肪浸润,嘱原方仍可续服。以检测全部阴性为止。

降脂

张×× 男 40岁 上海

能纳,喜食肥腴肉——更喜油脂副食品。一日三餐,不进早餐,中午吃早餐,晚上进午餐,夜12时左右,进晚餐,餐后即休息,长年累月,已经廿年余,因体重超标,易感疲乏,久坐即易入睡,家属见此,认为有病。相伴来请中医调治。患者1度去医院检测,结果血脂、胆固醇、甘油三酯均高,拟诊为高胆固醇血症和高甘油三脂血症,拒绝西医治疗,要中医诊治。诊得形神丰颀,行动少灵活,神识清,测血压125/90,两脉滑数带弦,舌胖苔浊腻,时感胸闷、纳眠佳,大便日解,时稀薄,晨起要吐痰,拟疏肝和胃分化痰浊。

苏梗	10克	川楝子	10克	制香附	10克
清半夏	10克	青陈皮(各)	10克	莱菔子	15克
生山楂	15克	丹参	15克	枳实	10克
白芥子	10克	红曲	10克	象贝母	10克
川厚朴	10克	砂蔻仁(各)	6克	冬瓜子	15克
决明子	10克	皂荚子	10粒	风化硝(各)	3克

[按] 服药2周后,诉全身轻松,痰浊大减,晨起咯痰已无,舌苔浊腻大化,要求续治,嘱连服2周后去院复查,半年后,悉各指标已下降,原方续服中。

低钾症

唐×× 女 41岁 中国香港

四肢乏力,伴有麻感,自感倦怠,已有一时期,日渐加重,在外检出系缺钾引起,住院经对症治疗后,好转出院。旋即症状又逐渐加重,和住院前相仿,即来要求中医药治疗。

当归	10克	大丹参	15克	大白芍	15克
大生地	10克	秦艽	10克	白蒺藜	10克
太子参	15克	宣木瓜	10克	晚蚕砂(包)	15克
白术	10克	炙黄芪	10克	桑桂枝	15、10克
炙甘草	6克	焦楂曲(各)	10克	大川芎	10克

药后,胃纳好转,精神较前振作,自觉症状有所缓解,要求继续调治。

| 党参 | 15克 | 炙黄芪 | 10克 | 炒白术 | 15克 |

大生地	10克	大白芍	10克	大川芎	10克
潼白蒺藜(各)	10克	桑桂枝	15、10克	焦楂曲(各)	10克
蚕砂(包)	15克	当归	10克		

[按] 病人持复方即回香港，半年后悉上复方续服不久，症状全消，后即停药，停药已月余，症状未再复发。前后两方均以八珍加黄芪治疗，因四肢发麻属气虚而在八珍中加大益气通络药物收效，为今后缺钾病中药治疗开一新例，过去病员常因乏力脚麻，很少去检测血钾，如果是，则古人早已用补气血药治此病矣。

甲状腺病变（甲状腺功能亢进）

王×× 男 18岁

甲亢已多年，左眼外突明显，一直服西药控制中，善上网，时手淫，要求中药治疗。

大生地	15克	大白芍	15克	钩藤	10克
石决明	15克	茯苓神(各)	10克	丹皮	10克
黑山栀	10克	生牡蛎	30克	川黄柏	10克
砂仁	3克	大麦冬	10克	夏枯草	15克
大贝母	10克	知母	10克	麦谷芽(各)	10克
玄参	10克	五味子	5克		

[按] 甲亢伴突眼，伴有手淫遗泄，前者以养阴平肝，清火软坚散结为法，后者以清心固摄为法，患者经治以来，诸恙均减，嘱原方可继续服用。

甲状腺病

周×× 女 45岁 安庆

甲状腺结节肿大，遍体淋巴结潜在，乏力时会增大，颈两侧常感牵掣不适，性格内向，两脉沉细。治以养营疏肝，化痰消肿散结。

当归	9克	赤白芍(各)	9克	丹皮参(各)	9克
制僵蚕	9克	大贝母	9克	柴延胡(各)	9克
海浮石	9克	海蛤壳	30克	夏枯草	15克
生牡蛎	30克	黄药子	9克	天葵子	9克
桃仁	9克	藕节炭	9克	炒枳壳	9克

服药后，甲状腺结节小逾半，是属合适，唯遍体淋巴结无明显缩小，神倦，脉来细而有力，舌边齿痕，再宗上法加减进治。

大生地	9克	炙黄芪	9克	当归	9克
大贝母	9克	天葵子	9克	生牡蛎	30克

桃仁	9克	夏枯草	30克	黄药子	9克
太子参	15克	玄参	9克	沙苑子	9克
柴延胡(各)	9克	赤白芍(各)	9克	白术	9克

另服小金丹。

[按] 养营疏肝,化痰散结法,对甲状腺结节病有一定疗效。本例伴有遍体淋巴结肿大,病员未进一步检查,是否有其他淋巴细胞病变,外地病员,后失去联系。

程×× 女 32岁 安徽

甲状腺漫肿,质中,无压痛,未扪及结节,感颈项不适,无性格异常。两脉平顺,舌润,要求中医药调治。在外未作进一步检测,慢性甲状腺炎(桥本氏病),可疑,拟方调摄。

夏枯草	30克	大贝母	9克	玄参	9克
制僵蚕	9克	当归	9克	苦桔梗	9克
昆布	9克	苋白术(各)	9克	荆三棱	9克
郁金	9克	枳壳	9克	雷公藤	6克

[按] 上方系夏枯草膏一方加减,另加雷公藤,嘱进一步西医检测,如确诊为慢性甲状腺炎,则可加服雷公藤式片,中药治则,和营软坚,化痰消肿。

史×× 女 42岁 上海

颈部甲状腺漫肿,两颌淋巴结肿大,察视皮色如常,大小约20×15厘米,有轻度压迫食道,吞咽不适,扪之坚韧,西医诊断为慢性甲状腺炎,又称桥本氏病,一度中西医治疗,未见肿块减小近增情绪易激动,且伴紧张不安,有口渴,血糖正常,有高血压,已服西药控制中,经量每次较多,节育环已经取出,血常规淋巴细胞51%,中性46%,脉细数,心电图示心律不齐,心率120/分,症已8月,姑拟养阴疏肝,化痰消肿软坚。

柴胡	9克	当归	9克	赤白芍(各)	9克
大贝母	9克	丹皮参(各)	9克	夏枯草	15克
山茨菇	9克	郁金	9克	制半夏	9克
橘皮核(各)	9克	制香附	9克	黑山栀	9克
南沙参	15克	生牡蛎	15克	蛤壳	15克

服上药尚适,在外作肿块切片检出系慢性淋巴性甲状腺炎,建议切除颈前甲状腺峡部一部分,病员未同意,继续要求中医药治疗,上方疗效平平,改方如下:

全当归	9克	大丹参	15克	赤白芍(各)	9克
夏枯草	15克	白芥子	9克	山茨菇	9克
制香附	9克	炮山甲	9克	荆三棱	9克
苋白术(各)	9克	制黄精	9克	制半夏	9克
枳壳实(各)	9克				

服上药后,颈部似觉松弛些,胸闷明显减轻,脉来仍疾数,心率快,律不齐依然,上方加雷公藤片1片,日3次。

颈前肿大甲状腺继续松弛,外形似有减小趋势,原方略作调整,雷公藤续服,剂量不变。

当归	9克	赤白芍(各)	9克	夏枯草	15克
白芥子	9克	山茨菇	9克	陈胆星	9克
制半夏	9克	郁金	9克	枳壳实(各)	9克
皂荚子	10粒	莪白术(各)	9克	丹皮参(各)	9克
大贝母	9克	蛤壳	15克		

颈部甲状腺明显减小,颈部板滞感已消失,胸闷亦已舒畅,纳食稍增,脉数趋缓,已能协助做些家务,原方加减,继续进治。

太子参	15克	当归	9克	川石斛	9克
炙黄芪	9克	赤白芍(各)	9克	莪白术(各)	9克
夏枯草	15克	白芥子	9克	荆三棱	9克
丹皮参(各)	9克	陈胆星	9克	海浮石	9克
蛤枳壳(各)	9克	制半夏	9克		

肿大甲状腺仍继续减小,外观可见到甲状软骨,精神尚可,眠佳,从事家务后,感到乏力,有时有想入非非出现,雷公藤续服,原方略作调整。

莪白术(各)	9克	制半夏	9克	郁金	9克
枳壳	9克	淮小麦	30克	大白芍	15克
炙甘草	9克	淡黄芩	9克	黑山栀	9克
丹皮参(各)	9克	当归	9克	炒柴胡	6克
柏子仁	9克	煅龙牡(各)	15克		

患病服中药以来,已经年余,肿大甲状腺已恢复到正常,症状随之消失。生活能自理外,可操持家务,招待客人,偶有精神状态不正常,西医拟诊为有焦虑症,服抗焦虑药后,中药以甘麦大枣汤加减调摄。经半年,1年后随访,一切均已正常,外科检颈部已正常,西药及雷公藤已停服,中药每月调服1周,3年后随访,一切已正常,中药亦已停服,5年、7年后随访,一切已如常人。

陈×× 女 56岁 浙江

体检有甲状腺炎,甲状腺结节,及甲状旁腺结节。血钙居高不下,临床有甲亢症状,摄片未见有泌尿系结石,要求中医药治疗,据述在外服中药主,症状一度缓解,但血钙始终未下降,拟方协助调治。

大生地	30克	赤白芍(各)	15克	夏枯草	30克
黑山栀	15克	丹皮参(各)	15克	刺蒺藜	15克
茯苓神(各)	15克	净连翘	10克	酸枣仁	15克

知贝母(各)	10克	制僵蚕	10克	石决明	30克
山茨菇	15克	黄药子	15克	京玄参	15克

服药后,症状缓解,测血钙仍高,低磷已纠正,原方加减进治。

夏枯草	30克	石决明	30克	炙鳖甲	15克
猫爪草	15克	天葵子	15克	山茨菇	15克
当归	10克	丹皮	15克	黑山栀	10克
川石斛	10克	大白芍	15克	知贝母(各)	10克
黄药子	10克	蛤壳(各)	15克	茯苓神(各)	15克
天花粉	10克	玄参	15克		

症状续减,血钙尚未去测,要求继续治疗,上两方加减调治。

北沙参	15克	川石斛	10克	当归	15克
大白芍	15克	知贝母(各)	15克	石决明	30克
夏枯草	20克	天葵子	15克	蛤壳	30克
清半夏	10克	橘核皮(各)	10克	大川芎	10克
制香附	10克	当归	10克	野百合	10克
净连翘	10克	山茨菇	15克	生牡蛎	30克

[按] 甲状腺,病变多端,症状也异,本病治则,按辨病辨证治疗,临床症状消失。肿块、结节(甲状腺)均减,而甲状腺结节有否明显减小,因未测不详。血钙亦未测;用药均宗夏枯草膏、海藻玉壶,内消瘰疬诸方加减,因症状基本消失,嘱最后一方可带回常服。

李×× 男 54岁 上海闵行

甲状腺弥漫性出血,颈前突感压迫不适,呼吸尚称平稳,无身热,病前曾在外地讲学,回沪后感极度疲倦,未休息,仍工作。此时即感颈部前面肿大,即去医院,诊断为甲状腺急性出血,即来要求中药调治。

炒当归	9克	丹皮参(各)	15克	赤白芍(各)	10克
夏枯草	15克	制僵蚕	10克	大贝母	10克
玄参	10克	黑山栀	10克	苦桔梗	10克
郁金	10克	茜草炭	10克	藕节炭	10克

又云南白药3瓶,按说明书上剂量服。

服药1周,颈前肿大块状物,明显减小,嘱原方和云南白药续服。

[按] 患者1月后来电,上药服30天后,连同云南白药,症状完全消失。疲倦感也已消失,颈部已恢复正常,一切已如病前一样,上方治则:养阴清热,和营摄血消肿。

陈×× 女 50岁 中国台湾,现居上海

外拟诊为慢性甲状腺炎(桥本氏甲状腺病)已数月,一直在外服优甲糖,目前不怕冷也

不怕热,但性格易激动,易出汗,血压主 110/80,近感颈部明显不适,外形突出,脉平顺,舌润,拟方协助调治。

当归	10克	赤白芍(各)	15克	夏枯草	20克
大贝母	10克	玄参	10克	女贞子	20克
太子参	15克	生地	15克	炙黄芪	10克
海浮石	10克	蛤壳	20克	白芥子	10克
枳壳	10克	制半夏	10克	桃仁	10克
生地	15克	太子参	15克	制黄精	15克
枸杞子	15克	制首乌	15克	郁金	10克
大贝母	10克	夏枯草	20克	山茨菇	15克
生牡蛎	30克	茯苓神(各)	15克	蛤壳	30克
浮石	10克	枳壳	10克	橘核	10克

雷公藤多苷 10mg,日 3 次,服后 1 周或 2 周测血常规 1 次。

上两方可交叉服。

[按] 慢性甲状腺炎,是自身免疫性疾病之一,又称慢性淋巴性甲状腺炎,起因缓慢,但过多进碘,可使隐性转为显性。中医将此归入内瘿类,发病因素,多和痰凝,气滞,血瘀三者相互蕴于颈前而成,女性发病较多,治则按辨证而定。本例治则,养阴益气,化痰、消肿为法,用小柴胡汤加减而治愈,雷公藤治本病,笔者曾治多例,都获愈。八月后,因天寒来开膏方就诊时,悉甲状腺已正常,雷公藤药片已停。

周×× 女 42岁 无锡

颈部不适,吞咽时尤甚,检出有甲状腺多发囊肿,伴有结节,要求中医药调治。

当归	10克	大丹参	15克	川楝子	9克
制香附	10克	象贝母	10克	郁金	10克
赤白芍(各)	10克	夏枯草	15克	生牡蛎	30克
蛤壳	30克	天葵子	10克	莪白术(各)	10克
昆布	10克				

甲状腺多发囊性结节,有增大趋势。

当归	10克	大生地	10克	丹皮参(各)	10克
制僵蚕	10克	大贝母	10克	赤白芍(各)	10克
黄药子	10克	浮石	10克	蛤壳	20克
生牡蛎	20克	海藻	10克	夏枯草	15克
玄参	10克	天葵子	10克	藕节炭	10克

服上药 20 帖后,甲状腺囊性结节明显缩小,外科大夫认为仍可续服中药,调理治疗。

| 当归 | 10克 | 赤白芍(各) | 10克 | 大贝母 | 10克 |

柴延胡(各)	10克	制僵蚕	10克	生牡蛎	15克
夏枯草	15克	天葵子	10克	黄药子	10克
玄参	10克	藕节炭	10克	桃杏仁(各)	10克

[按] 本例1994年到1996年2年间,前后来过3次,第1次后,隔1年再来,每次来诊后服药仅14帖,最多21帖,最后2次,仅隔1月,最后1次后,一直未再来。先后3次处方,均从养阴和营,消肿散结法治疗,症状基本控制,且日益肿块减小,后即未随访到,殊为惋惜。

脾切除后血小板升高症

杨×× 男 42岁 浙江

多年前有脾切除手术史,近年来血白细胞10000以上,红细胞530万,血小板大超出正常,近增加烘热,汗出,思想负担重,脉来细数,重按少力,舌稍红,纳眠尚可,便畅、拟方协助调摄。

南沙参	10克	川石斛	10克	大白芍	10克
白蒺藜	10克	黑山栀	10克	淡黄芩	10克
天花粉	10克	苏桔梗(各)	10克	茯苓神(各)	10克
枳壳	10克	陈皮	10克	丹皮	10克
知母	10克	浮小麦	30克		

[按] 服药以来,汗止。烘热减,血常规:白细胞9000,红细胞500万,血小板仍超出正常,自觉临床有改善,要求继续调摄。

白蒺藜	10克	甘菊	10克	南沙参	10克
赤白芍(各)	10克	川石斛	10克	香白薇	10克
黑山栀	10克	丹皮参(各)	10克	淡黄芩	10克
玄参	10克	炒知母	10克	宋半夏	10克
陈皮	10克	焦楂曲(各)	10克		

[按] 服第二方后,症状续减,测血红细胞仍500以内,血小板已接近正常值高边缘,纳眠好,未见有乌青块出现,是属合适,上方仍可续服,一旦全部血检正常,可常服六味地黄丸巩固。本例治则,以虚实论治,第二方以养阴清热为主立方。

方×× 女 36岁 宁波

偏头痛及腹痛,经常发作,检出有血小板增高症,骨髓呈血小板增多现象,已经4年余,要求服中药调治。诊得除上述症状外,见皮肤有散互小红点,月经每次量较多、脉细、舌红,伴有瘀点,拟方协助调治。

水牛角	30克	细生地	15克	紫草	15克

生白芍	15克	生山栀	10克	丹皮	15克
大丹参	10克	地榆炭	15克	生蒲黄	15克
钩藤	10克	炙龟版	15克	仙鹤草	15克
藕节炭	5枚				

另服　西黄丸

药后测血小板已下降,较前少1/3,经量明显减少,皮下小血点也已隐约,上方及丸药续服1次。

症状续减,血小板又下降,皮下小血水尚未褪尽,头痛腹痛未再发生,要求赓续治疗。

大生地	15克	川石斛	10克	赤白芍(各)	15克
紫草	15克	生山栀	10克	丹皮参(各)	15克
石决明	15克	白茅根	10克	炒地榆	10克
净连翘	10克	甘菊	15克	陈皮	10克

[按] 原发性血小板增生症,和骨髓有关,原因尚未明确,上方按养阴清热,凉血摄血治则调治,收到疗效。

骨髓增生异常综合证

张×× 男 63岁 浙江

2002年体检,发现白细胞下降,临床无何不适。也无其他体证,2003年,2004年逐年体检,均同2002年;2005年检除白细胞仍下降外,红细胞、血小板两者也均下降。偶伴乏力,上扶梯感气急,作骨髓穿刺,证实系骨髓增生异常(MDS),服西药处理后,有些效果,治疗已3月余,因腰酸不适、眠差、偶有作恶,要求用中医药调摄,诊得一般情况,较软弱,脉虚濡少力,舌略胖,二便如常,纳平平,眠差。

生熟地(各)	15克	太子参	15克	芪白术(各)	15克
法半夏	10克	陈皮	10克	枸杞子	20克
沙苑子	10克	巴戟天	10克	仙灵脾	10克
女贞子	20克	天麦冬(各)	15克	猪茯苓(各)	15克
焦楂曲(各)	10克	生熟苡仁(各)	20克	蛇舌草	15克
当归	10克	酸枣仁	15克	麦谷芽(各)	15克

另服　中成药大补阴丸。

另服　胎盘粉1克,早晚各1次。

服药以来,诸恙略见减轻,面色转为红润,纳眠俱佳,两脉较前有力,舌胖依然,要求中药继续调治。

全当归	15克	生熟地(各)	15克	党参	15克
白术芍(各)	15克	炙黄芪	30克	女贞子	20克

旱莲草	15克	真阿胶	15克	补骨脂	15克
鸡血藤	15克	仙灵脾	15克	茯苓神(各)	15克
白英	15克	茜草	15克	法半夏	10克
陈皮	10克	麦谷芽(各)	15克	沙苑子	20克

[按] 西医对MDS一病，认为是一种难治性贫血和难治性贫血伴原始细胞增多症两种类型。总有效治愈率和部分缓解率很低，上方服后，诸症略减，是属合适，嘱原方续服，后即失去联系。中药治则，按证病同治，用养阴益肾，清热摄血法。

第八章
皮肤系病证

全身淋巴结肿大

曹×× 女 39岁 无锡

低热盗汗,偶有咳嗽,遍体淋巴结肿大。在外已排除结核、淋巴瘤,要求中医诊治。诊得体弱貌,易感外风,入夜盗汗,时伴低热,纳眠平,两脉沉细,重按无力,舌质淡红,苔浮薄,二便如常。

南沙参	10克	川石斛	10克	香白薇	6克
大白芍	10克	象贝母	10克	蛤壳	15克
黑山栀	10克	丹皮参(各)	10克	浮淮小麦(各)	15克
黄芪皮(炙)	10克	煅牡蛎	15克	夏枯草	15克
猫爪草	10克	女贞子	20克	沙苑子	10克

[按] 结节病已确诊,中医治则,养阴益气,清热化痰散结。另服参芪加八珍丸,增强体质,协助散结。半年后得悉,遍体淋巴结已消失,体力已增强,体重也增加,中药仍在续服中。

牛皮癣

陈×× 男 50岁

银屑病(即俗称牛皮癣),遍体布发,要求中医药调治。

全当归	15克	赤白芍(各)	10克	防风己(各)	10克
白夕利	10克	钩藤	10克	苦玄参(各)	10克
地肤子	10克	土茯苓	15克	制僵蚕	10克
白疕皮	10克	大胡麻	10克	肥玉竹	10克
忍冬藤	15克	桃仁	10克		

药后,牛皮癣已全部消隐,偶有原病变处萌发数点,要求续治。

白夕利	10克	甘菊	10克	钩藤	10克
制僵蚕	10克	苦玄参(各)	10克	丹皮参(各)	15克
当归	10克	防风己(各)	10克	赤白芍(各)	15克
地肤子	10克	白蒺皮	10克	桃仁	10克
蛇床子	10克	焦苡仁	20克	大胡麻	10克

2年后,原病变处又有新红点出现,但不多,谅和气候、情绪有关,原方加减。

细生地	10克	大胡麻	15克	苦玄参(各)	10克
苍白术(各)	10克	蛇床子	10克	荆防风(各)	10克
制僵蚕	10克	土茯苓	20克	知母	10克
生牡蛎	15克	忍冬藤	15克	黑山栀	10克
丹皮参(各)	10克	肥玉竹	10克	蚕砂	15克

上药3倍量,共研细末,水泛为丸,如绿豆大,每服3～5克,早晚各1次,开水过下。

[按] 牛皮癣,本病属寻常型,已经多年,不时反复发作。拟养阴祛风,凉血清热。经治症状隐褪,但皮肤始绝不见正常。现拟上方药水泛为丸常用服,皆能换肤获愈。

白癜风

万×× 男 26岁

白癜风(中医名白驳风)腹背臀腰散在,总面积30×30厘米,已经多年,日渐增多。治以养血疏风,化湿法进治。

白夕利	9克	细生地	9克	川石斛	9克
大贝母	9克	制僵蚕	9克	甘菊	6克
元参	9克	玉竹	9克	丝瓜络	9克
天花粉	9克	黑山栀	9克	丹皮	9克

[按] 白癜风,范围小时,可用老姜切片,擦患处,不久白色皮肤逐渐转粉红,以后转变成正常肤色,和正常用皮肤色素融在一起。小儿以头面及手背最常见,用此法,加服白夕利丸,可获愈。白夕利丸,见《邓星伯临诊医集》皮肤科用药,半年后,悉已获愈。

周×× 女 2岁 浙江

白癜风,臀部、腰部皮肤散在,幼儿当此,拟疏风清热法调治。

| 白夕利 | 3克 | 银花 | 1.5克 | 甘菊 | 1.5克 |
| 生甘草 | 1克 | | | | |

[按] 服药3周后,白癜风范围缩小,色素由白转变浅淡,嘱原方可续服。后来电称,色素已正常矣。

裘×× 男 38岁 江西

白癜风散在,进行性增多,范围扩大,前后已5年,一般情况好。拟养血疏风,化湿清热。

大生地	15克	白夕利	15克	制僵蚕	10克
荆防风(各)	6克	蝉蜕	6克	赤白芍(各)	10克
甘菊	10克	大胡麻	15克	紫草	10克
苦玄参(各)	10克	桃仁	10克	焦苡仁	15克
生甘草	6克				

[按] 本病迁延已久,用养阴疏风、和营清热法颇适,久久调服,可以缓解。获愈。2年后,患者友人来沪治病时,特来转告,服上药半年后,开始逐渐白色转粉红色,以后渐转肤色,融入正常肤色中,前后共1年半,现全身无白色点,中药还持续再服1~2个月,用以巩固。

林×× 女 53岁 宁海

遍体白癜风,前后1年,西医治疗鲜效。

白蒺藜	15克	生地	10克	制僵蚕	10克
粉丹皮	10克	苦参	10克	焦苡仁	15克
黑山栀	10克	郁金	10克	大白芍	10克
天花粉	10克	丝瓜络	10克	白术	10克
陈皮	10克	土茯苓	15克	香谷芽	15克

服药3周后,部分患处肤色已转粉红。2月后,全身1/3患处均有肤色转变。部分已完全正常。原方仍续服1个月,所有患处肤色已全融入正常肤色。喜甚,嘱原方仍续服1月以巩固。

梅×× 女 39岁 宜兴

白癜风遍体散在,治以疏风凉血,化湿换肤。

白蒺藜	15克	细生地	15克	制僵蚕	10克
丹皮	10克	苦参	10克	制首乌	10克
天花粉	10克	大胡麻	10克	白术	10克
黑山栀	10克	焦苡仁	15克	郁金	10克

皮损处边缘肤色开始模糊,原方加减。

白蒺藜	15克	制僵蚕	10克	制首乌	10克
细生地	15克	土茯苓	15克	白术	10克
陈皮	10克	苦参	10克	丹皮	10克
黑山栀	10克	丝瓜络	10克		

患处皮肤色素继续转为正常。喜甚,嘱原方仍可续服,直至痊愈(上两方交叉服),3月

后,其友人来沪带讯,白癜风患者肤色已全正常肤色矣。

外阴白斑

谢×× 女 19岁 宁波

外阴白斑,淫痒难忍,腰酸痛,白带多,时伴腥味。特要求中医调治,拟疏风清热,化湿止痒固带。

白蒺藜	15克	制僵蚕	10克	赤芍	15克
丹皮参(各)	15克	黑山栀	10克	川续断	10克
地肤子	10克	白癣皮	10克	细生地	15克
苦参	10克	柴延胡(各)	10克	川草薢	10克
制香附	10克	焦苡仁	15克		

白斑处痒感大减,色未褪,腰酸痛已消,白带亦少,前方加减进治。

细生地	15克	白蒺藜	15克	制僵蚕	10克
丹皮参(各)	10克	黑山栀	10克	苦参	10克
川黄柏	10克	椿白皮	10克	地肤子	10克
郁金	10克	焦苡仁	15克	川淮牛膝(各)	10克
土茯苓	15克	忍冬花	15克	生甘草	6克

白斑色褪,范围缩小,带下已止,原方续服可获愈。

[按] 上法对白斑、雀斑、白癜风三者皮肤色素代谢失常均可参酌。本例后悉白斑已转正常肤色。

汗斑病

喻×× 女 23岁 安徽

确诊为汗斑症,始起在胸部,继则向两臂,两大腿内侧伸延,呈圆形,色白,有汗毛,患处不出汗。病已3年余,仍在发展,多方医治无效。特来沪求治,诊得一般情况可,舌尖红,脉滑大,月经准,纳眠如常,拟方调治。

(一) 细生地	10克	赤白芍(各)	10克	荆防风(各)	10克
制僵蚕	10克	净蝉蜕	6克	丹皮参(各)	10克
郁金	10克	制半夏	10克	陈皮	10克
云茯苓	10克	川桂枝	6克	生甘草	3克
刺夕利	10克	黑山栀	10克		
(二) 刺夕利	10克	钩藤	10克	制僵蚕	10克
荆防风(各)	10克	甘菊	10克	生熟苡仁(各)	15克

秦艽	10克	赤白芍(各)	10克	清半夏	10克
陈皮	10克	南沙参	10克	忍冬花	10克
茯苓	15克	枳壳	10克		

上两方均以养阴清热,凉血平肝化湿祛斑法,两方可交叉煎服用。复诊时,汗斑症明显好转。色斑边部分已为正常肤色,斑范围渐趋缩小,原斑处仍无汗,现有湿润感现象,要求赓续治疗,彻底治愈。

(一)
细生地	10克	赤白芍(各)	10克	荆防风(各)	10克
制僵蚕	10克	白夕利	10克	甘菊	10克
丹皮	10克	黑山栀	10克	清半夏	10克
陈皮	10克	秦艽	10克	夏枯草	15克
土茯苓	15克				

(二)
白夕利	10克	甘菊	10克	钩藤	10克
清半夏	10克	陈皮	10克	制僵蚕	10克
秦艽	10克	南沙参	10克	丹皮	10克
焦苡仁	15克	川桂枝	6克	黑山栀	10克
荆防风(各)	6克				

[按] 两次治疗后,遍体汗斑,色泽已趋正常,患处偶有汗出,病员心情舒畅,胃纳,睡眠,2便,月经均正常。嘱原方仍可再续服,以利巩固疗效。

日光皮炎

葛×× 男 54岁

去过西藏,头面、双手有日光性皮炎,当地中西医治疗无效。在上海某医院用大剂量激素治疗,两月后,症状缓解,出院后。停激素近月,头面、颈项皮色变有暗红,伴有痒疹,搔痒艰于入寐。近日来,两脚及手指根部压痛明显。去杭州就医,用雷公藤、地龙、蜂房后,头面部肌肤胀滞,停药后,皮色仍暗红,内发小疹及疮瘩,皮肤表面可见到有鳞屑,特来此要求中医调治。诊得神情尚安,上述症状未见稍减,胃纳可,眠不安,脉沉濡,舌略胖,苔浮薄,二便如常。拟方养阴平肝,清热化湿,和中解毒法。

刺蒺藜	10克	南沙参	10克	赤芍	10克
大贝母	10克	银花	15克	白术	10克
土茯苓	15克	丹皮参(各)	15克	黑山栀	10克
蛤黛散(包)	15克	丝瓜络	10克	绿豆衣	10克
合欢皮	10克	法半夏	10克	制僵蚕	10克

药后搔痒基本消失,手指根部及两脚压痛也减,头面肤色略见转淡,是属合适,嘱原方连服1～2次,后失去联系。

荨麻疹

陈×× 女 39岁 温州

划痕疹患者,形神虚弱,不耐烦劳,人多处,易诱发眩晕、作恶,治宜养血益气,和胃搜风。

大生地	9克	当归	9克	黑料豆	9克
大白芍	12克	党参	9克	白术	9克
制黄精	9克	潼白蒺藜(各)	9克	制僵蚕	9克
蒸萸肉	9克	淮山药	12克	钩藤	9克
土茯苓	9克	明天麻	9克	麦谷芽(各)	9克

症状缓解,划痕疹仍时发,颇以为苦,中药改方。

刺蒺藜	9克	大生地	9克	甘菊	9克
赤白芍(各)	9克	丹皮	9克	黄芩	9克
钩藤	9克	白术	9克	连翘	9克
淮山药	9克	赤小豆	9克	麻黄	9克
龟版	9克	生牡蛎	9克	土茯苓	15克

上味5倍量,共研细末,水蜜各半泛丸,如绿豆大,每服5克,早晚各1次。

[按] 划痕疹,又名人工荨麻疹,相当于中医病名瘾疹。常用搜风清热法调治,全身情况虚弱患者,可以平补气血佐以搜风清热法进治。本例即以此立方调治。瘾疹不久即缓解。

陈×× 女 61岁 中国台湾

荨麻疹已廿余年,要求中医药治疗。

生地黄	9克	赤白芍(各)	9克	苦参	9克
净蝉蜕	6克	土茯苓	30克	淡黄芩	6克
丹皮	9克	山栀	9克	蛇蜕	9克
白疕皮	9克	知母	6克	生甘草	6克

[按] 服药后,一度缓解。近月来,遍体布发红晕,头痛、视力受到影响,伴有喉痛、干、不欲饮,舌光无苔,两脉细濡。拟疏风凉血、清热化湿止痒。

前胡	9克	净蝉蜕	6克	白蒺藜	9克
甘菊	9克	双花	15克	川黄连	6克
石决明	15克	淡黄芩	9克	黑山栀	9克
白疕皮	9克	地肤子	9克	生甘草	6克

[按] 疏风平肝,凉血清热,化湿止痒法,颇合法度。症状获得缓解,后即失去联系。

陈×× 男 11岁 温州

皮肤经风一吹,即起风團,或遭搔痒划重,亦出现划痕风團,已经有时。治以疏风平肝消散。

银柴胡	6克	荆防风(各)	3克	蝉蜕	3克
制僵蚕	6克	白蒺藜	6克	赤白芍(各)	6克
玄参	6克	生甘草	3克	丹皮	3克
双花	6克				

[按] 划痕症,中医名风癮疹,服上方后未发。

陈×× 女 43岁 中国台湾

患荨麻疹,不时举发,已廿余年,要求中医调治。

净麻黄	6克	净连翘	15克	桑白皮(炙)	9克
光杏仁	15克	赤小豆	30克	路路通	15克
生甘草	6克	生姜	3片	红枣	3枚

[按] 荨麻疹顽固者,常终身伴发。本例药后月余未发,嘱仍每月续服原方2周,用以巩固。随访多年,未再复发,欣喜不已。方义:疏风、清热、和胃、利湿法。

顾×× 女 38岁 常熟

平素喜食辛辣之味,皮肤烘热,时伴搔痒,易生划痕疹,现发展到气候变化、情绪、饮食改变,即易诱发,要求中医药调治。

细生地	9克	丹皮参(各)	15克	赤白芍(各)	15克
黑山栀	9克	净连翘	9克	苦玄参(各)	9克
茯苓神(各)	9克	川楝子	6克	知母	9克
泽泻	9克	银花	9克	枳壳	6克
陈皮	6克	龙胆草	6克	生甘草	6克

[按] 养阴清热化湿法进治,连服2次,症状大减,是属合适,原方可续服。

陈×× 女 32岁 温州

划痕症,特来此要求中药治疗。

当归	10克	丹参	15克	丹皮	15克
白蒺藜	10克	荆防风(各)	10克	制僵蚕	10克
桃仁	10克	柴延胡(各)	10克	赤白芍(各)	15克
黑山栀	10克	红花	6克	郁金	10克
藕节炭	5枚	茜草炭	10克	银花	10克

[按] 划痕症,血热生风而成。本例因舌质暗滞呈紫色,故在凉血祛风药中,加入和营活血之味。因失去随访,预后不详。

湿疹样皮炎

朱×× 女 29岁 新疆

湿疹样皮炎,伴有粟粒状红疹,已经数月,多方治疗,效不理想,特来沪要求中医治疗。

细生地	10克	赤芍	15克	丹皮	10克
银花	10克	宋半夏	10克	陈皮	10克
地肤子	10克	猪茯苓(各)	15克	碧玉散(包)	15克
净连翘	10克	淡黄芩	10克	焦苡仁	15克

[按] 湿疹伴有点状红疹,名湿瘰,中医病名粟疮。系心肝火旺,伴有湿邪而成。治则以清泄心肝之火,并佐分化湿热之法,可奏疗效。本例调治近2月,才获痊愈。

吴×× 女 30岁 中国台湾

心、肺、肝三经火旺,又喜嗜酒,更感受湿邪,遍体布发湿疹样皮炎,并有小红点夹在其中,全身不适,并不时抓痒,诊得头面、遍体散在,艰于入寐。在外诊时月余,略见缓解,但大便溏泻,日多次,伴有胃部隐隐作痛,才停药。有友人陪来,脉细数少静,口味淡,舌润,苔浮白腻,急拟疏风和中,运脾分化湿热。

柴前胡(各)	10克	刺蒺藜	10克	钩藤	10克
净蝉蜕	10克	制半夏	10克	陈皮	10克
丹皮	10克	黑山栀	10克	姜黄芩	10克
茯神	10克	土茯苓	15克	淡干姜	3克
焦苡仁	15克	赤白芍(各)	10克	川黄连	10克
白术	10克	淮山药	15克	焦楂曲(各)	10克

药后胃部舒适,大便日解1次,成形,湿疹样皮炎也较稳定,未有搔痒,要求继续调治。

白术	10克	制半夏	10克	陈皮	10克
白蒺藜	10克	钩藤	10克	连翘	10克
姜黄芩	10克	黑山栀	10克	川楝子	6克
焦苡仁	30克	泽泻	10克	蛤黛散(包)	15克
地肤子	10克	白鲜皮	10克	麦谷芽(各)	10克

胃纳好,皮疹大减,搔痒基本消失,嘱上方仍可续服,直到皮疹获愈。

[按] 本例因前医苦寒药过度,经治缓解,皮疹随之亦减轻。本例治则和中健运,疏风清火化湿法调摄。

朱×× 男 42岁 江苏

湿疹样皮炎,在外已确诊,要求中药调治。

细生地	15克	银花	15克	紫草	10克
陈皮	9克	丝瓜络	9克	绿豆衣	9克
生熟苡仁(各)	15克	川萆薢	9克	蛤黛散(包)	15克

[按] 清热解毒,化湿止痒法,效好,获愈。

李×× 男 21岁 杭州

在外拟诊为移位性皮炎。遍体已成黑色斑,对称,以肢体伸面为主,时不断有新的布发,刻诊,两上肢,胸背及下肢皮肤有湿疹样改变,伴有轻度鱼鳞样病变,皮肤干燥处,有慢性苔癣样病变,病程较长,迁延已久,不易短期内治愈,家属中有过敏性皮炎易遗传。治以养营润燥,清热化湿法调治。

大生地	15克	生白芍	15克	当归	9克
刺蒺藜	9克	钩藤	9克	大胡麻	15克
丹皮参(各)	9克	淡黄芩	9克	天花粉	9克
玉竹	9克	猪茯苓(各)	12克	紫草草	6克
蛇蜕	6克	京玄参	9克		

[按] 有过敏性体质,易罹此病,一般儿童期常见,中年以后发展较慢,本方可长服。另嘱服清鱼肝油。

湿疹

周×× 女 36岁 宁波

用化妆品后,面部皮炎,激素治疗,症状缓解后消褪,停激素后,症状复发,始起小丘疹,出汗时伴出水,续发感染。面红、有烘热,近又测出有甲亢,用西药治疗甲亢,要求中药治疗面部病变,诊得面部红、伴小丘疹散在,有感染,舌略红,脉如常,纳眠可,便日解。

前胡	10克	蝉蜕	10克	赤白芍(各)	10克
银花	10克	丹皮	10克	黑山栀	10克
郁金	10克	苦参	10克	制僵蚕	10克
浙贝母	10克	焦苡仁	15克	蒲公英	10克
丝瓜络	10克	绿豆衣	10克	六一散(包)	15克

症状大好,要求续治。

细生地	10克	川石斛	10克	赤白芍(各)	10克
紫草	10克	制僵蚕	10克	银花	10克
甘菊	10克	丹皮	10克	黑山栀	10克

郁金	10 克	丝瓜络	10 克	绿豆衣	10 克

[按] 疏宣、清热、解毒,先后 2 次诊治,面部皮炎获愈,未留痕迹,喜甚。

洪×× 女 42 岁 宁海

经来面部出现蝴蝶斑,明显,一度在此服药治愈,此次又复出现,拟方调摄。

刺夕利	10 克	川楝子	10 克	细生地	10 克
苦玄参(各)	10 克	大白芍	15 克	黑山栀	10 克
丹参	15 克	焦山楂	10 克	茯苓	15 克
珍珠母	15 克	法半夏	10 克	陈皮	10 克

[按] 养阴清热,平肝化湿法,颇能奏效。曾在外检测,非红斑狼疮病。本方还增清心火之味协同治疗。2月后痊愈,为防续发,嘱上方 3 倍量研末,水蜜各半泛丸,如绿豆大,每服 5 克,早晚各 1 次,开水过下。1 年、2 年后来电,告自药后续服丸药,未再复发,欣喜不已。

刘×× 女 52 岁 宁波

两面部色素斑散在,已经多年,平素喜食辛辣物,要求中成药治疗。

知柏地黄丸。

另用甘菊泡汤代茶常服。

[按] 半年后随访,悉病已完全获愈,现改用杞菊地黄丸常服。

奚×× 女 38 岁 浙江

面部色斑,在外一直服药治疗,时愈时发,已经 1 年余,平素性急、容易动火,刻诊两脉细数,舌略红,苔色浮白带灰,嗜酒,经汛不准,要求中药治疗。

细生地	10 克	小木通	6 克	川楝子	10 克
丹皮	10 克	黑山栀	10 克	郁金	10 克
淡黄芩	10 克	茯苓	10 克	知母	10 克
制僵蚕	10 克	泽泻	10 克	合欢皮	10 克
丝瓜络	10 克				

药后症状略减,嘱原方续服 1 次,复诊时,色斑已愈 1 半,要求改服丸药,知柏地黄丸常服,可获愈。

[按] 本例在外服药无耐心,稍好即停,嘱常服可愈。后果色斑消失。

郑×× 男 30 岁 杭州

面部湿瘰,又伴感染,色素沉着,时有新湿瘰萌发,痒而泄水。平素喜海鲜及煎炸油腻食品,又喜饮,两脉濡滑,拟方调治。

银花	9克	甘菊	9克	蝉蜕	6克
赤白芍(各)	9克	苦参	9克	制半夏	9克
桃仁	9克	制僵蚕	9克	土茯苓	15克
白癣皮	9克	焦苡仁	20克	丝瓜络(炙)	9克
陈皮	9克	绿豆衣	9克		

药后面部湿瘆,明显好转,新小湿瘆大减,兹夏令已届,遍体肌肤搔痒,旋即有小丘红疹出现,伴肌肤烘热,再拟方加减进治。

细生地	15克	丹皮参(各)	12克	赤芍	15克
土茯苓	15克	蝉蜕	9克	苦玄参(各)	12克
净连翘	9克	双花	15克	制僵蚕	9克
刺蒺藜	9克	黑山栀	9克	白癣皮	9克
地肤子	9克	碧玉散(包)	15克	绿豆衣	9克

[按] 去年面部湿瘆,伴继发感染,服后症状大减,后届气候转热,遍体搔痒,湿疹布发,又经药物调治告愈。今年眼上两方后,症状基本消失,嘱原方再续服,可获愈。

陆×× 男 47岁 杭州

素喜甜食及辛辣食,头面部不时布发湿疹,伸延到头皮、痒甚,患处伴出分泌物,要求中医药治疗。

制军	9克	南沙参	9克	荆芥	10克
川石斛	9克	白蒺藜	9克	银花	9克
赤芍	9克	土茯苓	15克	生山栀	9克
丹皮参(各)	9克	白癣皮	9克	制僵蚕	9克
葛花	9克	枳壳	9克	白术	9克

[按] 病全由饮食引发,治以疏风平肝,凉血清热,分利积湿为法,药后症状大减,嘱原方仍可续服1~2次,如能饮食控制,则可减少复发。

肖×× 女 25岁 浙江

面颜部湿疹伴小红点布发,甚则烘热,痒而泄水,治以清肝泄热,化湿止痒。

细生地	15克	赤芍	9克	丹皮	9克
制僵蚕	9克	土茯苓	15克	银花	9克
甘菊	9克	淡黄芩	9克	大贝母	9克
黑山栀	9克	蝉蜕	6克	焦苡仁	15克

药后湿瘆消褪,要求改服中药丸,再拟养阴平肝,疏泄湿热。

南沙参	9克	川石斛	9克	赤芍	9克
丹皮	9克	双花	9克	土茯苓	9克

黑山栀	9克	制僵蚕	6克	蝉蜕	6克
女贞子	9克	沙苑子	9克	橘皮	9克
甘菊	6克	泽泻	9克	生甘草	6克

上药2倍量,共研细末,水泛为丸,如绿豆大,每服6克,早晚各1次,均在饭后,开水送下。

金×× 女 30岁 宁海

面部湿疮满布,平素甜食及油煎物,形寒怕冷,两掌心易汗,舌胖,脉濡。

太子参	10克	白术	10克	赤芍	10克
丹皮参(各)	10克	黑山栀	10克	玄参	10克
银花	10克	夏枯草	10克	大贝母	10克
猪茯苓(各)	15克	制僵蚕	10克	川牛膝	10克
刺夕利	10克	陈皮	10克		

半年后来诊,悉面部湿疮,经治已获愈。近月来,随经来面部湿疮也易布发,要求调治。

当归	10克	赤芍	10克	制僵蚕	10克
银花	10克	女贞子	15克	菟丝子	10克
蛤黛散(包)	15克	丹皮	10克	山栀	10克
陈皮	10克	制半夏	10克	土茯苓	15克
苦玄参(各)	10克	生炙甘草(各)	3克		

[按] 初诊治则养阴和中,疏化湿热。复诊因和月经有关,用补肾药物,疗效应更明显。

顾×× 女 26岁 浦东

肺肝之火常旺,面部布发湿疹,痒而泄水,治以养阴清热,化湿止痒。

南沙参	10克	川石斛	10克	川楝子	10克
赤白芍(各)	10克	苦玄参(各)	10克	银花	10克
制僵蚕	10克	陈皮	10克	焦苡仁	15克
淡黄芩	10克	白蒺皮	10克	甘菊	6克

[按] 药后症状缓解,3月后症状消失。

董×× 女 44岁 广西桂林

口角周围、两眼睑,两手指指丫湿疹,已数月,体质弱,易力乏,纳眠尚可。特来沪要求中医药治此顽疾。

太子参	15克	白术	15克	制半夏	9克

陈皮	9克	川黄柏	9克	丹皮参(各)	15克
焦薏苡仁	21克	土茯苓	21克	合欢皮	9克
焦山楂	9克	沙苑子	9克	泽泻	9克
川牛膝	9克	淮山药	15克		

[按] 此脾湿症，仿清脾除湿饮加减，方义健脾除湿清热解毒，本方出自《医宗金鉴》。1月后来信，悉症状已治愈。

董×× 女 31岁 温州

遍体湿疹，淫痒难忍，治以疏风凉血、化湿解毒。

细生地	15克	紫草茸	6克	甘菊	6克
蝉蜕	6克	赤芍	9克	丹皮	9克
前胡	6克	银花	12克	制僵蚕	9克
茯苓	9克	黑山栀	9克	丝瓜络	9克
绿豆衣	9克	滑石	12克	生甘草	6克

[按] 西角地黄汤意，两周后，湿疹全部消褪。

束×× 男 32岁 常州

遍体布发小疙瘩，外地疑血液有问题，转来上海，经确诊为一般普通皮肤病，可作湿疹诊治，搔痒后有小水泡出水，脉舌如常，以疏风清肝，化湿止痒。

白夕利	9克	钩藤	9克	银花	15克
赤芍	15克	丹皮	9克	制僵蚕	9克
丹参	9克	黑山栀	9克	蛇蜕	6克
郁金	9克	净连翘	9克	六一散(包)	15克
焦苡仁	15克	陈皮	6克		

[按] 疏风清热，凉血利湿法，服后3周，接来电，悉病变基本已愈，嘱原方再服1次，以巩固疗效。

周×× 女 52岁 上海

遍体湿疹，淫痒难忍，以两下肢尤甚，心烦烘热，胃纳平平，卧难安寐，舌边稍红，拟养阴平肝凉血清热，分化湿毒。

细生地	15克	制军	9克	双花	15克
赤芍	9克	紫草	9克	黑山栀	9克
丹皮	9克	龙胆草	9克	陈皮	9克
淡黄芩	9克	土茯苓	15克	丝瓜络	9克

药后痒感明显减轻，时仍有新湿疹隐约萌发，上方加减进治。

前胡	6克	细生地	15克	赤芍	9克
甘菊	6克	银花	15克	丹皮	9克
制僵蚕	6克	蛤黛散(包)	15克	滑石	9克
黑山栀	9克	制军	9克	郁金	9克
丝瓜络	9克	绿豆衣	9克		

症状明显好转，湿疹基本消褪，但仍时有新湿疹萌发，余毒尚未清除，原方加减。

细生地	15克	赤芍	9克	丹皮	9克
黑山栀	9克	碧玉散(包)	15克	净连翘	9克
银花	15克	甘菊	9克	冬瓜子皮(各)	15克
川石斛	9克	苦玄参(各)	9克	生焦苡仁(各)	15克
茯苓神(各)	9克	泽泻	9克		

已退湿疹皮肤色素，尚未恢复正常，偶有极少新病灶散在，原方续服后，色素渐退，未见新萌发湿疹，是属合适，再拟养阴化湿泄热法善后。

南沙参	9克	川石斛	9克	赤白芍(各)	9克
茯苓神(各)	9克	焦苡仁	15克	忍冬花	9克
丹皮	6克	黑山栀	9克	泽泻	9克
丝瓜络	9克	绿豆衣	9克	制半夏	6克
陈皮	9克	冬瓜子皮(各)	9克	川楝子	10克

[按] 本例来就诊时，遍体湿疹蔓延，瘙痒难忍，湿疹时泄水，心烦卧难安寐，首选犀角地黄汤加味，症状猛发趋势得到控制，后以清热化湿解毒法调治，瘙痒止，此时心情舒畅，改用养阴清热解毒泄浊法，先后治疗近3月，遗留色素亦趋正常，未再有新湿疹萌发，胃纳始终正常，终获痊愈。

吉×× 女 32岁 温州

两面颊色素沉着，伴有湿疹，不时瘙痒，此起处落，已经2年余，在外治疗鲜效。入秋后，又易咳嗽，须数月才能获愈，形瘦，脉平顺，拟养阴平肝，清肺止咳。

南沙参	9克	川石斛	9克	玄参	9克
天麦冬(各)	9克	海浮石	9克	蛤壳	15克
银花	9克	赤白芍(各)	9克	桑白皮	9克
地肤子	9克	竹茹	9克	浙贝母	9克

咳嗽，咽喉不适均大减，面部湿疹，瘙痒，尚未消褪，原方加减进治。

细生地	9克	川石斛	9克	赤白芍(各)	9克
银花	9克	制僵蚕	9克	知母	9克
淡黄芩	9克	象贝母	9克	炙紫菀	9克
丹皮	9克	黑山栀	9克	瓜蒌皮	9克

| 蛤黛散（包） | 15克 | 竹茹 | 6克 | 绿豆衣 | 9克 |

[按]症状明显缓解，嘱再以上方续服，可获痊愈。

周×× 男 62岁 美国

来沪不久，头面布发湿疹样皮炎，伴有化脓性包块，服中药后，症状缓解，但感胃部不适，不久，湿疹又有萌发，特来诊治，见前医苦寒药量过大，患者形体丰硕，但中焦虚馁，脉律时不齐，询之常有胸闷，尤以劳累后易见，拟方养阴和胃，清化湿热法调治。

南沙参	9克	前胡	9克	蝉蜕	9克
赤芍	9克	大贝母	9克	苦桔梗	6克
双花	15克	法半夏	9克	陈皮	9克
黑山栀	9克	丹皮参（各）	15克	枳壳	9克
制僵蚕	9克	全瓜蒌	9克	竹茹	9克

药后，湿疹、湿瘰症状大减，胃部无何不适，遍体舒畅，胸闷未发，要求续治。

南沙参	9克	赤芍	9克	大贝母	9克
银花	9克	丹皮参（各）	9克	玄参	9克
黑山栀	9克	枳壳	9克	陈皮	9克
丝瓜络	9克	绿豆衣	9克	晚蚕砂	9克

[按]症状消褪，2月后，悉一切均好。

张×× 男 28岁 上海

面部湿疹，不时布发，已经有年，未能杜根，拟方进治。

细生地	15克	赤芍	15克	丹皮	15克
蝉蜕	6克	玄参	15克	桔梗	6克
甘菊	9克	黑山栀	9克	淡黄芩	12克
净连翘	9克	银花	12克	丝瓜络	9克
绿豆衣	9克	焦苡仁	15克		

[按]上方清热，解毒，化湿法，获效。

李×× 女 42岁 美国

两手手指指丫间湿疹样水泡，搔破后水出，淫痒难忍，时轻时重，要求中医药调治。

三妙丸。

服药后，小水泡渐见枯萎，水瘪结成痂盖，不久即脱落，不留痕迹。后因情绪不安，心烦不寐，旬日后，发现指丫间又起痒疹，小水泡出现，来电询三妙丸可否续服，答可以续服，不多久又获愈。

[按]三妙丸系清热燥湿中成药，市场上有售。

方×× 女 6岁 美国

湿疹布发,已经多年,要求治愈。

| 银花 | 3克 | 土茯苓 | 6克 | 甘菊 | 3克 |
| 淡黄芩 | 3克 | 生甘草 | 3克 | 绿豆衣 | 3克 |

另用人奶或牛奶拌炒麦芽,再煎麦芽汤吃,可治奶癣,若干病例能治愈,此先父星伯公方。

刘×× 男 3岁 深圳

湿毒蔓延,遍体瘙痒难忍,治以清肝分化湿热。

制军	5克	细生地	5克	赤芍	10克
银花	5克	土茯苓	10克	制僵蚕	5克
苦玄参(各)	5克	蛇蜕	5克	车前子	10克
绿豆衣	10克	焦苡仁	10克	陈皮	5克
制半夏	10克	生甘草	5克	滑石	10克

症状好转。

细生地	5克	淡黄芩	5克	碧玉散(包)	10克
土茯苓	10克	丹皮	5克	泽泻	5克
蛇蜕	5克	黑山栀	5克	法半夏	5克
陈皮	5克	苦玄参(各)	5克	蝉蜕	5克

症状基本已愈,要求巩固。

法半夏	5克	陈皮	5克	白术	5克
银花	10克	土茯苓	10克	丹皮	5克
黑山栀	5克	焦苡仁	10克	生甘草	5克
绿豆衣	5克	车前子草(各)	5克		

[按] 湿毒遍体,多方治疗鲜效,服上方后,逐渐好转,缓解。一度治愈,后因饮食不慎,症状又呈萌发趋势,又服上方,症状又趋缓解,后悉基本治愈,随访2年,未再复发。

刘×× 女 56岁 浙江湖州

湿疹布发,淫痒难忍,治以养阴清热,疏风化湿。

制军	9克	赤芍	15克	紫草	9克
制僵蚕	9克	苦玄参(各)	9克	蝉蜕	6克
白蒺皮	9克	细生地	9克	黑山栀	9克
粉丹皮	9克	土茯苓	15克	滑石	12克
青黛(包)	6克	生甘草	6克	陈皮	9克

症状明显好转,淫痒大减,原方加减。

细生地	15克	赤芍	15克	丹皮	9克
黑山栀	9克	银花	9克	滑石	9克
青黛(包)	6克	生甘草	6克	丝瓜络	9克
白蒺皮	9克	地肤子	9克	制僵蚕	9克
绿豆衣	9克	净连翘	9克		

[按] 疏风清热,养阴化湿法,治疗湿疹,颇能收到疗效,此例不久即获愈。

王×× 女 32岁 宁海

时令季节变换,肌肤浅表布发小红疹,痒而泄水,后即自行收敛,小痂脱落,不留痕迹。已经有年,月事正常,舌稍红,脉细濡,二便如常,要求中药调治(要求中成药治疗)。以防复发。

杞菊地黄丸。

知柏地黄丸。

[按] 患者追加病史,平时易头晕。处方杞菊地黄丸和知柏地黄丸同时调服,一以养阴平肝,一似养阴清热。

葛×× 女 36岁 台州

近来,口唇周围皮疹布发,延及鼻翼及下巴,痒、抓破后有白色液渗出,上餐馆饭后,更甚。

红生地	15克	前胡	10克	赤白芍(各)	15克
川楝子	10克	知母	10克	银花	15克
甘菊	10克	黑山栀	10克	丹皮	10克
土茯苓	15克	丝瓜络	10克	绿豆衣	10克
紫草	10克	陈皮	10克	泽泻	10克

[按] 上方清热化湿分利法,前后连服将及月,才告治愈。嘱饮食忌重油腻,以免积湿为患也。

顾×× 女 32岁 常州

面部面发湿疹,痒而泄水,要求中医治疗。

细生地	15克	紫草	15克	土茯苓	30克
制军	10克	制僵蚕	10克	碧玉散(包)	30克
丹皮参(各)	10克	苦参	10克	赤芍	10克
大贝母	10克	黑山栀	10克	丝瓜络	10克
绿豆衣	10克				

症状大减,但有小丘疹不时萌发。

制军	10克	忍冬花	15克	赤芍	10克
大贝母	10克	制僵蚕	10克	碧玉散(包)	30克
苦玄参(各)	10克	焦苡仁	20克	泽泻	10克
黑山栀	10克	丹皮	10克		

面部湿疹，基本已愈，小丘疹未再出现，是属合适，原方加减。

南沙参	10克	川石斛	10克	赤白芍(各)	15克
银花	10克	大贝母	10克	净连翘	10克
丹皮	10克	黑山栀	10克	细生地	10克
小木通	6克				

[按] 前后3诊，历时4月，症状全消，治则均宗凉血清热，分化湿毒法。

金×× 女 43岁

口唇周围湿疹，延及面、额部，淫痒泄水，原颊部痤疮，更易受感染，心顽意乱。治以疏风清热，凉血解毒，平肝化湿。

前胡	10克	制僵蚕	10克	制军	10克
刺夕利	10克	碧玉散(包)	15克	苦玄参(各)	15克
陈皮	10克	焦苡仁	20克	赤芍	15克
丹皮	10克	净连翘	10克	黑山栀	10克
川黄芩	10克	女贞子	15克	泽泻	10克

1月后，症状始见好转，要求加大药力。

生地	15克	紫草	15克	赤芍	15克
丹皮	10克	黑山栀	10克	荆芥	6克
银花	15克	连翘	10克	川黄柏	10克
苦玄参(各)	10克	焦苡仁	20克	土茯苓	20克
泽泻	10克	碧玉散(包)	15克	净连翘	10克

又1月后，症状大见好转，湿疹渗水现象，基本已停止，额部首现较嫩新皮肤，上方加重清凉之味，以熄余烬。

南沙参	10克	川石斛	10克	赤白芍(各)	10克
银花	10克	赤苓	10克	大贝母	10克
苦玄参(各)	10克	法半夏	10克	陈皮	10克
黑山栀	10克	丹皮参(各)	10克	白癣皮	10克
地肤子	10克	丝瓜络(炙)	10克	绿豆衣	10克

[按] 经治以来，先后3诊，前后已6个月，面部口唇全部湿疮及痤疮感染，全部告愈。处方3易，首方治则，疏风清热，凉血化湿解毒；复诊治则，仍宗前法，药力较重；3诊改用养阴清热，凉血、和胃化湿法，终获愈收功。

罗×× 男 50岁

湿热内蕴,发于皮肤,遍体淫痒泄水,卧不能寐,心烦意乱。要求中医药调治。

制军	10克	双花	10克	赤芍	15克
丹皮	10克	黑山栀	10克	白蒺皮	10克
淡黄芩	10克	陈皮	10克	土茯苓	15克
滑石	10克	青黛(包)	3克	生甘草	6克
丝瓜络	10克	绿豆衣	6克	川黄柏	6克

症状得减,夜卧可稍稍入寐。

细生地	15克	双花	10克	甘菊	6克
赤芍	10克	象贝母	10克	丹皮	10克
黑山栀	10克	土茯苓	15克	焦苡仁	15克
东瓜子皮(各)	15克	淡黄芩	10克	丝瓜络	10克
绿豆衣	6克	地肤子	10克	生甘草	3克

症状续减。

细生地	10克	赤芍	10克	银花	10克
甘菊	6克	宋半夏	6克	陈皮	10克
土茯苓	10克	丝瓜络	10克	绿豆衣	6克
黑山栀	10克	丹皮	10克	焦苡仁	15克
郁金	10克	泽泻	10克	苦玄参	10克

[按] 治疗先后3月,遍体湿疹,基本消失,唯内湿积久,尚难一时全清,淡清饮食,忌甜忌油腻忌辣,中药每周3帖,以杜根治。

单×× 女 37岁 南通

湿疹,两手掌痒而感板滞,已经5年余,逐年加重,近增掌面有小水泡多,察视整个掌面粗厚,偶有小疹萌发,纳眠均好,拟疏风清热,和营化湿法。

荆芥	10克	丹皮	10克	丹参	15克
白蒺藜	10克	白蒺皮	10克	桃仁	10克
苦参	10克	地肤子	10克	制僵蚕	10克
白术	10克	郁金	10克	赤芍	10克
大贝母	10克	红花	6克	焦苡仁	20克

1月后,掌面小丘疹未再萌发,痒已获愈,自觉毛厚板滞缓解,嘱原方可续服。3月后,悉手掌板滞消失,粗厚续减,后即失去联系。

[按] 此病进一步即中医病名鹅掌疯。现用疏风、清热,化湿加和营法,因有板滞,粗厚故也,症状基本起到疗效,如加用外用药调敷,获愈更快。

下肢丹毒

田×× 女 38岁 安徽

左小腿红肿,每2年发作1次,检有丝虫病感染史。来诊时,非发作期,察视小腿浮肿,皮肤粗糙,欠光泽,时有湿疹样皮炎布发,流有浊液,常用抗生素,未有严重感染,如大发作时,小腿红肿益甚,烘热,不能下地,下地时有裂痛。来沪要求中医药调治,拟方龙胆泻肝和三妙两法进治。

龙胆草	10克	当归	10克	赤白芍(各)	10克
丹皮参(各)	15克	川治牛膝(各)	10克	秦艽	10克
川黄柏	10克	黑山栀	10克	苍白术(各)	10克
汉防己	10克	焦苡仁	15克	川草薢	10克
车前草	15克	蛤黛散(包)	15克		

[按] 药后1年,悉症状未发,湿疹已消失,皮肤粗糙已转光泽,因遵嘱服药同时,用温水浸泡小腿,腿肿渐缩小,主要1年来湿疹未复发,准备续服上方,以图巩固。

硬皮病

邹×× 女 47岁 常州

遍体皮肤干燥,无汗,失去光泽,吞咽欠畅,在外拟诊为硬皮病,特来沪要求中医药调治。

党参	15克	炙黄芪	15克	丹参	15克
大生地	15克	桃仁	9克	红花	6克
光杏仁	9克	大贝母	9克	川桂枝	9克
炮甲片	6克	大白芍	12克	旋复花	12克
菟丝子	9克	补骨脂	9克	大胡麻	12克
大川芎	15克				

接来信,悉诸恙均减,原方加减。

党参	30克	生黄芪	30克	全当归	15克
大丹参	30克	大生地	30克	桃仁	9克
光杏仁	9克	红花	6克	旋复花(包)	15克
桂枝	9克	炙麻黄	6克	巴戟天	12克
菟丝子	12克	肉苁蓉	9克		

续接来信,悉症状持续缓解,皮肤有时潮湿,干燥现象大见减轻,纳可。吞咽米饭,不用汤伴即可,无梗塞感,大便日解,嘱原方续服。

[按] 本病西医诊断为硬皮病，以和营软坚法，症状稍见松动，继加入通行十二经之麻黄，增强通络宣窍作用，同时加大温补之味，收效较好。半年后，悉遍体皮肤湿润，柔软，吞咽正常矣。

张×× 男 41岁 上海

硬皮病已多年，日渐增剧，脉濡，舌略暗红，拟养营通络，软坚化湿。

全当归	9克	大丹参	15克	赤白芍(各)	9克
大川芎	9克	炙鳖甲	15克	大贝母	9克
桑寄生	15克	羌独活(各)	9克	鸡血藤	15克
生牡蛎	15克	淮牛膝	9克	柏子仁	15克
秦艽	9克	玉竹	9克	防风己(各)	6克

服药月余，自觉症状松弛，硬皮处有明显转软现象，脉舌如前，按原方加减，进行调摄。

全当归	9克	防风己(各)	6克	大丹参	15克
羌独活(各)	6克	桃仁	9克	红花	6克
炙鳖甲	15克	生牡蛎	15克	赤白芍(各)	9克
大川芎	15克	桑寄生	15克	伸筋草	15克
川桂枝	3克	秦艽	9克		

[按] 硬皮病，中医称皮痹，可分局限性和多系统两类。西医认为和免疫功能有关，中医辨病初起，以疏风祛湿通络软坚法进治。延久，须加活血类药物进行调治，可获缓解，笔者遇到多例硬皮病，局限性者，均获治愈。即多系统性病例，长期应用西药，中医调治，也有获缓解者。本病例悉去国外医治，失去联系。

税×× 女 28岁 四川绵阳

发现硬皮病已5年，一直用西药治疗(激素)，因久服西药，面部虚肿，力乏，皮肤粗糙，遇冷手指发麻，纳可，血总蛋白量偏低，肾功能尚可，尿蛋白(±)，脉濡带沉细，略数，舌胖，二便如常，眠可。

生熟地(各)	15克	当归	10克	丹参	15克
刺夕利	10克	秦艽	10克	女贞子	20克
仙灵脾	10克	桃仁	10克	知贝母(各)	10克
桂枝	5克	大白芍	15克	续断	10克
炙甘草	10克	焦楂曲(各)	10克		

患者又经华山医院诊断为结缔组织病变，肾变性硬皮病，用西药对症治疗。中药服后，症状平平，要求续服中药，拟养阴益气，佐以温肾。

(一) 生熟地(各)	15克	白术	15克	杞子	15克
玄参	10克	女贞子	20克	沙苑子	10克

云茯苓	10克	蒸萸肉	10克	大白芍	15克
川桂枝	5克	知贝母(各)	10克	巴戟天	10克
炙甘草	10克	焦楂曲(各)	10克	焦苡仁	15克
(二)当归	10克	丹参	15克	黑料豆	10克
南沙参	10克	赤白芍(各)	15克	白术	15克
玄参	10克	刺夕利	10克	炙黄芪	10克
菟丝子	10克	猪茯苓(各)	15克	桃仁	10克
秦艽	10克	沙苑子	10克	炙甘草	10克

两方可交叉服用,半年后复诊,激素尚未全撤去,晨起指关节僵已消失,月经量少,周期准,尿检阴性,血压正常,要求续服中药。

(一)生熟地(各)	15克	蒸萸肉	10克	当归	15克
丹皮参(各)	15克	赤白芍(各)	15克	桂枝	5克
女贞子	20克	仙灵脾	10克	巴吉天	10克
杞子	15克	制首乌	10克	炙甘草	10克
淮牛膝	10克				
(二)生熟地(各)	15克	当归	15克	知贝母(各)	10克
沙苑子	10克	仙灵脾	10克	续断	10克
炙甘草	10克	女贞子	20克	淮山药	15克
泽兰泻(各)	10克	猪茯苓(各)	15克	秦艽	10克
川草薢	10克	焦苡仁	15克		

[按] 1年后,电悉激素已减到1日4片,一般情况可,治则,初诊和营益肾,养阴化湿法,复方为养阴益气,温肾化湿法,激素停服后,中药仍需调理。

老年搔痒症

郁×× 男 84岁 丹阳

老年搔痒症,已10余年,每到冬令更甚,现夏季亦有,颇以为苦。诊得两上肢皮肤欠光滑,有少许搔痒后血痕,下肢皮肤已粗毛,鳞屑和血痕相兼,两脉弦滑,素喜嗜酒、吸烟,现均已戒除,舌润,纳眠俱差,拟养阴润燥,平肝息风止痒法进治。

大生地	15克	白蒺藜	9克	甘菊	9克
天花粉	9克	玉竹	9克	陈皮	9克
赤白芍(各)	15克	苦玄参(各)	9克	郁金	9克
知母	9克	丹皮参(各)	9克	地肤子	9克
川石斛	9克	大胡麻	9克	焦苡仁	30克

另服清鱼肝油。

[按] 约10个月后,电悉两上肢皮肤瘙痒已愈。肤色尚未恢复到正常,两下肢入冬后,瘙痒大减,皮肤粗毛已见好转,原方仍在续服中。

陈×× 男 94岁 上海

老年瘙痒症,余无不适,因入冬下肢受热更甚,要求服中药调治,诊得老年态,精神好,皮肤瘙痒,下肢小腿皮色欠光泽,有瘙痒后轻度血痕,伴有少许鳞屑,纳可,眠因痒难入寐,常喜伸脚及下肢放在被外,空调开到28~32℃,舌润,大便略艰,两脉虚弦,重按少力,外检无高血压,无糖尿病。

生熟地(各)	15克	大胡麻	15克	当归	10克
赤白芍(各)	10克	天花粉	10克	丹皮	10克
黑山栀	10克	地肤子	10克	紫草	10克
川石斛	10克	白蒺藜	10克	制首乌	10克

上方服后颇适,原方加减。

白蒺藜	10克	制僵蚕	10克	大麦冬	10克
细生地	15克	丹皮参(各)	12克	川石斛	10克
大胡麻	15克	当归	10克	赤白芍(各)	15克
黑山栀	10克	玉竹	15克	银花	10克
丝瓜络	10克	绿豆衣	10克		

[按] 前后两方均以养阴润燥,清热化湿,并佐疏风。药后症状开始缓解,自觉好转,嘱上两方交叉换服,少食辛辣之味。

唐×× 男 88岁 中国香港

高年皮肤瘙痒,入冬即发,已经多年。今夏,遍体布发湿疹,淫痒难忍,搔后,皮下小疙瘩骤起,患处皮色转红,用凉毛巾敷后,稍适,旋即又起,曾经用凉血清化湿热法无效。患者大便干结,血尿酸水平偏高,临床有痛风史,脉稍有力,舌润,姑拟和营疏风,养血润燥,清化湿热。

刺夕利	10克	当归	10克	乌玄参	10克
赤白芍(各)	10克	大胡麻	10克	丹皮参(各)	10克
南沙参	10克	黑山栀	10克	荆芥	10克
大麦冬	10克	土茯苓	15克	桃仁	10克
银花	10克				

药后颇适,症状得减,纳眠俱佳,便畅,要求续治,原方略加增逊。

全当归	10克	赤白芍(各)	10克	丹皮参(各)	10克
荆防风(各)	10克	茯苓神(各)	10克	黑山栀	10克
苦玄参(各)	10克	桃仁	10克	柏子仁	10克

红花	10克	银花	15克	白夕利	10克
钩藤	10克	生炙甘草(各)	5克	陈皮	10克

症状减去一半,湿疹范围缩小,痒感可忍,脉舌如前,大便日解。

前第一方和复方,可交叉续服。

[按] 半年后来电,悉症状早已获愈。

干燥综合病

於×× 女 55岁 深圳

眼干、口干、不欲饮,眠差,已10余年,要求中医治疗,西医疑有干燥综合征可能。

南沙参	9克	川石斛	9克	大白芍	9克
葛根	9克	杞子	9克	天花粉	9克
蒸萸肉	9克	茯苓神(各)	9克	淮山药	12克
秦艽	9克	合欢皮	9克	制首乌	9克
沙苑子	9克	丹参	9克		

[按] 眼干、口干患者,病程长,测血糖阴性,仍被疑干燥综合征,主因人体结缔组织病变,中医单用养阴清热药还宜适当增加益气、和营、健中,以及补肾等药物,上方即是,惜该患者后即失去联系。

田×× 女 56岁 安徽

眼干、口干、易汗、头晕,低热持续,常做恶梦,在外确诊为干燥综合征,特要求中医治疗。

细生地	15克	川石斛	9克	天花粉	9克
茯苓神(各)	9克	丹皮参(各)	9克	黑山栀	9克
杞子	12克	天麦冬(各)	9克	玉竹	9克
蛤壳	15克	酸枣仁	9克	桑白皮	9克
女贞子	15克	仙灵脾	9克	大白芍	9克

服药1月后,上述症状大为缓解,口干、咽喉干基本消失,因出差在外,未续中药,又因感冒发热,在当地对症处理后获愈,但前述干燥症状又有反复趋势,特再要求中医药治疗,测血糖阴性。

南沙参	9克	川石斛	9克	大麦冬	9克
天花粉	9克	丹皮	9克	黑山栀	9克
桑白皮	9克	玄参	9克	玉泉散(包)	15克

上药服后,症状明显改善,要求上药续服,同意。

[按] 后去安徽,半年后其友人来沪,悉患者病症已消失,偶有夜间醒后,要喝水1~2口才适。

熊×× 女 47岁

口干、唇干、皮肤干,口腔黏膜不时起泡,在外已确诊为干燥综合征,曾服中药,因胃部不适即停,刻诊除上述症状外,尚有热感,掌心热,乏力后,口腔也有热感,两脉沉细,舌苔浮白,有心事后不易入睡。

南沙参	15克	川石斛	10克	生白芍	15克
天花粉	10克	玄参	10克	丹皮参(各)	10克
黑山栀	10克	宋半夏	10克	陈皮	10克
淮小麦	30克	炙甘草	10克	炒竹茹	10克
香谷芽	10克	玉竹	10克		

症状缓解,纳好,一度停药,症状又起,夜卧欠安。

南沙参	10克	川石斛	10克	大白芍	30克
炙甘草	10克	淮小麦	30克	合欢皮	10克
杞子	15克	丹皮参(各)	10克	知母	10克
桑椹子	15克	茯苓神(各)	15克	酸枣仁	25克
净连翘	10克	夜交藤	15克		

半年后,要求巩固疗效,希能改服丸药。

南北沙参(各)	10克	川石斛	10克	大白芍	15克
当归	10克	丹皮参(各)	10克	黑山栀	10克
清半夏	10克	陈皮	10克	合欢皮	10克
天麦冬(各)	10克	酸枣仁	10克	郁金	10克
知贝母(各)	10克	净连翘	10克	苏啰子	10克
女贞子	15克	柴胡	5克	薄荷	5克

上药3倍量,共研细末,水蜜各半泛丸如绿豆大,每服5克,早晚各1次,开水过下。

[按] 初诊时,热性症状明显,清热药不能过量,易引起胃部不适,故处方加入和胃之味,收效后即停药,症状又起,原方略加更改进治。症缓解消失,半年后来此,要求过去有效方改为丸药,以巩固预防再发,方义同前。

王×× 女 32岁 上海

口干、眼干涩、痒,在外确诊为干燥综合征,诊得舌干无液,中红,脉细濡,便艰。

大生地	15克	川石斛	10克	玄参	10克
大白芍	15克	天花粉	10克	肥玉竹	10克
天麦冬(各)	10克	蛤壳	15克	炙龟版	15克
葛根	10克	橘白	10克	五味子	10克

[按] 用养阴润燥法,颇合法度,嘱可常服。

陈×× 女 48岁 台州

眼干、口干，在外已确诊为干燥综合征，口干渴不多饮，自觉皮肤亦呈干燥。今又伴有咳嗽，西医诊断为间质性肺炎，特来此要求一并治疗。诊得：精神营养均可，咳嗽痰咯白沫，无寝汗，舌干，略红，无苔，脉沉细，便如羊粪，夜卧多梦。

南沙参	10克	大力子	10克	象贝母	10克
川石斛	10克	炙百部	10克	茯苓神(各)	10克
炙白前	10克	炙款冬	10克	天花粉	10克
赤白芍(各)	10克	炙紫菀	10克		

药后咳嗽大减，眼干、口干、皮肤干燥亦减，原方加减进治。

大生地	10克	太子参	15克	天麦冬(各)	10克
川石斛	10克	赤白芍(各)	10克	知贝母(各)	10克
炙百部	10克	炙款冬	10克	炙紫菀	10克
蛤壳	20克	生梨	半只		

[按] 干燥综合征合间质性肺炎，用养阴肃肺，和胃润燥法调治，竟获缓解，上方又续服后，竟获愈。

温×× 女 24岁 河南

遍体皮肤干燥，不时搔痒，已经年余，经来尤甚，要求诊治，察视皮肤尚光滑，但抚摸并不柔软。在外确诊断为皮肤搔痒症，曾涂外用药，先有效，后少效，搔痒依旧，拟疏风润燥，清热化湿。

荆芥	9克	白蒺藜	9克	蝉蜕	9克
赤白芍(各)	15克	大胡麻	15克	川石斛	9克
大麦冬	9克	连翘	9克	地肤子	15克
白鲜皮	9克	苦参	9克	玉竹	9克
郁金	9克	女贞子	15克	焦苡仁	15克
蛤黛散(包)	15克	蛇蜕	6克		

服上药后，症状明显缓解，嘱原方可续服，半年后，来电告知，皮肤搔痒基本消失，肌肤有柔润感，问原方可否续服，答可以。

红斑性狼疮

林×× 女 21岁 浙江玉环

在外拟诊为红斑性狼疮(系统性)，相当于中医温毒类热性发斑，中医认为温毒已入营血致成，治则当以清营凉血为法。本例已入缓解期，身热尚未褪尽，遍体骨节酸楚，夜卧盗汗淋漓,斑疹已隐去,但隐约仍能见到痕迹,精力疲乏,纳可(激素续服),眠差,易惊醒,两脉细数,舌略红胖,拟养阴清热,化斑安神敛汗。

大生地	15克	川石斛	10克	赤白芍(各)	15克
炒青蒿	5克	炒黄芩	10克	知贝母(各)	10克
太子参	10克	玄参	10克	天麦冬(各)	10克
柏子仁	10克	茯苓神(各)	10克	蒸萸肉	10克
淮牛膝	10克	泽泻	10克		

药后身热已清,红斑隐约也消失,寝汗偶有,面部湿瘰布发,脉、舌、纳眠同前,再拟上法加减。

太子参	15克	北沙参	10克	赤白芍(各)	10克
蒸萸肉	10克	淮牛膝	10克	玄苦参(各)	10克
茯苓神(各)	15克	丹皮参(各)	10克	川石斛	10克
生熟薏苡仁(各)	15克	柏子仁	15克	天麦冬(各)	10克
黑山栀	10克	制僵蚕	10克	生牡蛎	15克

服药以来,感觉良好,面部湿瘰大减,自觉一如常人,唯尿中红白细胞仍存在,但已减少,月经不准,要求再为进治。

生地	10克	赤白芍(各)	10克	丹皮参(各)	10克
黑山栀	10克	川石斛	10克	当归	10克
蒸萸肉	10克	川续断	10克	桃仁	10克
柏子仁	10克	大川芎	10克	沙苑子	10克
女贞子	10克	川黄柏	10克	砂仁	6克

药后,症状一直平稳,激素陆续减到1/4片,一般情况好,偶有胃部不适,纳可,眠好,曾剖腹产1男孩,今年已5岁,身体健康,此次来沪,要求复诊,诊得一般情况佳,脉舌如常人,拟方如下。

北沙参	10克	川石斛	10克	大白芍	10克
炙苏梗	10克	制香附	10克	制半夏	10克
陈皮	10克	茯苓神(各)	10克	合欢皮	10克
女贞子	15克	沙苑子	10克	淮山药	15克
丹皮参(各)	10克				

近半年来,因自觉体健,激素1/4片,骤停用,渐有乏力感,西医复诊,认为激素仍需服用,剂量改为1片后,乏力感渐消退。此时来此要求再服中药同时和激素同用,中医用益气养阴法调治。

生地黄	15克	白术芍(各)	10克	当归	10克
黑料豆	10克	蒸萸肉	10克	沙苑子	10克
太子参	15克	枸杞子	15克	菟丝子	10克

茯苓神(各)	10克	淮山药	10克	泽泻	10克
柏子仁	10克	炙甘草	10克		

中药续服,激素减到1/4片,体力已恢复,此时期又养育1小孩。

[按] 本病例自服中药以来,已经10年,并先后养育2小孩,体健,激素已全停服,后本人经常介绍其他病人来此诊治。

彭×× 女 32岁 安庆

在外已确诊为红斑性狼疮,要求中药调治。诊得一般情况尚可,有低热,尿蛋白(+),易感疲劳,胃纳因近服强的松西药后已见好转,两脉虚濡,舌稍胖,卧欠安寐。

大生地	15克	赤白芍(各)	15克	蒸萸肉	15克
淮山药	15克	茯苓神(各)	15克	泽泻	10克
丹皮	10克	太子参	15克	当归	10克
金樱子	10克	川续断	10克	甘杞子	15克

[按] 本病系免疫系统累及多脏器的结缔组织病,本例因以阴虚为主立论,故以杞菊地黄加减加参、归以及固摄法调治,后悉因服中药不便即间歇调服,改用知柏地黄及参麦地黄丸,后即失去联系。

第九章
眼、耳、鼻、口腔系病证

视力下降

何×× 女 55岁 安徽

有糖尿病及高血压病已多年,一直在服西药控制中。近日来,两眼视力突感视物模糊不清,渐至失明,仅有光感,询之因受刺激而致。要求服中药治疗,来诊时,坐轮椅推来。诊得神清,对答好,脉数少静,苔浮腻,拟养阴疏肝明目。

刺蒺藜	10克	炒柴胡	6克	甘菊	10克
钩藤	10克	夏枯昔	10克	石决明	15克
柏子仁	10克	川楝子	6克	决明子	10克
郁金	10克	丹皮参(各)	10克	车前子	10克
茯苓神(各)	10克	生甘草	3克	制僵蚕	10克

另

羚羊角粉0.6克(1支) 早中晚各1次

诊治以来,视力逐转清晰,能见到人影,继则能识别手指,情绪明显平稳,两脉平顺,但时仍有浮促。慎防复发致盲,原方已效、宗之再为进治。

大生地	10克	大白芍	10克	钩藤	10克
甘菊	10克	石决明	15克	决明子	10克
丹皮	10克	黑山栀	10克	郁金	10克
茯苓神(各)	15克	车前子	10克	桑麻丸(包)	15克

[按] 肝肾不足,肝阳偏旺之体,突遇情绪失控,以致两目视力突感模糊,仅留光感。经治已见明显缓解,视力恢复,已接近正常矣。

黄×× 女 48岁 中国台湾

惊恐之后,视力突明显下降。眼科检均阴性,特来沪要求治疗。诊得一般情况较差,视力欠清。且距 2~3 尺处即视物模糊,心情焦急。时感耳鸣、目眩、大便多日一解。脉濡滑、舌润、梦多。

大地生	15 克	蒸萸肉	9 克	淮山药	15 克
当归	9 克	大白芍	9 克	杞子	21 克
甘菊	9 克	白蒺藜	9 克	沙苑子	15 克
茯苓神(各)	12 克	明天麻	9 克	五味子	9 克
柴胡	6 克	钩藤	9 克		

[按] 恐伤肾,肾主目、视力下降之由来也,拟益阳肾气和明目地黄两法加味调治月余后、悉处方服 20 贴后即恢复正常矣。

吴×× 男 34 岁 中国台湾

两目干涩,视物模糊,视力下降。在外检视神经慢性炎症,黄斑附近模糊,激素治疗后可好转,停药后视力又下降,要求中医药治疗。

大生地	21 克	赤白芍(各)	15 克	白夕利	9 克
制僵蚕	9 克	大贝母	9 克	丹皮参(各)	15 克
石决明	21 克	杞子	15 克	夏枯草	15 克
当归	9 克	夜明砂	15 克	桑麻丸(包)	15 克
青箱子	9 克	决明子	12 克	石蟹	15 克

[按] 肝肾阴虚之疾,以补养肝肾加丹参、夜明砂、石蟹治黄斑视神经病变,有一定疗效。驻景丸亦可,惜市坊上无货。经治 3 月后,症状改善,原方续服。

谢×× 男 18 岁 浙江织里

幼年患行走两足不便,作小儿麻痹症矫形手术,术后肌肉萎缩。近年来,两眼视物模糊,视力下降,眼科医师断为视神经萎缩。由肌肉萎缩引起,且又增两眼睑下垂。诊得两脉细滑、舌嫩白、苔少,在外用药鲜效,特来此求治。

白蒺藜	9 克	炙黄芪	9 克	全当归	9 克
大生地	9 克	大川芎	9 克	防风	9 克
枸杞子	21 克	秦艽	9 克	天冬	9 克
白术芍(各)	9 克	淮牛膝	9 克	黑料宝	9 克
独活	9 克	川桂枝	9 克	桑枝	21 克

[按] 本方以益气养血,通络明目而设。1 年后随访,症状竟获痊愈。视力佳,眼睑下垂早就消失、肌肉萎缩明显缓解矣。

刹目病

沈×× 女 12岁 苏州

刹目及多动症,已确诊,要求中医治疗。特由苏来沪。

刺蒺藜	10克	钩藤	10克	制僵蚕	10克
大白芍	10克	南沙参	10克	茯苓神(各)	10克
蛤壳	15克	淮小麦	15克	炙甘草	6克
蝎尾	3克	五味子	5克		

[按] 服药1月后,刹目缓解,消失,多动症尚未全止。嘱上方可续服。后失去联系。

眼结膜充血

骆×× 女 43岁 浙江临安

两眼结膜充血,羞明,已经两周,舌质稍红,苔少、脉濡,二便如常,拟清肝明目,疏风止痒。

白夕利	9克	蝉蜕	6克	甘菊	9克
赤芍	9克	丹皮	9克	玄参	9克
决明子	9克	密蒙花	6克	川黄连	6克
钩藤	9克	竹叶	6克	制军	6克

[按] 眼结膜充血,俗称红眼病,易感染。本例经治已大为好转,嘱原方可续服。

两耳失聪

朱×× 男 68岁 陕西西安

右耳失聪,已10余年,一直未恢复听力。今春上坟,旁放鞭炮突响,左耳顿时失聪,未及时治疗。迄今已4月余,心烦神困,幸纳眠尚可,两脉虚濡,舌质略胖,苔浮薄,二便如常。

(一)柴胡	10克	白蒺藜	10克	制僵蚕	10克
大川芎	15克	大丹参	15克	石菖蒲	10克
茯苓神(各)	10克	郁金	10克	枳壳	10克
陈皮	10克	制首乌	15克	荷梗	2只
(二)大熟地	10克	砂仁	6克	柴胡	10克
杞子	1克	桑寄生	15克	生牡蛎	30克
灵磁石	30克	神曲	10克	沙苑子	15克

| 泽兰泻（各） | 10克 | 郁金 | 10克 | 荷梗 | 10克 |

上方服2周后，左耳听力，开始有嗡嗡低声作响，继则可听到讲话声，但听不清什么内容，要求进一步调摄。

（一）柴胡	10克	白蒺藜	10克	钩藤	10克
大丹参	15克	石菖蒲	10克	明天麻	10克
苦桔梗	10克	黄芩	10克	苍耳子	10克
荷叶	10克	大川芎	10克	郁金	10克
（二）生熟地（各）	10克	砂仁	6克	大川芎	10克
柴胡	10克	丹参	15克	制香附	10克
杞子	15克	潼白蒺藜（各）	10克	郁金	10克
神曲	10克	灵磁石	30克	桑寄生	15克
生牡蛎	15克				

两方续服2月后，左耳听力已恢复正常，右侧有耳鸣症状出现，这10年来从未发生过，是否也有转向能听到声音，因后即失去联系则不详。本病例治则，均以疏风平肝，升清开窍而设。酌加清补肾肝之味。

听力下降

王×× 男 42岁 浙江

右耳听力逐渐下降，伴右侧面部不易出汗，面部肌肤感觉无异常。在外颅神经检测均阴性，五官科未检测听力下降原因，血压130/80。近年来体重增加近廿市斤，脉细濡，舌润。拟方调治。

白夕利	9克	大川芎	9克	大丹参	15克
当归	9克	柴胡	6克	钩藤	9克
太子参	15克	桑寄生	15克	荷叶	9克
炙升麻	6克	香白芷	3克		

先服14帖后，症状无何改变，继14帖后，右面部开始汗出，唯听力未见好转，原方加减。

党参	15克	炙黄芪	9克	当归	9克
大丹参	15克	制首乌	9克	杞子	9克
蔓荆子	9克	炙升柴（各）	6克	炙甘草	6克
大白芍	9克				

[按] 本例用手机多年，听力逐渐下降，症状是否和此有关。本方服后，听力逐转好转，1个月后，好转1/3，半年后，又恢复几近1半。原方未改动，又服2月，听力基本恢复正常，面部肌肤早已正常矣。

处方首选养营疏肝,平肝宣窍法,继则益气养营,仿益气聪明法进治,竟获痊愈。

叶×× 女 76岁 上海

突发性耳聋。进入高压氧舱治疗,2月后,开始可听到声音,但内容不清。伴有耳鸣,艰于入寐,同时出现闭目后,有圆形亮点,久久不会消失,颇以为苦,要求中医药调治。诊得一般情况尚可,耳鸣干扰,闭目有亮点,高声讲话,闻之即心烦躁,两脉虚弱,苔滑白,纳平平。测血压140/90,拟方调摄。

潼白蒺藜(各)	10克	钩藤	10克	丹参	15克
大生地	10克	甘菊	10克	甘杞子	15克
大川芎	10克	郁金	10克	蒸萸肉	10克
石决明	30克	茯苓神(各)	15克	生牡蛎	30克
灵磁石	30克	桑寄生	15克		

耳鸣已减轻,闭目有亮点也消失,血压略下降为125/85,自觉耳根处有牵制不适,脉舌如前。原方加减。

上方去甘菊,加白芍15克、天麻10克、龙齿15克,耳鸣消失,血压已正常130/80,唯听力仍差,脉舌如前,原方加减。

大生地	10克	蒸萸肉	10克	大白芍	15克
潼白蒺藜(各)	10克	杞子	10克	明天麻	10克
大丹参	15克	大川芎	10克	桑寄生	15克
龙齿	15克	生牡蛎	15克		

[按] 养阴平肝益肾法调摄收效。

暴聋

刘×× 男 43岁

两耳鸣响,左轻右重,已经数月,西医拟诊为暴聋。治以疏肝宣窍为法。

柴胡	10克	白蒺藜	10克	钩藤	10克
川芎	10克	九节菖	10克	蝉蜕	6克
枳壳	10克	郁金	10克	荷叶	6克

药后左耳鸣响基本消失,听力模糊,右耳鸣响亦减,听力仍无,原方续服。

又1月后,左耳听力恢复,右侧听力及鸣响无大进步。

柴胡	10克	苦桔梗	10克	当归	10克
生地	10克	丹参	15克	大川芎	10克
刺蒺藜	10克	桑寄生	15克	石菖蒲	10克
灵磁石	30克	蒸萸肉	10克	炙远志	10克

| 杞子 | 15克 | 左牡蛎 | 30克 | 郁金 | 10克 |

服上药又1月,左耳听力正常,右耳鸣响明显减轻,可听到鼓声,但较模糊,原方再服。2月后听力恢复,欣喜万分。

[按] 本例治疗,先后半年,暴聋竟获痊愈,未留后遗。治则先以柴胡疏肝法加减,后改四物加耳聋左慈法,调摄收到疗效。

耳鸣

何×× 女 60岁 浙江

两耳鸣响,劳累后更甚,已十余年,两脉平顺,舌净润,纳眠均可,要求中药调治。

大生地	9克	大白芍	15克	柴胡	9克
茯苓	9克	党参	10克	蒸萸肉	9克
泽泻	9克	生牡蛎	15克	灵磁石	20克
桑寄生	15克				

[按] 本方以耳聋左慈丸略加减而成,长期调理,可收到效果,但尚须注意鼻咽癌可能,不时去五官科医院摄片检查,半年后悉耳鸣大减,药仍续服中。

樊×× 女 61岁 上海

右耳鸣响,终日不止,心烦虑乱,卧不能寐,伴有头晕,经丹参治疗后,头晕缓解,耳鸣依然,自述经常头晕,由于伏案多看书有关,诊得神清,两脉尚平顺,纳可,眠因耳鸣干扰不佳,脉略数少静,舌润,苔浮薄。

刺夕利	9克	钩藤	9克	九节菖蒲	9克
当归	9克	赤白芍(各)	9克	丹皮参	9、30克
桃仁	9克	淮牛膝	9克	制半夏	9克
郁金	9克	灵磁石	30克	桑寄生	15克
荷叶	9克				

服药后,耳鸣大减,原低音听不到现在能听到,唯枕部沉重感尚未消失,眠好转,仍感力乏,原方有效,再为进治。

柴胡	6克	当归	9克	大丹参	15克
赤白芍(各)	9克	黑山栀	9克	大川芎	9克
焦楂曲(各)	9克	蒸萸肉	9克	茯苓	9克
桃仁	9克	川淮牛膝(各)	9克	灵磁石	30克
荷叶	9克				

耳鸣已消失,偶闻大声,易引发耳鸣,但旋即消失。原方加减巩固。

| 生熟地(各) | 9克 | 赤白芍(各) | 9克 | 柴胡 | 6克 |

大丹参	9克	当归	9克	大川芎	6克
制首乌	9克	蒸萸肉	9克	灵磁石	30克
茯苓	9克	制半夏	6克	泽泻	9克

耳鸣已愈，上课和看电脑时久，耳鸣又起，但听音仍清，时面浮，无脚肿，有脂肪肝及胆石症，大便2～3日1次，舌如常，脉濡。

潼白夕利(各)	9克	柴胡	6克	大白芍	9克
大川芎	9克	茯苓	9克	泽泻	9克
大丹参	15克	制半夏	6克	陈皮	9克
合欢皮	9克	焦楂曲(各)	9克	郁金	9克
枳实	9克	灵磁石	30克	苏梗	9克

[按] 形丰，脂肪肝、胆结石，但无痰浊及邪湿之证，故处方以平补肝肾为法，收到一定疗效，最后改用疏肝和胃法调治，终获佳效。

孙×× 男 42岁 福建

两耳鸣响，兼有鼻炎，已经有年，测血压正常，脉平顺舌润，拟疏风平肝潜阳法。

桑苏叶(各)	9克	白夕利	9克	苍耳子	9克
钩藤	9克	香白芷	6克	蔓荆子	9克
柴胡	9克	桑寄生	15克	灵磁石	30克
赤白芍(各)	9克	丹皮参(各)	9克	大川芎	6克

[按] 上方治疗后，耳鸣、鼻炎、均有明显好转，嘱原方可续服。同时请五官科会诊。

秦×× 女 34岁 江阴

阴虚木旺之体，动辄易汗，面部色素沉着，近增两耳鸣响，睡眠受到干扰，大便艰结，纳可，脉沉细，舌如常，稍干，不欲饮，治以养阴平肝，清热润下法。

南沙参	9克	川石斛	9克	大白芍	15克
石决明	21克	黑山栀	9克	丹皮参(各)	9克
茯苓神(各)	9克	玄参	9克	甘菊	9克
瓜蒌仁	9克	柏子仁	9克	竹茹	9克

症状大减，耳鸣亦缓解，嘱原方续服。

[按] 连服2次，症状基本消失。

徐×× 女 30岁 福建厦门

15岁时发现耳鸣，未就医，至今已10余年，未好转。也未加重。6月前流产后，经来逐月减少，腰酸脚软，测血压100/85，纳平平，眠多梦，舌润，脉濡，有时张口较大，有耳窍闭塞现象，食辛辣，口腔黏膜极易破碎，此气阴两亏之证疾，调摄如下：

党参	15克	白术芍(各)	15克	当归	10克
柴胡	10克	大生地	10克	桑寄生	15克
煅龙骨	10克	黑料豆	10克	制首乌	10克
杞子	10克	沙苑子	10克	蒸萸肉	10克
大川芎	10克	左牡蛎	30克	大丹参	15克

服药以来,诸恙均减,耳鸣亦觉减轻,精力转佳,纳眠也佳,要求继续治疗。

党参	15克	当归	10克	大生地	10克
黑料豆	10克	赤白芍(各)	10克	白术	15克
柴胡	10克	茯苓神(各)	15克	蒸萸肉	10克
真阿胶	10克	制半夏	10克	焦楂曲(各)	10克
煅龙牡(各)	15克	灵磁石	20克	丹皮参(各)	10、15克
桑寄生	15克				

[按] 体质素弱,耳鸣延久,未经五官科检测,以虚症论治,同时,又因流产,故以气血双调法治,服药以来,体质明显转佳,耳鸣略见缓解,幸脾胃功能尚佳,康复有望,另嘱八珍丸和耳聋左慈丸常服。

鲁×× 38岁 上海

耳膜破损,已经修复,耳鸣常发,心烦虑乱,易感外风,耳鸣益甚,两脉细濡,胃纳平平,舌润,苔少,拟益气养阴,平肝聪耳。

党参	15克	炙黄芪	15克	制首乌	12克
大白芍	10克	白术	10克	当归	10克
大川芎	10克	炙升麻	6克	炙柴胡	6克
生地黄	10克	白蒺藜	10克	炙甘草	6克
大丹参	10克	灵磁石	30克		

耳鸣大减,脉舌如前,原方续服,以期早日康复。

[按] 方由益气聪明,补中益气两方加减组成,收到明显疗效。

嗅觉失灵

刘×× 女 50岁 青浦

嗅觉减退,已经年余,几近丧失,除风油精凑近鼻孔尚能感到有刺激味外,余均失灵,常因厨房内烧物致焦,生活上很感不便,特来要求中药调治。诊得一般情况可,纳眠亦可,脉濡,舌润,苔浮薄,二便如常,拟方调摄。

柴前胡(各)	9克	霜桑叶	9克	藿香	9克
香白芷	6克	薄荷叶	9克	苍耳子	9克

| 茯苓 | 9克 | 大川芎 | 9克 | 刺夕利 | 9克 |
| 白术 | 9克 | 陈皮 | 9克 | | |

[按] 疏风宣窍,治此等症效好,加川芎,增强祛风疏宣作用。

[后记] 服上药3月后,突嗅到厨房间焦味,欣喜不已。6月后,可初步嗅到各种香味及异味,后断断续续服中药,自服中药约1年后,嗅觉基本恢复。

郑×× 男 16岁 无锡

平素易汗,入夏以来,气候炎热,汗出较多,常汲井水洗脸拭身,1月后,觉嗅觉迟钝,井水洗揩未停,又月后,感头额沉重,终日昏昏沉沉,精力不振,胃纳不馨,嗅觉基本失灵,甚至焦、香嗅不出,鼻鞍处酸胀,脉濡,舌苔浮腻。治以疏风肃肺,和胃化湿。

柴前胡(各)	6克	藿苏梗(各)	6克	苍耳子	9克
法半夏	6克	陈皮	6克	刺夕利	9克
香白芷	6克	神曲	9克	焦山楂	9克
苍白术(各)	6克	砂仁	3克	麦谷芽(各)	9克

服上药起,即停井水洗揩。一月后,一度嗅到厨房烧焦味,旋即仍失灵。头额昏沉明显好转,鼻鞍处酸胀消失,上方加减进治。

藿苏梗(各)	6克	刺夕利	9克	苍白术(各)	6克
苍耳子	6克	香白芷	3克	法半夏	6克
陈皮	6克	焦山楂	9克	枳壳	6克
荷叶	1角	麦谷芽(各)	9克		

[按] 暑天玄府疏松,汗出后尤甚,骤用凉水洗擦,刺激日久,嗅觉迟钝,甚则失灵。嗅不出各种气味,此系寒凉之气阻遏阳气,闭而不宣,失其正常开闭之功能,故治则以宣肃为法。经治2月余,嗅觉恢复,头昏鼻鞍处不适,均逐渐消失,恢复一如常人。

鼻鼽(过敏性鼻炎)

姚×× 男 11岁 广东

经常喷嚏,流清涕,已经多年,西医诊断为过敏性鼻炎。治以益气养阴,平肝疏风。

太子参	9克	南沙参	9克	白夕利	9克
蝉蜕	6克	大力子	9克	钩藤	9克
苍耳子	3克	香白芷	3克	防风	6克
桑叶	6克	陈皮	6克	藿梗	3克

另(外用方)

| 香白芷 | 20克 | 苍耳子 | 20克 | 荆防风(各) | 10克 |
| 辛夷花 | 10克 | 苏桑叶(各) | 10克 | | |

上味煎汤,趁有热气散发时,用鼻嗅之,约2分钟,早晚各1次。

[按] 鼻鼽用此2方治疗,收效较好,本例收到疗效。

潘×× 男 60岁 新加坡

感受外风,喷嚏频作,鼻流清涕,一如潮涌,在外诊断为过敏性鼻炎,服抗过敏性西药,1片可见效。现加至3片,尚不能制止,特来沪要求中医药调治,诊得:一般健康情况良好,舌如常,脉略弦,纳眠可,拟疏风平肝。

桑叶	9克	薄荷	9克	钩藤	9克
白夕利	9克	香白芷	6克	苍耳子	9克
制僵蚕	9克	大贝母	9克	辛夷花	6克

[按] 鼻流清涕,中医名鼻鼽,鼻流浊涕,病名鼻渊(俗名脑漏)。上方服后喷嚏,流涕明显减少,两周后即痊愈。该病如鼻黏膜苍白者,用上法有效,如红肿者,应改用清凉药物,本例半年,1年后来电,悉未再复发。

[又] 忆昔1沪地人员支边去宁夏。初到时,即感鼻痒,继则觉燥,发干,后即出血。经该地医院诊治后好转,不久又出血。如是反复多次,出血减轻,3个月后治愈。3年后,回沪,回沪后初感鼻内作痒,继则喷嚏流涕,后流涕终日不止。住院检查,否定有脑脊液漏,中医会诊,用养阴平肝收敛法,治经月余,才逐渐减少,后即停止。此实则是机体对气候干燥,湿润的反应使然,疑是病态,实非病态也。此例系病态。

陈×× 女 60岁 中国香港

过敏性鼻炎,经常流清涕,头晕脑胀时作,咽喉痰多,过去有高血压史,要求中医治疗。

太子参	9克	白术	9克	防风	6克
白夕利	9克	钩藤	9克	大川芎	9克
枳壳	6克	丹皮参(各)	9克	大贝母	9克
石决明	9克	甘菊	6克	蔓荆子	3克
郁金	9克	茯苓	9克	陈皮	9克

玉屏风丸(另服)

服上药和丸药后,头晕、流涕、痰多诸恙均减。上方续服,两月后,接来电,悉症状已消失。

[按] 平肝息风,化痰法治高血压,加白术、防风治鼻流清涕。张元凯老世兄用玉屏风丸治此病,均收到明显疗效。本例服上方及玉屏风丸后,症状明显缓解,后又悉症状已消失,玉屏风丸仍在续服中。

郑×× 女 38岁 深圳

一度去香港作面部美容,回深后不久即出现面部色素沉着,湿疹湿瘰布发,时伴过敏性鼻炎,喷嚏不止,月事准,拟方进治。

石决明	15克	潼白夕利(各)	10克	制僵蚕	10克
丹皮参(各)	10克	赤白芍(各)	10克	知贝母(各)	10克
细生地	10克	钩藤	10克	苍耳子	10克
蔓荆子	10克	甘菊	10克	郁金	10克

[按] 养阴平肝,疏风清热法,常服可收效,50天后,临床症状基本治愈。

米×× 男 36岁

初起每到冬令,喷嚏即发,渐及夏令亦发,后发展到春秋两季亦发,前后已将4年,西医用抗过敏性药,初有效,后加量亦偶发,即停。近增头部胀滞,要求中医调治。诊得病员不时打喷嚏、流涕,发病迄今,并无身热,家属中无类似人员,患者未到过任何地方,脉细濡,舌略胖,无齿痕,纳可,眠差。

刺蒺藜	10克	钩藤	10克	苍耳子	10克
桑叶	10克	蔓荆子	10克	香白芷	6克
制僵蚕	10克	法半夏	10克	陈皮	10克
防风	10克	白术	10克	炙黄芪	10克

另:

| 香白芷 | 20克 | 蔓荆子 | 20克 | 细辛 | 10克 |
| 苍耳子 | 20克 | 藿香 | 15克 | 辛夷 | 10克 |

上药煎汤,趁有香气溢出时,用鼻吸入,每次2～3分钟,日3次。

[按] 3月后,悉症状大减,头胀消失,喷嚏流涕基本消失。气候变化时偶有鼻腔痒,旋即消失,喜甚,处方治则,疏风平肝,益气健脾法。

张×× 女 49岁 浙江桐乡

喷嚏伴流清涕,已近廿年,西医诊断为过敏性鼻炎,屡经治疗,鲜效。近增鼻鞍处酸胀,因在饭店内工作,急想治愈。由友人介绍来此,诊得一般情况可,舌稍淡,苔浮薄,脉平顺,形丰略胖,眠纳俱好。

白蒺藜	10克	钩藤	10克	香白芷	6克
苍耳子	6克	蔓荆子	10克	荆防风(各)	6克
丹皮参(各)	15克	茯苓神(各)	10克	藿梗	10克
女贞子	10克	赤白芍(各)	10克		

[按] 2月后,友人来此,悉患者服药10天后,症状竟十去其八,因处方已寻不到,特来要原方复印,继续治疗,以便根治。处方治则,疏风宣窍,芳香清肃。

经×× 女 成 加拿大

鼻炎颇剧,头晕频发,要求中药治疗。

刺蒺藜	10克	钩藤	10克	苍耳子	10克
桑叶	10克	薄荷	6克	丹皮	10克
甘菊	6克	藿梗	6克	荷叶	10克

服药后症状大减,头晕已愈,要求续治。

刺蒺藜	10克	荆防风(各)	6克	甘菊	6克
苍耳子	10克	象贝母	10克	钩藤	10克
黑山栀	10克	藿香	6克	荷叶	6克
香白芷	3克				

[按] 疏风清脑,平肝法,鼻炎基本已愈,头晕未发,精神大振,纳眠均安。

鼻鼾

陆×× 男 24岁 上海青浦

喜荤食,形丰,少活动,易汗,寤寐间,气闭叹大气才适,一夜要多次,惊动家属,特来诊治。此症西医诊断为阻塞性睡眠呼吸暂停低通道综合证。诊得脉大,舌略胖大,拟方如下:

炙黄芪	10克	炙柴胡	5克	炙升麻	5克
白术	10克	陈皮	10克	当归	10克
焦山楂	10克	莱菔子	10克	白芥子	10克
决明子	10克	制半夏	10克	郁金	10克
风化硝	3克(冲服)				

[按] 此证俗名打鼾,剧者可暂停呼吸,故称名如上。主要是上腭连同悬雍垂阻碍气道而致。过去曾有手术疗法,近期改用氧气面罩,睡眠时戴上,可得缓解。本方拟祛脂和益气升提结合治法。是否收效,尚难预测。3年后,其亲戚来此就诊,悉患者服上方7帖后,易汗、大鼾大减,上药续服后,易汗已愈,打鼾偶发,很轻,特此注识。

吴×× 男 34岁 中国香港

形丰,有高脂血症,睡时打鼾,伴有憋气(即西医所谓阻塞性睡眠呼吸暂停低通道综合证),拟祛脂论治。

生首乌	9克	决明子	9克	丹皮参(各)	9克
莱菔子	15克	生山楂	9克	白芥子	9克
泽泻	9克	制半夏	9克	郁金	9克
枳壳	9克	风化硝(研)	3克(分二次吞)		

[按] 用祛脂法,治高血脂症,鼾症为因肥胖高血脂引发者,则亦在治中矣。侧睡可减轻症状或减少发作。此方连服5个月后,上述症状消失,偶因工作繁忙乏力后,有1~2声鼾发作,平时基本不发。

咽喉炎

盛×× 男 43岁 上海

喉痒咳嗽,久治不愈,嘱五官科会诊后,悉系鼻炎引起。治以疏风宣肺法进治。

香白芷	20克	荆防风(各)	20克	辛夷	20克
苍耳子	20克	桑苓叶(各)	20克	薄荷	20克

上方煎汤,趁有热气逸出时,用鼻吸入,每次吸5分钟,早晚各1次。

[按]此法简便,治疗鼻炎,有一定疗效,3月后,悉症状已消失。

沈×× 男 49岁 浙江桐乡

慢性咽喉炎,已廿余年,询之,纯系喉痒、干呛、无痰,有胃病泛酸,脉舌无殊,大便艰难。

旋复花(包)	10克	代赭石	15克	炙苏梗	10克
制半夏	10克	陈皮	10克	竹茹	5克
茯苓	15克	郁金	10克	枳壳实(各)	10克
全瓜蒌	10克	麦谷芽(各)	10克	合欢皮	10克

[按]咽喉痒、干咳,系胃气上逆使然,非呼吸系病。前医用养肺阴,滋肾水,鲜效。本方疏肝和胃降逆法,药后2周,症状基本消失。上两例,一系过敏性鼻炎引起,另例因胃气上逆引起,对病治疗可获愈。

周×× 女 成年 美国

全身软瘫,已经3月,近增咽喉红痛,身热持续,汗出热退不清,饮食、呼吸全恃管道,两脉细数,两足趺阳脉细弱,四肢肤冷,治以疏邪和胃、利咽化湿清热法进治。(西医诊断:进行性滑肌萎缩症。)

前胡	9克	苦桔梗	9克	大力子	9克
净蝉蜕	9克	银花	9克	甘菊	9克
光杏仁	9克	象贝母	9克	淡黄芩	9克
川石斛	9克	连翘	9克	赤芍	15克
丹参	12克	竹茹	6克	陈皮	9克

身热已退,肢冷稍和,咽喉红痛,汗出均减,是属合适,再宗前方进治。

太子参	9克	南沙参	9克	大力子	9克
净蝉蜕	9克	连翘	9克	淡黄芩	9克
银花	9克	赤芍	9克	丹皮参(各)	12克
黑山栀	9克	象贝母	9克	竹茹	6克
陈皮	9克				

[按] 此经外邪引起之表证,服药5帖后,症状消退,前后两方均辨证处理得安。因返美,服药治萎缩病中药不便,未带药回。

陈×× 女 32岁 湖南

咽喉干毛,不时作呛,已经有年,要求中药调治,诊得一般情况尚可,咽喉较红,无肿及吞咽不适,纳眠均可,拟方调治。

太子参	9克	南沙参	15克	苦桔梗	9克
炙甘草	9克	象贝母	9克	玄参	9克
川石斛	9克	赤白芍(各)	9克	制僵蚕	9克
竹茹	9克	大麦冬	9克	女贞子	15克

药后,咽喉干毛大减,作呛几已消失,要求继续治疗,上方加减。

太子参	9克	南北沙参(各)	9克	苦桔梗	9克
炙甘草	9克	制僵蚕	9克	赤白芍(各)	9克
女贞子	25克	大麦冬	9克	茯苓	9克
竹茹	6克	知贝母(各)	9克		

[按] 2月后,悉咽喉干毛基本消失,上两方均以养阴利咽清肃为法,尤以苦桔梗和甘草同用,仿《伤寒论》治少阴病法,竟获疗效。

周×× 男 56岁 美国

咽喉炎,感冒之后,伴头额胀痛,前医用三黄汤加减治疗,引发胃痛,欲吐,诊得神清、咽喉稍红,颈项板滞,活动欠利,精神软弱,舌苔浮腻,脉虚大,大便日解。

前胡	10克	大力子	10克	桔苏梗(各)	10克
制半夏	10克	陈皮	10克	甘菊	10克
光杏仁	10克	象贝母	10克	茯苓神(各)	10克
桑叶	10克	姜竹茹	10克		

服5帖后,病情基本消失,曾得微汗,要求续治。

前胡	10克	大力子	10克	光杏仁	10克
法半夏	10克	陈皮	10克	建神曲	10克
茯苓神(各)	10克	白夕利	10克	钩藤	10克
竹茹	10克	南沙参	10克	赤白芍(各)	10克

[按] 用疏解加清热法,症状陆续消失,续加养阴泄热法,以防余邪留恋为患。

张×× 女 86岁 上海

身热不清,咽喉不爽,舌质光红,前医用石膏知母汤加石斛,龟版,川黄连后,口苦,口干,咽喉不适更甚,特来此诊治,察视老态,神情有倦容,言语乏力,欠清。口干苦,舌无津,咽喉哽塞,吞咽欠利,脉沉细弱,羔已旬日,便解1日2次,拟益气养阴,佐撤邪热。

前胡	10克	蝉蜕	5克	苦桔梗	5克
太子参	20克	南沙参	10克	川石斛	10克
茯苓神(各)	10克	芦根	10克	天花粉	10克
焦苡仁	20克	西青果	3枚	玄参	10克
象贝母	10克	竹茹	5克		

[按] 上方服7帖后,症状基本消失,改服西洋参片,每次3～5片,泡汤代茶服。

张×× 男 47岁 江阴

感冒,经西医对症治疗后,热褪,咳嗽减,唯咽喉不适,已月余未好,便解1日2～3次,特来要求中医药诊治。诊得神清,诉咽喉哽痛,吞咽很不适,察视咽喉红略肿,未见白点,两脉濡,舌苔薄腻,拟方进治。

前胡	10克	苦桔梗	10克	大力子	10克
蝉蜕	10克	荆防风(各)	5克	淡黄芩	10克
光杏仁	10克	象贝母	10克	海浮石	10克
芦根	15克	马勃	5克	竹茹	10克

[按] 此方先后服2周,上述症状基本消失,吞咽偶有不适(较硬米饭时),患者未再来复诊,嘱在家可用竹芯加少许甘菊泡汤代茶服,本方治则,疏风、清热、利咽、化痰为法。

陈×× 男 38岁 常州

冬泳已多年,近增咽喉炎已有时,且常发作,伴有背脊形寒怕冷感,舌肿、脉濡,常有痰浊,要求中药调理。

刺夕利	10克	钩藤	10克	大力子	10克
苏桔梗(各)	10克	光杏仁	10克	象贝母	10克
秦艽	10克	郁金	10克	制半夏	10克
陈皮	10克	白术	10克	茯苓	10克
前胡	10克	荆防风(各)	6克	枳壳	10克

[按] 疏风和胃,分化痰浊法,2月后来电,上述症状已治愈。

桓×× 女 58岁 浙江

喉痒即呛,无痰,已经半年,在外拟诊为支气管炎,患者心情较急,特来此要求中医药调治。

前胡	9克	净蝉蜕	9克	苦桔梗	9克
南沙参	9克	川石斛	9克	赤白芍(各)	9克
光杏仁	9克	象贝母	9克	炙百部	9克
鱼腥草	15克	淡黄芩	9克	女贞子	15克

[按] 养阴肃肺,不用柴胡疏肝散,因已肯定病理为炎症故也,服药先后月余告痊。

张×× 男 46岁 浙江桐乡

喉痒咳呛,已经4月,曾经医治无效,拟方调治。

柴胡	9克	赤白芍(各)	9克	枳实	9克
制香附	9克	炙苏梗	9克	川楝子	9克
陈皮	9克	大川芎	9克	郁金	9克
茯苓	9克	川石斛	9克		

[按] 本例以木火犯肺论治,因患者动火时呛甚,平时很少咳呛,两脉少宁,舌净,10帖后开帖缓解,连服约月余获愈,嘱原方再服10余帖以巩固。

慢性扁桃体炎

吴×× 男 12岁 四川

慢性扁桃腺炎,反复发作,暂不考虑手术,要求中药治疗。

人参叶	6克	西青果	3枚	乌梅	2枚

上味煎汤常服。

[按] 曾用上法治疗小孩扁桃腺炎症获效。但须经常测小便,如有蛋白出现,则应设法手术,本例除上药煎汤内服外,另用马氏青阳散喷患处,收效更快,本例内服药和青阳散喷用,很快获效。

陶×× 男 9岁 无锡梅邨

咽喉作痛,艰于吞咽,特来诊治,检咽喉稍红,两扁桃腺肿大,伴有夜间盗汗,白天低热,尚能独自玩耍。拟方疏风清热,清肿止痛。

前胡	6克	蝉蜕	6克	大力子	6克
马勃	3克	山豆根	6克	淡黄芩	3克
象贝母	6克	苦桔梗	3克	京玄参	6克

另 用马氏青阳散喷喉,日多次。

[按] 3天后,热退涕止,喉痛亦大减,吞咽明显好转。1月后,悉症状消失,吞咽已正常。

牙龈肿

蔡×× 男 34岁 福建

上下牙龈红肿疼痛,身热脉数,治以清胃泄热消肿。

前胡	10克	苦桔梗	10克	薄荷	10克
净蝉蜕	6克	制僵蚕	10克	淡黄芩	10克
玉泉散（包）	30克	黑山栀	10克	银花	15克
浙贝母	10克	全瓜蒌	10克	芦根	10克
苦玄参（各）	10克	竹叶	10克		

5帖后,症状减半,又5帖后,症状全消。

郁×× 男 45岁 安徽

牙龈肿痛,未及时治疗,延已年余,察视牙龈两旁牙齿松动,咀嚼作痛,时有渗血。中医名牙龈毒,两脉平顺,舌如常,眠可,拟清胃消肿,化毒止痛。

玄参	9克	银花	15克	前胡	9克
玉泉散（包）	15克	赤芍	10克	象贝母	9克
淡黄芩	9克	甘菊	10克	郁金	9克
当归	9克	制僵蚕	9克	桃仁	9克
丝瓜络	15克				

[按] 本例病程较久,除中药外,另用马氏青阳散涂患处,可促其早日获愈,后悉病情明显缓解,内服药和外用药仍在续服用中。

颞、颌关节活动受阻

姜×× 女 21岁 加拿大

右颞颌关节,张大受阻,不能大口饮食,仅张大2横指,张闭时伴弹响,小口饮食无碍,要求中医治疗。

刺蒺藜	10克	炒柴胡	10克	当归	10克
大丹参	15克	明天麻	10克	大川芎	10克
伸筋草	10克	制僵蚕	10克	荆防风（各）	5克
淮小麦	20克	炙甘草	10克	赤白芍（各）	10克
葛根	10克	钩藤	10克		

[按] 和营疏风,通络舒筋法,取得疗效,张口增大,声音时有时无,2月后,完全恢复,张口可到极限,已无声响,欣喜万分。

口气秽臭

缪×× 男 39岁 宁波

口气秽臭,已经数月。在外检有胃糜烂,平素应酬频繁,大便干结,曾经多方医治鲜效。特来上海，希能治愈，诊得形丰，神清，口气臭异常，舌苔浊腻，小便时赤，兼有腥味。拟方协助进治。

苏梗	10克	川楝子	10克	制半夏	10克
陈皮	10克	大白芍	15克	净连翘	10克
川黄连	6克	生山栀	10克	蒲公英	15克
土茯苓	20克	冬瓜子	15克	竹茹	10克

口臭有年，在外多方医治鲜效，服上方仅10天，症状减去一半，大喜。续服上药后即消失，这次特来上海，要求再开药方，巩固疗效，处方如下。

制半夏	10克	陈皮	10克	大白芍	15克
川楝子	10克	黄芩	10克	丹皮	10克
苏梗	10克	山栀	10克	川石斛	10克
竹茹	10克	茯苓	15克		

[按] 本例以实证论治，不用三黄、泻心，或苦寒直折，而用疏理肝胃之气，加清泄肺胃之热，其中川楝子、山栀为清肝经之药，白芍、川楝子酸苦泄热，尤为突出，故收效如是也。

口疮

周×× 男 48岁 川沙

口疮10余年，劳累后即发。艰于饮食，颇以为苦，要求中医药调治。

生熟地（各）	10克	炒白芍	10克	玄参	10克
茯苓	10克	炙远志	10克	川牛膝	10克
女贞子	10克	大贝母	10克	川黄连	6克
蒸萸肉	10克	上肉桂	3克	炙甘草	6克

[按] 患者过去多用养阴清热法调治，此次加用肉桂后，疗效较前明显。景岳有言，口疮出现阳虚证时，附桂当多用，此意和现代医学免疫功能下降，治则补阴药中加用温阳药物，其理相通，尤其高年患者，更宜留意。

戴×× 女 48岁 浙江湖州

口唇黏膜溃疡常发，艰于饮食，已数十年，时常病发即就医，鲜效。西医已排除白塞氏病，特来要求中医调治。

人参	1.5克	五味子	1.5克

上两味煎汤代茶常服。

[按] 口腔溃疡，常见者，往往在劳累后布发，休息后即可恢复，中医认为和体力下降有关，高年患者，和体质虚弱有关，本例脉虚弱少力，平时易感疲劳，故处方如此，曾治多例类似病，均获效，徒恃养阴清热，鲜效，3月后，悉明显好转，不久即获愈。

许×× 女 37岁 上海

口腔易发溃疡，要求中医治疗，以丸药吞服，不要汤药煎服。

六味地黄丸

天王补心丹

如心火旺者，易汗者，再加生脉饮口吞上两丸药。

[按] 口腔溃疡，劳累或夜班后较易诱发者，均和心、肾有关，高年患者，和免疫功能降低或减退有关，治则略异，本例以心肾有关治疗，后悉发作明显减少。

沈×× 女 70岁

口腔溃疡，经常发作，检舌苔灰黑，湿润，两脉沉细而濡，拟方调摄。

党参	15克	大丹参	10克	当归	10克
制半夏	10克	陈皮	10克	白术	10克
茯苓	10克	沙苑子	10克	菟丝子	10克
巴戟天	10克	炮姜	3克	炙甘草	6克
砂仁	3克				

[按] 舌苔灰黑，中医会诊中重要辨证之一，舌苔灰黑湿润，两脉沉细而濡，为寒为虚。舌苔灰黑而干，脉细而大或弦，为热为实。本例不用养阴药物，而用益气温脾肾之阳，可以奏效。服后果获效。

第十章
妇儿系病证

月经量多

蒋×× 女 20岁 湖南

常服西洋参,形寒怕冷,消瘦、胃肠功能下降、经来量多、四肢欠温、两脉沉细若无,舌净,拟益气健脾固经法。

党参	15克	当归	9克	白术芍(各)	15克
黑料豆	9克	淮山药	21克	鸡内金	9克
真阿胶	9克	蒲黄炭	9克	茯苓神(各)	9克
陈皮	9克	灶心土(包)	21克	炙甘草	6克
藕节炭	9克	炙黄芪	9克	焦山楂	9克

[按] 寒冷过度,中州受困,固摄乏力,以致经量过多,形寒怕冷,治以益气健运、温摄固经。其获愈也宜矣。另嘱咐今后不服西洋参,改服白参。

冯× 女 32岁 上海

血虚之体,面色少华。头晕目眩,动劳汗出,B超示子宫肌瘤,经来量多,诊得两脉濡缓少力,治以养血消癥固经。

生熟地(各)	15克	当归炭	9克	穞豆衣	9克
丹皮参(各)	9克	大白芍	15克	真阿胶	12克
生蒲黄	9克	炒荆芥	6克	炒地榆	9克
焦山楂	15克	煅牡蛎	15克	藕节炭	12克
芪白术(各)	9克	炙鳖甲	15克	蛤壳	15克

[按] 宫瘤较大,影响子宫肌肉收缩,致经多延长经期。上方养血摄血,消瘤固经,1年后,肌瘤减小过半,经量正常,头晕目眩消失,操劳如常人。

朱×× 女 46岁 加拿大

经来量多似崩,头目昏眩,两脉虚濡。

生地炭	12克	当归炭	12克	荆芥炭	9克
甜冬术	9克	大白芍	15克	钩藤	9克
黑料豆	12克	炮姜炭	6克	蒲黄炭	9克
阿胶珠	9克	煅牡蛎	15克	淮山药	25克
藕节炭	9克	石决明	15克		

伏龙即50克煎水煮药。

另煎人参汤可服。

[按] 去血过多,头昏目眩,用养血、凉血、摄血法,另参、术、山药扶正健脾,用伏龙肝煎水煮药,炮姜取其走脾胃两经,有温中止血固下元功也,2月后来电,头昏目眩已消失,经量明显减少,又服2月后,来电悉经量已正常。

夏×× 女 32岁 南通

指甲下血瘀,已变紫色,无外伤史,月经量多,伴有块,经来腹痛,要求调治。

柴延胡(各)	10克	当归	10克	大川芎	10克
赤白芍(各)	10克	制香附	10克	丹皮参(各)	15克
焦楂曲(各)	10克	川楝子	10克	五灵脂	10克
白术	10克	淮山药	15克	茺蔚子	10克
藕节炭	4枚				

[按] 和营疏肝,理气止痛,1月后,月经量减少,经来腹痛亦较轻,瘀块已消失,指甲下瘀紫亦已消失。嘱原方再连服1次。

月经量少

胡×× 女 34岁

形丰怕冷,脸部色素沉着,经来2天即净,少腹冷而不适,延及两腿内侧,时口苦,舌润,纳眠好。

当归	10克	大丹参	15克	白术芍(各)	10克
制香附	10克	郁金	10克	茺蔚子	10克
女贞子	30克	仙灵脾	10克	沙苑子	10克
菟丝子	10克	淮牛膝	10克	月季花	3朵

服药颇适,月经趋前,经来4天即净,少腹冷而不适大减。前方加味。

| 当归 | 10克 | 川楝子 | 10克 | 制香附 | 10克 |
| 丹皮参(各) | 15克 | 郁金 | 10克 | 淮牛膝 | 10克 |

蒸萸肉	10克	仙灵脾	10克	菟丝子	10克
沙苑子	10克	黑山栀	10克	大白芍	25克
月季花	3朵				

［按］2次服药调理，月事已正，少腹冷而不适亦愈，处方用意，疏肝理气，温肾调经。

童×× 女 40岁 宁海

经行2天即少，淋漓3~4天干净。临行头额腹痛，耳鸣，眠差多梦，身材瘦小，宁海海鲜颇多，又吃碘盐，致甲状腺结合球蛋抗体增高，甲状腺氧化物酶抗体亦高，拟方协助调理。

当归	10克	大川芎	10克	刺蒺藜	10克
杞子	10克	制首乌	10克	白术芍(各)	10克
焦楂曲(各)	10克	沙苑子	10克	女贞子	15克
丹皮参(各)	10克	稆豆衣	10克	生熟地(各)	10克
茯苓神(各)	15克				

［按］经量少伴头痛，用疏肝调经，常头晕耳鸣者，加用补益肝肾药物，服药后，上述症状消失，甲状腺病，饮食改用无碘盐后，化验结果，指标已下降，恢复正常。促甲状腺激素亦正常。经量已正常。

周×× 女 34岁 中国香港

经来量少，2天即停，伴有腹痛，白带多，稍有秽味，在外检有子宫内膜增厚，肌层肌瘤，苔脉如常，拟方调摄。

柴延胡(各)	9克	川楝子	6克	丹皮参(各)	9克
赤白芍(各)	9克	制香附	9克	沉香曲(包)	9克
川续断	9克	焦山楂	9克	桃仁	6克
当归	9克	川黄柏	9克	乌药	6克
郁金	9克	大川芎	9克	茯苓	15克

此次经来量多，4天干净，腹痛大减，白带又少，无秽味，原方加减。

当归	9克	大丹参	9克	制香附	9克
制香附	9克	柴延胡(各)	9克	白术	9克
乌药	6克	茯苓神(各)	9克	白芍	9克
淮山药	15克	川楝子	6克	焦苡仁	15克

经来正常，偶有腹部不适，白带很少，纳眠好。

当归	9克	丹皮参(各)	9克	制香附	9克
焦山楂	9克	白术芍(各)	9克	淮山药	15克
制半夏	6克	陈皮	6克	乌药	6克
茯苓神(各)	9克				

[按] 初诊疏肝理气、清热化湿热，复一，用疏肝理气，健脾调经法，复二用疏肝健运。药后经行已如常人。白带亦少，已无秽物。

月经先期

王×× 女 41岁 安徽

经汛先期，头晕目眩，胸腹不适，两脉细濡，纳眠俱可，治以养阴疏肝，理气调理。

全当归	9克	丹皮参（各）	12克	黑料豆	9克
白术芍（各）	12克	制首乌	9克	郁金	9克
炒枳壳	9克	制香附	9克	淡芩炭	9克
焦山楂	9克	杞子	9克	甘菊	6克

[按] 有丹栀逍遥散意。加杞菊。加强平肝之力。半年后。患者介绍病员来此，悉月经已正常。

吴×× 女 32岁 无锡

经汛先期，临行少腹作痛两乳房作胀，胸痞不适，腰膂酸楚。脉虚弦，拟疏肝和胃，理气宽胸，调经。

柴延胡（各）	10克	大丹参	10克	大川芎	10克
制香附	10克	枳壳	10克	台乌药	10克
茯苓神（各）	10克	焦山楂	10克	大白芍	10克
全瓜蒌	10克	郁金	10克	青陈皮（各）	10克
月季花	4朵	佛手片	6克		

药后，经来乳房作胀大减，少腹作痛亦减，原方加减续治。

柴延胡（各）	10克	大丹参	10克	制香附	140克
全瓜蒌	10克	青陈皮（各）	10克	大川芎	10克
大白芍	10克	焦山楂	10克	郁金	10克
枳壳	10克	台乌药	10克	月季花	3朵
川续断	10克	炒丹皮	10克	川楝子	10克

[按] 3月后，悉症状全部消失。经来乳房作胀，中医病名奶肝气、用上法疏理。获效。

月经落后

陈×× 女 39岁 浙江

偏头痛已多年，经汛落后，色泽不鲜，临行少腹不适、脉濡、舌润、苔少、纳眠俱可，拟方调摄。

当归	15克	大丹参	15克	大川芎	10克
白夕利	10克	大白芍	15克	炒白术	15克
制香附	10克	柴延胡(各)	10克	茯苓神(各)	10克
菟丝子	10克	沙苑子	10克	淮山药	10克
台乌药	10克				

[按] 经汛落后，有虚有实，本例以养血平肝，理气调经。偏头痛亦在治中矣。嘱本方可常服。

[后记] 约半年后，告以偏头痛1月后即消失。4个月后月经已正常。

月经愆期

郑×× 女 30岁 上海

形丰，怕热不怕冷。月事不准，在外服中药后好转，停药后又不准，妇科测基础体温不升，用西药后，经准，基础体温一度上升，很快即下降，又测雄激素偏高，雌激素偏低，打针后。改善不著。特来要求中医药调治，希望孕育。

全当归	15克	大丹参	15克	炙苏梗	10克
制香附	10克	焦山楂	10克	郁金	10克
女贞子	20克	仙灵脾	10克	沙苑子	10克
法半夏	10克	陈皮	10克	川续断	10克
合欢皮	10克	枳壳	10克	八月札	10克

[按] 服药后，经汛准，基础体温上升到37.2℃，持续时间不长；续服本方后，基础体温上升到37.5℃。可持续5天。喜甚，续服本方，1月后告已怀孕矣。

[按] 本例不同丹栀逍遥散，而用温肾阳药物，以助促雌激素上升，达到怀孕目的，本例平素喜欢荤腥，故就诊时，形体丰满。怕热不怕冷体质。此系辨病不辨证之又一例。

黄×× 女 28岁 福州

经汛愆期，色泽不鲜，时伴瘀块，腰膂酸楚，已经多年。治以养营疏肝，健脾化湿调经。

当归	9克	丹皮参(各)	15克	制香附	9克
赤白芍(各)	9克	焦楂曲(各)	9克	郁金	9克
川续断	9克	大川芎	9克	白术	9克
泽兰泻(各)	9克	桑寄生	9克	柴延胡(各)	9克
茺蔚子(各)	9克	淮山药	15克	淮牛膝	9克

腰膂酸楚大减，经汛已正常。近增头晕、脉濡、纳眠好，原方加减。

太子参	9克	大白芍	15克	黑料豆	9克
白术	9克	制香附	9克	焦楂曲(各)	9克

明天麻	9克	制黄精	9克	制半夏	9克
陈皮	9克	川续断	9克	枸杞子	9克

[按]养营健脾,化生精血,原方有四物汤意,服药已见效、复诊加益气平肝药物,后悉症状全消。

俞×× 女 37岁 台州

经汛愆期,临行少腹、两乳房胀痛,治以和营卫疏肝理气调经。

柴延胡(各)	9克	大丹参	15克	赤白芍(各)	9克
制香附	9克	郁金	9克	川楝子	9克
沉香曲(包)	9克	焦山楂	9克	桃仁	9克
当归	9克	大川芎	9克	茺蔚子(包)	9克

月事已正,经来少腹、乳房胀痛基本消失。近因面部青春瘰佈发,溚痒、搔破后有感染,拟方调治。

柴延胡(各)	6克	当归	9克	赤芍	9克
制僵蚕	9克	双花	9克	丹皮	9克
蒲公英	9克	女贞子	15克	沙苑子	9克
生山栀	9克	大贝母	9克	淡黄芩	9克
丝瓜络	9克	绿豆衣	9克		

[按]青春瘰又名湿瘰,治则疏风清热化湿法。如加用沙苑子、仙灵脾、女贞子补肾经药物,似较单用上法为优。

李×× 女 23岁 中国香港

月经先后无序,临行头额作痛。面部湿瘰佈发,治以疏肝理气化湿。

柴延胡(各)	9克	丹皮参(各)	15克	当归	12克
制香附	9克	郁金	9克	钩藤	9克
甘菊	6克	焦山楂	9克	枳壳	9克
白蒺藜	9克	六神曲(包)	9克	焦苡仁	9克

[按]养阴平肝,和胃化湿,理气调经法,颇合辨证。3月后接来电。悉月经已准,面部湿瘰好转、减轻。嘱原方可以续服。

王× 女 26岁 台州

经汛不准,来潮时,量或多或少,伴有腹痛及血块,两乳房作胀。妇科检有子宫内膜异位。特来要求中医药调治。拟方疏肝理气调经。

柴延胡(各)	9克	川楝子	9克	制香附	9克
当归	9克	沉香曲(包)	9克	焦山楂	9克

郁金	9克	台乌药	9克	丹皮参(各)	9克
全瓜蒌	9克	枳壳	9克	桃仁	9克
茺蔚子(包)	9克	月季花	3朵	大川芎	9克

[按] 药后经来伴有血块、腹痛及乳房作胀均大减,是属合适。原方续服,直至经准、无腹痛及不适后,再续服1次巩固。

沐×× 女 32岁 中国台湾

月经淋漓,已经半年,刮宫之后、经阻不来,经过治疗才来,即有上述症状,平时易感外风,乏力,两肩酸楚,胃部不适,头晕频发,左下腹隐隐作痛,两脉沉细,纳眠俱差,拟养营疏肝和胃理气调经。

柴延胡(各)	6克	川楝子	6克	当归	9克
制香附	9克	黑料豆	9克	大丹参	9克
白术	9克	甘杞子	15克	淮牛膝	9克
制半夏	9克	陈皮	9克	合欢皮	9克
月季花	3朵	茺蔚子	9克		

月经已趋正常,上述诸症亦有明显改善,病员要求改服中成药。

八珍丸 乌鸡白凤丸

[按] 上治则有效,丸药按说明书上剂量服,长期配服,可以获愈。

经阻(月经不来)

黄×× 女 22岁 上海

经汛2月未来,过去一直正常,妇科检阴性,年前因泌乳检出脑下垂体有一小钙化点,疑和此有关,特来要求中医药调治。诊得一般情况良好,纳眠俱佳。近未有泌乳。拟方调治。

苏梗	9克	川楝子	9克	制香附	9克
沉香曲(包)	9克	焦山楂	9克	橘叶	9克
大白芍	15克	丹参	15克	郁金	9克
当归	9克	大川芎	9克	月季花	3朵
青陈皮(各)	9克	茺蔚子	9克		

[按] 上方系疏肝理气调经法。数天后,月经已来潮。

陈×× 女 32岁 中国台湾

已婚,有2小孩,月经淋漓,时头晕,已半年余,作刮宫术后,月经不来,已1年。刻诊,消瘦,诉乏力,头晕,两肩酸楚、胃脘不适,少腹隐痛,两脉沉细,苔少纳差,拟方进治。

柴延胡(各)	6克	川楝子	9克	制香附	9克
焦山楂	9克	当归	9克	丹参	15克
大白芍	9克	大川芎	9克	淮牛膝	9克
川续断	9克	合欢皮	9克	青陈皮(各)	6克
桃仁	9克	茺蔚子	9克	沉香曲(各)	9克
菟丝子	9克	潼白蒺藜(各)	9克		

[按] 疏肝理气,和营调经,月经2月后即来潮,上述诸症,亦随之消失,后即恢复正常。

胡×× 女 29岁

月经失调,在外测泌乳素高,子宫内膜浅薄,要求中医药调治。

当归	10克	大丹参	15克	制香附	10克
郁金	10克	柴胡	10克	茺蔚子	10克
党参	10克	炙黄芪	10克	沙苑子	10克
菟丝子	10克	女贞子	20克	仙灵脾	10克
月季花	3朵				

[按] 月事已正,无腹部不适,测泌乳素已正常,要求怀孕,因子宫内膜浅薄,着床不易,再为调理。

生熟地(各)	15克	党参	15克	当归	10克
黑料豆	10克	甜苁蓉	10克	女贞子	30克
仙灵脾	10克	白术芍(各)	15克	淮牛膝	10克
菟丝子	10克	郁金	10克	沙苑子	10克

另

紫河车一只,烘干研末,每服一克,早晚各一次。随汤药过下。

[按] 子宫内膜浅薄,不易受孕,紫河车调治,可促其增厚,虽无实验证实,但临床疗效确切,曾治数例。均获疗效,本例治经3月后,才悉收到疗效。已受孕矣。

杨×× 女 20岁

半年来。头发明显稀少,且易脱落,伴乳房有似乳汁溢出,量不多,月事正常。西医检出血泌乳素升高,摄头颅片,未见明显异常。特来要求中医诊治。

当归	10克	丹皮参(各)	10克	制首乌	10克
女贞子	20克	菟丝子	10克	沙苑子	10克
大白芍	15克	仙灵脾	10克	巴戟天	10克
桑椹子	15克	巨胜子	10克	冬桑叶	10克
淮牛膝	10克	杞子	15克		

[按] 血泌乳素升高,月经正常者。仅20%,有80%患者经阻,伴有头痛,中医辨证,病

在肝肾,西医认为血检雌激素减少有关。中医补肾药可明显调整激素水平,方中除补肾药物外,加入桑麻丸对头发稀少或易脱发患者,效果较好。西医用溴隐停亦可治,随访2月后患症状基本好转,头发稀少及易脱落已停止。嘱原方可续服,后失去联系。

刘×× 女 27岁

经停,肥胖2月左右,体重增加较快,测生化睾酮上升,隐约可见胡须(上下唇)。前医用桃红四物汤调治。因胃部不适而停服。特此来诊,诊得,形丰肥,喉结未见,主诉有头痛,脉濡滑,纳眠如常。

(一)	大生地	15克	大白芍	15克	当归	10克
	大丹参	15克	女贞子	30克	仙灵脾	10克
	旱莲草	10克	仙茅	10克	淮山药	20克
	蒸萸肉	10克	沙苑子	10克	酸枣仁	15克
	钩藤	10克	夜交藤	20克		
(二)	潼白夕利(各)	10克	钩藤	10克	当归	10克
	丹皮参(各)	15克	赤白芍(各)	15克	大川芎	10克
	女贞子	30克	旱莲草	10克	仙灵脾	10克
	巴戟天	10克	桃仁	10克	大生地	10克
	红花	5克				

上两方交叉服后。月经一度来潮,头痛未发,体重开始下降,加以饮食控制,测睾酮亦下降,雄激素尚未正常,原方加减。

(一)	当归	10克	大丹参	15克	苏梗	10克
	制香附	10克	大川芎	10克	郁金	10克
	茯苓神(各)	10克	泽兰泻(各)	10克	桃杏仁(各)	10克
	赤白芍(各)	15克	续断	10克	淮川牛膝(各)	10克
	菜菔子	10克	酸枣仁	10克		
(二)	潼白夕利(各)	10克	大白芍	15克	当归	10克
	大丹参	15克	制香附	10克	女贞子	30克
	仙灵脾	10克	菟丝子	10克	大生地	15克
	合欢皮	10克	枳壳	10克	菜菔子	10克
	杜仲	10克	红花	10克	郁金	10克

服药以来,体重持续下降,上下唇胡须消失,月经可按月而来、测血睾酮正常,雄激素在正常值内、头痛未发。一般情况良好,纳眠正常。血压正常。原方改为胶方调治。

生熟地(各)	10克	制首乌	15克	杞子	15克
当归	10克	丹参	10克	沙苑子	10克
刺夕利	10克	女贞子	15克	旱莲草	10克

仙灵脾	10克	制半夏	10克	大白芍	15克
陈皮	10克	白术	10克	菟丝子	10克
莱菔子	10克	合欢皮	10克	郁金	10克
茯苓神(各)	10克	巴戟天	10克	冬瓜子皮(各)	10克
续断	10克	淮牛膝	10克	淮山药	15克
鸡内金	10克	焦楂曲(各)	10克	桃仁	10克
苏梗	10克	钩藤	10克	荷叶梗(各)	10克
泽兰泻(各)	10克	川芎	10克	广木香	10克
炙远志	10克	龙眼肉	10克	酸枣仁	15克
八月札	10克	炙甘草	10克		

上味10倍量煮片。用真阿胶、鹿角胶,龟版胶各250克,蜂蜜100克,冰糖125克收胶。每服1调羹,开水冲服。

[按] 本例因肥胖,皮肤粗糙,测血睾酮升高,雌激素下降而就诊,前医用桃红四物汤,鲜效,后改用温补肾阳汤法收到明显效果。

子宫内膜异位

沈×× 女 37岁

经来腹痛,妇科检有子宫内膜异位,卵巢囊肿,诊得一般情况可,白带较多,月经愆期。

柴延胡(各)	10克	川楝子	10克	制香附	10克
大丹参	10克	当归	10克	郁金	10克
椿白皮	10克	川续断	10克	茺蔚子	10克

药后症状大减,经汛已准,白带也少,要求续治。原方连服。

[按] 症状继续减轻,未作B超复查,卵巢囊肿情况不明,处方治则疏肝理气化湿固带。

钱×× 女 21岁 常州

下腹部近外阴处不适,伴痒感,旋即有一股气上升,穿胸达咽喉,此时需用力揉搓患处,才能逐渐缓解,已经8年余,近年来,日渐加重,时间亦延长,妇科多次检测,均阴性,月经正常,症状发作时,无寒热往来。刻诊一般情况可,脉舌无异,纳眠可,拟方疏肝理气止痛。

柴胡	10克	苏梗	10克	大白芍	10克
淡吴萸	6克	当归	10克	丹参	15克
制香附	10克	沉香曲(包)	10克	苏罗子	10克
郁金	10克	茯苓神(各)	10克	细青皮	6克
合欢皮	10克				

[按] 上方服后,症状大减,仅偶有不适,片刻后不适即消失。原方续服。

半年来,原每月发作约4～5次,发时除上述症状外,两大腿内侧肌肉不时跳动,3～5天后渐缓解,现改为每月1次,每次发作,在月经后2～3天,开始下腹部近外阴处轻度不适,已无大腿内侧肌肉颤动,病员认为症状已基本获愈。此次因情绪紧张,一连数天,上述症状又有发作趋势,急服全蝎粉1克,日2～3次后未发作,特来要求再服中药巩固。

苏梗	10克	川楝子	6克	制香附	10克
大白芍	15克	淡吴萸	6克	当归	10克
丹参	10克	炒柴胡	10克	全蝎(研)	1克(吞)
焦楂曲(各)	10克	茯苓神(各)	10克	郁金	10克
橘叶	10克	枳壳	10克		

[按] 本病纯系肝经气火冲逆向上所致,类似奔豚症,实非,本例初诊,拟疏肝理气,解郁法获效,复方加用平肝息风之味,竟获全功。

居经

管×× 女 40岁 宁波

经汛每2～3个月来潮1次,已经多年,怀孕分娩后,一度每月来潮1次,不久又恢复到孕前,平时不以为苦,如服西药后,可每月来潮1次,停药后,又恢复往昔一样,纳眠俱可,要求调理。

当归	10克	丹参	15克	制香附	10克
柴延胡(各)	10克	焦楂曲(各)	10克	大白芍	10克
白术	10克	沙苑子	10克	菟丝子	10克
女贞子	15克	仙灵脾	10克	合欢皮	10克
郁金	10克	月季花	3朵	茯苓神(各)	10克

[按] 月经2到3月来潮1次,平时无所苦,不一定要治疗,前人有季经、暗经(如月经不来)之说,本例已经孕育,不必调治,因受患者要求,故拟方调摄冲任如上。

带下(白带)

壮×× 女 35岁 湖州

腰酸带下,赤白相兼,治以健脾和胃,化湿固带。

白术	15克	淮山药	15克	川续断	10克
制半夏	10克	陈皮	10克	焦山楂	10克
苦参	10克	川黄柏	10克	砂仁	6克
淡干姜	3克	樗白皮	10克	茯苓	10克
炙乌贼骨	10克	大白芍	15克		

[按] 和胃健脾，清热利湿法，经治获愈。

蔡×× 女 29岁 浙江

人消瘦，易感疲劳，时欲盗汗，月经先期，色紫有块，白带绵下，赤白相兼，腰脊酸楚，脉细数，阴虚木旺之体，胃纳平平治以疏肝运脾和胃，养阴化湿固带。

太子参	15克	细生地	10克	炙苏梗	10克
大白芍	15克	淡吴萸	6克	川楝子	10克
白苍术	10、6克	川黄柏	10克	砂仁	6克
淡干姜	6克	柏子仁	10克	川续断	10克
知母	6克	丹皮参(各)	10克	郁金	10克

[按] 药后上述症状明显好转，赤带已无，前方再服2次，以后可常服大补阴丸和杞菊地黄丸。

不育

谷×× 女 41岁

婚后数年不育，月经准，经行时，左少腹作痛，已经有年，要求调治，在外检测，卵巢一侧有囊肿，输卵管不通，基础体温未测。

生地黄	10克	当归	10克	丹参	15克
制香附	10克	焦楂曲(各)	10克	女贞子	20克
仙灵脾	10克	茯苓	30克	川桂枝	10克
沙苑子	10克	川续断	10克	川淮牛膝(各)	10克
沙白术	10克	麦谷芽(各)	10克	郁金	10克
菟丝子	10克				

[按] 卵巢囊肿，用桂枝茯苓可改善或消失，仿二仙法可改善激素水平，本例服此方后，基础体温上升，输卵管通畅，不久即怀孕。

曹×× 女 34岁 南京

婚后不育，经期11天才净，基础体温未测，形体消瘦，腰脊酸楚，纳平，眠欠佳，要求调治怀孕。

当归(炒)	9克	大丹参	15克	制香附	9克
丹皮炭	9克	焦山楂	9克	黄芩炭	9克
白术芍(各)	9克	川续断	9克	沙苑子	9克
荆芥炭	6克	女贞子	15克	仙灵脾	9克
藕节炭	9克				

[按] 本例在外妇科检测未见异常,其对象有否作精液检测,也不详,如一切正常,患者只要基础体温上升,怀孕可能性较大。

陶× 女 25岁 江阴

下腹部隐痛,经来尤甚,婚后1年半未孕,妇科检宫颈糜烂,炎症明显,1侧输卵管通而不畅,黄带绵下,时伴秽味,两脉平顺,舌苔浮薄,拟方调摄。

全当归	9克	丹皮参(各)	9克	制香附	9克
焦山楂	9克	川黄柏	9克	苦参	9克
黑山栀	9克	椿根皮	9克	川草薢	9克
川牛膝	9克	砂仁	6克	焦苡仁	15克
台乌药	6克				

黄带大减,腹痛亦缓解,纳眠好,要求续服1次,症状基本消失,原方再为调摄。

太子参	9克	白术芍(各)	9克	制香附	9克
丹皮参(各)	9克	川黄柏	9克	淡干姜	3克
焦楂曲(各)	9克	椿白皮	9克	郁金	9克
川楝子	6克	当归	9克	川草薢	9克
猪茯苓(各)	9克				

[按] 经来少腹痛加甚,用疏肝理气通络法,宫颈糜烂,带下绵绵,用清热化湿法,初诊以此立法,继则加入四君子意,常常调服,对方健康,自会怀孕。

丁× 女 31岁 无锡

结婚5年,前3年服避孕药,后即停服。月事如常,带多,腰酸,两下肢时麻少力,四肢凉,多梦,平素易激动,舌胖,边齿痕明显,花苔,纳平平,脉细数,拟方调治。

大生地	15克	大白芍	15克	当归	9克
太子参	15克	丹参	15克	白术	9克
川续断	9克	茯苓神(各)	9克	柏子仁	15克
女贞子	15克	合欢花	6克	泽泻	9克
焦苡仁	15克	夜交藤	15克	沙苑子	9克

服药后白带减少,腰酸亦减,上方加减。

大生地	15克	当归	9克	白术芍(各)	15克
丹皮参(各)	15克	川续断	9克	杜仲	9克
淮牛膝	9克	柏子仁	15克	合欢皮	9克
女贞子	15克	沙苑子	9克	淮小麦	15克
炙甘草	6克	茯苓神(各)	15克		

经治以来,眠好,下肢麻感消失,舌仍胖,脉沉细,在外检衣原体阳性,服西药一度转

阴,停药又呈阳性。

太子参	15克	苍白术(各)	9克	制半夏	9克
陈皮	6克	土茯苓	15克	川黄柏	9克
柏子仁	21克	川淮牛膝(各)	9克	樗白皮	9克
六一散(包)	15克	砂仁	6克	焦楂曲(各)	9克
车前子	9克	麦谷芽(各)	9克		

服药颇适,近来尚未检测,原方加减续服。

党参	15克	苍白术(各)	9克	制半夏	6克
陈皮	6克	川黄柏	6克	黑山栀	9克
苦丹参(各)	9克	赤白芍(各)	12克	土茯苓	15克
制香附	6克	女贞子	12克	全当归	9克
淮牛膝	6克	地肤子	9克	川萆薢	9克
生甘草	6克	苦立参(各)	9克		

[按] 首选益气养阴,和中化湿安神;复诊养阴和中,益肾化湿法;复二益气和中,分化下焦湿热法,复三益气和中,清利下焦湿热法。前后治疗,断断续续,约半年左右,不久悉已怀孕矣。

仇×× 女 34岁 浙江

怀孕2次,均已流产,形丰体肥,经量超标,要求调治保胎。

全当归	9克	大丹参	9克	制香附	9克
制半夏	9克	陈皮	9克	大白芍	9克
淡黄芩	9克	云茯苓	9克	白术	9克
枳壳	9克	焦楂曲(各)	9克	桑寄生	9克
川续断	9克	缩砂仁	6克	大川芎	9克

[按] 上方以养营和中健运化湿兼理冲任,曾用治不孕及流产病例,均收到效果。后悉已怀孕。

路× 女 28岁 浙江

经汛愆期,临行少腹不适,脉濡,舌紧小,色较暗,婚后未育,拟方调摄。

当归	9克	丹参	15克	制香附	9克
柴延胡(各)	9克	焦山楂	9克	郁金	9克
茯苓	9克	生地	9克	制半夏	9克
大白芍	15克	女贞子	15克	仙灵脾	9克
巴戟天	9克	泽兰泻(各)	9克		

经来少腹不适大减,纳眠俱佳,脉濡转滑,舌如前,再拟方调治。

柴延胡（各）	9克	当归	9克	大丹参	15克
制香附	9克	青陈皮（各）	9克	沙苑子	9克
女贞子	15克	菟丝子	9克	仙灵脾	9克
川续断	9克	焦山楂	9克	大白芍	9克

接来电，悉此次月经未来，测妊娠试验阳性，要求继续调摄。

太子参	9克	大生地	9克	当归	9克
大白芍	9克	白术	9克	川续断	9克
桑寄生	9克	制香附	9克	陈皮	6克
荷蒂	3枚	大丹参	9克	淡黄芩	6克

[按] 疏肝理气，益肾调经，取得疗效，最后以益肾健中，佐安胎元调治。

徐× 女 27岁

婚后2年未孕，丈夫精子检测健康，生活在一起，患者月经准，性生活正常。妇科检测阴性，要求中药调摄。

生地	15克	当归	10克	丹参	15克
丹皮	10克	川续断	10克	焦山楂	10克
制香附	10克	女贞子	15克	沙苑子	10克
仙灵脾	10克	川芎	10克	淡黄芩	10克
砂仁	6克	白芍术（各）	10克	茯苓	10克
泽泻	10克	陈皮	10克		

[按] 此系《济阴纲目》中梦熊丸加减组方，连服2月后即怀孕。

何×× 女 30岁 宁波

气阴两虚之体，易感疲乏，胃纳不佳，曾有流产史，未再孕育，经汛尚准，有胆囊炎，脉滑，舌光略红。

大生地	15克	当归	10克	丹皮参（各）	10克
太子参	10克	白术芍（各）	10克	制香附	10克
郁金	10克	合欢皮	10克	菟丝子	10克
沙苑子	10克	女贞子	15克	茯苓神（各）	10克
麦谷芽	10克	焦山楂	10克	黑山栀	10克

[按] 地黄汤补水之亏，四君子补气，加疏理之味，气血双调，加以疏理肝脾肾三经，不久即可受孕矣。3月后悉已怀孕矣。

王×× 女 32岁 安徽

婚后不育，经来腹痛，检有子宫内膜异位，抗精子阳性，要求中医药调治。

柴延胡(各)	10克	全当归	10克	大丹参	15克
赤白芍(各)	10克	大川芎	10克	制香附	10克
桃仁	10克	焦楂曲(各)	10克	郁金	10克
女贞子	15克	沙苑子	10克	白术(炒)	10克
川楝子	10克	茺蔚子	10克	沉香片(后下)	3克

[按] 子宫内膜异位症,临床常见,抗精子阳性现象,中医病证治疗,拟和营疏肝、理气益肾,止痛化湿法调治。过去临床常见不育症状,均经上法治疗后获效,3月后,悉已怀孕矣。

谢× 女 36岁 浙江

婚后,人工流产后即不孕。检黄体酮下降。据述,近因考试将临,用西药控制月经,先后5次以上,患者疑是否和此有关,形丰,纳佳,要求中医药调治。

炙苏梗	10克	川楝子	10克	制香附	10克
当归	10克	制首乌	15克	杜仲	10克
沙苑子	10克	菟丝子	10克	仙灵脾	10克
女贞子	30克	丹参	15克	砂仁	6克

[按] 上药反复调服近6个月,发现已怀孕将2月,要求继续调治。

党参	10克	炙黄芪	10克	当归	10克
白术芍(各)	10克	淡黄芩	10克	砂仁	6克
沙苑子	10克	桑寄生	15克	川续断	10克
杜仲	10克	炙甘草	10克		

[按] 初诊以疏肝理气,调补肝肾,复方,因已怀孕,鉴于前有流产史,用泰山盘石饮法安保胎元。

陈×× 女 31岁 温州

婚后下红流产,后即数年不孕,妇科检出抗精子抗体阳性,月经周期准,形体丰满,纳眠俱佳,拟方调摄。

太子参	15克	全当归	15克	丹皮参	10、20克
炙黄芪	10克	赤白芍(各)	10克	川淮牛膝(各)	10克
知母	10克	川黄柏	10克	沙苑子	10克
生炙甘草(各)	6克	土茯苓	10克	红花	5克
郁金	10克	焦山楂	10克		

[按] 服上方2个月后复查,抗精子抗体阳性已转阴,嘱上方去红花续服,1月后,来电悉已怀孕。

顾××　女　34岁　杭州

婚后常用避孕药,3年前停用,改服中药调理后,怀孕产1女,今已3岁,产后续服避孕药,停药后,一直未怀孕,经量少。检卵子不成熟,据告,暂不用西药,可请中医调治。诊得形态略清瘦,纳眠尚可,经量稀少,临行少腹不适,且经期不按月而来,测基础体温偏低,察舌如常,脉来濡弱少力,拟方调摄。

当归	10克	大丹参	15克	大川芎	10克
大白芍	15克	制香附	10克	焦楂曲(各)	10克
郁金	10克	白术	10克	女贞子	30克
仙灵脾	10克	仙茅	10克	沙苑子	10克
巴戟天	10克	茯苓	15克	月季花	3朵

经量增多,基础体温上升,3天即回落,纳眠佳,上方加减。

炙苏梗	10克	制香附	10克	大白芍	15克
合欢皮	10克	当归	15克	白术	10克
川续断	10克	女贞子	30克	旱莲草	10克
仙灵脾	10克	仙茅	10克	沙苑子	10克
丹皮参(各)	10克	巴戟天	10克	月季花	3朵

[按] 基础体温上升,37.5℃可持续7天,不久即怀孕,产一子,上两方,均以疏理温肾健脾为法。

徐××　女　32岁　杭州

婚后已育一女,第二胎后因腰酸,一直卧床,注射黄体酮安胎,足月顺产一女孩,此次要求再育一男孩。特来沪调摄。诊得一般情况可,月事正常,纳眠俱可,两脉濡而带滑。

炙苏梗	10克	大白芍	15克	冬白术	10克
当归	10克	川续断	10克	菟丝子	10克
杜仲	10克	黄芩	10克	砂仁	6克
女贞子	30克	仙灵脾	10克	桑寄生	15克

不久即怀孕,改为安胎法进摄。

当归	10克	大白芍	15克	炙黄芪	10克
炒白术	10克	太子参	15克	淡黄芩	10克
杜仲	10克	桑寄生	15克	砂仁	6克
炙甘草	6克	荷蒂	6枚		

[按] 本例孕后,鉴于第二胎防滑胎经历,一直服中药安胎,直到足月顺产下一男孩,处方未孕前调摄冲任,孕后以安胎为主调理,直到分娩。

王×× 女 27岁 新加坡

经汛愆期,婚后3年未育,形瘦神怯,纳食不旺,要求调摄,冀能怀孕。

当归	10克	大白芍	15克	黑料豆	10克
党参	15克	白术	10克	茯神	10克
生地	10克	制半夏	10克	陈皮	10克
大丹参	15克	焦楂曲(各)	10克	麦谷芽(各)	10克
炙甘草	6克	缩砂仁	6克	制香附	10克

改方。

大生地	10克	当归	10克	大丹参	15克
制香附	10克	郁金	10克	茯苓神(各)	10克
女贞子	10克	仙灵脾	10克	沙苑子	10克
菟丝子	10克	制首乌	10克	陈皮	10克
白术芍(各)	10克	巴戟天	10克		

[按] 初诊以八珍法调治,数月后,精气神大为改善,改方以调补肝肾,疏理脾胃,又数月后(前后约年余),悉已怀孕。

陈× 女 34岁 上海

婚后3年余,未怀孕,一度由输卵管欠通及子宫肌瘤手术治疗,平素易汗,口疮常发,妇科检基础体温偏低,西药治疗鲜效,要求中医药治疗。诊得形体中等,略瘦,经行量少,色淡不鲜,纳食脘腹饱胀,口疮未愈,两脉沉细,舌质淡,纳差,拟养血平肝,理气和胃,调经法进治。

大生地	9克	当归	9克	柴延胡(各)	9克
丹皮参(各)	15克	大白芍	15克	炒白术	9克
茯苓神(各)	9克	黑山栀	9克	黑料豆	9克
制香附	9克	焦楂曲(各)	9克	淮山药	15克
郁金	9克	女贞子	15克	仙灵脾	9克
淮小麦	15克				

口疮已愈,腹胀得减,经色转红,前方加减。

柴延胡(各)	9克	丹皮参(各)	15克	制香附	9克
大生地	9克	白术芍(各)	9克	当归	9克
焦楂曲(各)	9克	淮山药	15克	沙苑子	9克
菟丝子	9克	郁金	9克	仙灵脾	9克
女贞子	12克	淮小麦	15克	台乌药	6克

[按] 妇科复查,基础体温已上升,持续5～7天,经色正常,经期准,偶有腹痛,脉濡,舌润,纳眠均可。要求续治。按过去治不育经验,本例理应怀孕,再之询问病史,悉病员过去有过多次刮宫,子宫内膜浅薄,嘱上方加服紫河车调治,后即失去联系。

卵巢囊肿

杨×× 女 40岁 宁海

少腹疼痛,经来尤甚,过去有剖腹产史,近检出两卵巢囊肿,1侧较大,伴有积水,输卵管积液,盆腔亦积液,前医用桃红四物汤无效,特来此诊得:略消瘦,两脉沉细,舌润,少腹疼痛及不适,常自按摩。

(一)
柴延胡(各)	10克	川楝子	10克	制香附	10克
大川芎	10克	赤白芍(各)	15克	云茯苓	30克
川桂枝	10克	当归	15克	蒲公英	20克
枳壳	10克	炙地龙	10克	郁金	10克
旋复花(包)	10克	炙苏梗	10克	露蜂房	10克
焦楂曲(各)	10克				

(二)
柴延胡(各)	10克	当归	10克	大丹参	15克
赤白芍(各)	15克	云茯苓	30克	川桂枝	10克
全瓜蒌	10克	黑山栀	10克	丹皮	10克
制香附	10克	川黄柏	10克	川淮牛膝(各)	10克
合欢皮	10克	苍白术(各)	5克	泽兰	10克
炙甘草	5克				

两方交叉服用,1月后复查,两侧卵巢正常,右卵巢有钙化点,积水消失,盆腔积液,尚未消失,要求继续治疗。测雄激素仍高,糖类抗原正常,精神较上次明显好转,原方加减。

(一)
柴延胡(各)	10克	大丹参	15克	赤白芍(各)	10克
川续断	10克	制香附	10克	郁金	10克
枳壳	10克	太子参	15克	丹皮	10克
淮牛膝	10克	川桂枝	10克	夜交藤	15克
焦楂曲(各)	10克	川黄柏	10克	茯苓	30克

(二)
当归	10克	丹皮参(各)	15克	制香附	10克
南沙参	10克	川石斛	10克	赤白芍(各)	15克
炙黄芪	10克	青陈皮(各)	10克	焦楂曲(各)	10克
大贝母	10克	茯苓	20克	川桂枝	10克
淮牛膝	10克	延胡	10克	川续断	10克

服上药七月余,自觉服有黄芪一方后,感有不适,测盆腔积液仍未消失。腰酸少腹不适已消退,纳眠明显好转,一面仍中药治疗,一面请西医会诊,是否穿刺抽液?以加速治愈日程。

当归	15克	丹皮参(各)	15克	赤芍	15克
大贝母	10克	制香附	10克	桃仁	10克

焦楂曲(各)	10克	茯苓	15克	泽泻	10克
黑山栀	10克	川淮牛膝(各)	15克	延胡	10克

曾经西医会诊后,穿刺陶氏窝得血性精液,两周后再穿刺,未见液体,但盆腔及少腹偶有不适,血常规:淋巴和中性为1:1,示慢性炎症存在,一面仍中药治疗,一面作理疗,中药处方如下:

南沙参	15克	川石斛	10克	太子参	15克
赤白芍(各)	15克	当归	10克	丹皮参(各)	15克
茯苓	10克	制香附	10克	延胡	10克
炙乳没(各)	10克	桃仁	10克	川淮牛膝(各)	10克
焦楂曲(各)	10克				

另 云南白药,按说明书剂量服。

[按] 治疗4次,前后共6～7个月,症状基本消失。精神大振,唯盆腔因粘连引起不适仍存在。治则:初诊疏肝理气,化痰散结,清热消肿,复诊时,症状大减,西医检测,符合临床症状,原方加减,三诊改用和营理气分化湿热法,四诊,养阴理气止痛法,前后数方,均辨证治疗,收到疗效,妊娠可期。

高×× 女 14岁 昆山

喜食荤,常以猪肉为主,月事来过1次,8月后,服药后又来过1次,体重超标(70公斤),形体丰满,血糖超标,测睾酮超标,唇上下有胡须出现,要求中医协助调摄。

当归	10克	丹皮参(各)	15克	制半夏	10克
陈皮	10克	生山楂	15克	威灵仙	10克
郁金	10克	女贞子	15克	土茯苓	15克
仙灵脾	10克	制香附	10克	沙苑子	10克
茺蔚子	10克	荷叶	10克	柴延胡(各)	10克

因尿酸偏高,疏肝和营祛脂药,外加威灵仙、土茯苓降尿酸,女贞子、仙灵脾、沙苑子调摄,此方服后,颇适,经事已来,原方加减。

柴延胡(各)	10克	大丹参	15克	当归	10克
制香附	10克	制半夏	10克	郁金	10克
川牛膝	10克	沙苑子	10克	菟丝子	10克
女贞子	20克	仙灵脾	10克	赤白芍(各)	10克
焦楂曲(各)	10克	月季花	3朵		

服药又1个月后,月经来潮,体重减3市斤,自觉体轻,灵活,唇上下胡须已不明显,曾测血睾酮已正常,诊治以来,每晚饮食,较前减少,且以素食为主,故收效较著,中药续服。

当归	15克	大丹参	15克	赤白芍(各)	15克

制香附	10克	生山楂	15克	神曲	15克
沙苑子	15克	茯苓	15克	川续断	10克
女贞子	30克	仙灵脾	10克	菟丝子	10克
茺蔚子	15克	月季花	3朵		

[按] 本例从小、多食肉类及甜饮料,致发育时体重超标,内分泌失调,睾酮上升,出现胡须,月经来过1次,自觉身重,懒于活动。服药以来,一面晚上饮食控制,不喝甜饮料,以素食为主,加以中药调治。月经已来,体重减轻,胡须消失,自觉身轻,中药调治3次,均按辨病及辨证治疗,症状明显好转,患者满意。

蒋×× 女 32岁

右侧卵巢囊肿,西药治疗效不明显,子宫内膜及而增厚,常伴阴道流血,经事失常,要求中医药治疗。诊得一般情况可,贫血貌,脉濡少力,舌润,纳可,眠多梦。

柴延胡(各)	9克	赤白芍(各)	9克	丹皮	9克
黑山栀	9克	云茯苓神(各)	9克	当归	9克
炒地榆	9克	仙鹤草	9克	藕节炭	9克
茜草炭	9克	焦山楂	9克	合欢皮	9克

服药后,阴道流血已止,原方加入治疗囊肿药物。

当归	9克	黑料豆	9克	大白芍	15克
丹皮参(各)	9克	黑山栀	9克	云茯苓	30克
白术	9克	川桂枝	9克	刺猬皮	9克
制香附	9克	桃仁	6克		

[按] 养营调经,健脾摄血法,阴道流血止后,改用桂枝茯苓法调摄,曾因此法治卵巢多囊症,收效颇佳。本例经治收到同样疗效。

宫外孕

蔡×× 女 28岁 福建

宫外孕术后,左侧输卵管切除,右侧输卵管阻塞,经来乳胀,右下腹痛,经量少,眠差,血检肝病,大三阳,要求中医药综合调治。

柴延胡(各)	10克	大丹参	15克	制香附	10克
郁金	10克	制半夏	10克	青陈皮(各)	10克
柏子仁	10克	枳壳	10克	合欢皮	10克
焦楂曲(各)	10克	川楝子	10克	茯苓神(各)	10克
桃仁	10克	赤白芍(各)	10克	炙苏梗	10克

症状大减,纳眠均好,要求续治。

苏梗	10克	川楝子	10克	制香附	10克
大白芍	15克	制首乌	10克	杞子	10克
延胡	10克	当归	10克	茯苓神(各)	10克
郁金	10克	丹皮参(各)	10克	焦楂曲(各)	10克
青陈皮(各)	10克				

1年后,悉已怀孕,仅7个月即分娩,现诉纳差,肝区不适,无腹胀,大三阳早已转小三阳,眠多梦,易疲乏,两脉虚濡无力,舌润,苔少。

当归	10克	黑料豆	10克	真阿胶	10克
大白芍	10克	杞子	10克	生地黄	10克
制香附	10克	茯苓神(各)	10克	柏子仁	10克
红枣	3枚	淡干姜	5克	谷麦芽(各)	10克
白术	10克	制半夏	10克	砂仁	6克

[按] 疏肝和胃理气法和柔肝益肾调治,产后体弱,用养血柔肝健运法调摄,数月后,悉体力明显增强。

陈×× 女 31岁 宁海

去年宫外孕,右侧输卵管切除,后两次人工授精未成功,现腰酸力乏,下肢沉重,经常头晕伴耳鸣,经来超前,三天后又淋漓,三天后才净,宫颈糜烂,白带多,拟方调摄。

(一)	当归	10克	黑料豆	10克	大丹参	15克
	赤白芍(各)	15克	制香附	10克	郁金	10克
	炙苏梗	10克	川续断	10克	川黄柏	10克
	苦参	10克	淡干姜	5克	白术	15克
	焦楂曲(各)	10克	太子参	20克	沙苑子	10克
	月季花	3朵(此方平时服用)				
(二)	炙苏梗	10克	延胡	10克	川楝子	10克
	大川芎	10克	制香附	10克	焦山楂	10克
	大白芍	15克	沉香曲(包)	10克	白术	15克
	制半夏	10克	陈皮	10克	椿白皮	10克
	川续断	10克	茺蔚子	10克(此方经来时服)		

[按] 处方2帖,平时服用方,补血益气,健运和胃,化湿固带法,经来时服用方,和营扶土,化湿固经,完带法,常服体质转健,孕育可期。

[后记] 8月后,体健,经准,后即怀孕。

郁×× 女 24岁 浙江慈溪

妊娠3月下红,经西医诊治后,复加卧床休息后消失。不久,因房事又致下红,此次未能制止,终于小产,产后体力恢复可,3月后经阻,检出妊娠试验阳性,但房事依旧,未见下红。怀孕8月后,产下1男孩,产后体质虚弱,胃纳不馨,胸时闷,又自乳哺儿,后改服牛奶喂养,嗣后近6年,一直未能再怀孕,经来量少,色淡不鲜,偶伴右少腹作痛,再来要求调摄,希能再育一孩,诊得一般情况可,脉濡,低血压,形体尚可,舌润,拟调和营卫立方。

全当归	10克	大丹参	10克	党参	15克
炙黄芪	10克	川续断	10克	女贞子	15克
沙苑子	10克	仙灵脾	10克	制半夏	10克
陈皮	10克	合欢皮	10克	制香附	10克

[按] 服上药2月后即怀孕。

妊娠后外感咳嗽

吴×× 女 34岁

妊娠4月,咳嗽痰略色白,一度好转,食带鱼后又增剧,苔薄白,未感形寒,但起病前曾形寒有低热,姑拟疏肃法进调。

前胡	10克	苦桔梗	10克	大力子	10克
淡黄芩	10克	象贝母	10克	炙白前	10克
陈皮	10克	炙紫菀	10克	茯苓	10克
冬瓜子	10克	砂仁	6克	竹茹	10克

[按] 曾受外邪侵袭,处方以肺气未肃为主,不属于咳嗽范畴,1周后,症状消失获愈。

潘×× 女 27岁

经停月余,妊娠试验阳性,因家事烦忙,奔走两地,天气又冷,感受外邪,致咳嗽气急,胸痞身热,脉数,急拟疏风肃肺,和胃退热止咳。

前胡	10克	蝉蜕	6克	苦桔梗	10克
苏桑叶(各)	10克	光杏仁	10克	象贝母	10克
炙白前	10克	淡黄芩	10克	枳壳	10克
鱼腥草	10克	制半夏	10克	陈皮	10克

[按] 曾得微汗,咳嗽大减,原方续服后,症状基本消失获愈,嘱原方仍可再服1次。

妊娠后便秘

陈×× 女 37岁 新加坡

孕后数月,大便多日一解,要求调摄。

| 大生地 | 15克 | 川石斛 | 10克 | 玄参 | 10克 |

女贞子	15克	柏子仁	15克	火麻仁	10克
川续断	10克	当归	10克	竹茹	10克
雪梨	半只	瓜蒌仁	10克		

[按] 滋养润下法调摄，颇合法度。大便改为1~2天1次，嘱原方可续服。

妊娠期高血压

朴×× 女 36岁 韩国

孕期高血压，全身浮肿，作剖腹产，术后两下肢肤色发黑，伴浊肿未消，步履尚可，要求中医药调治。

全当归	9克	大丹参	15克	党参	15克
大川芎	9克	桃仁	9克	红花	6克
茯苓皮	30克	川桂枝	9克	五加皮	9克
淮牛膝	9克	车前子(包)	15克	泽兰泻(各)	9克

[按] 益气和营疏理法，药证平稳，症状缓解，要求再起服1次，药后约近2月，下肢肿已褪尽。

陆×× 女 30岁 宜兴

怀孕之后，诉伴头晕，测血压升高，平时血压正常，要求中医调治，诊得，形丰满，家属中有高血压，脉滑，舌润，纳眠俱可，拟养阴平肝，和胃息风潜阳。

南沙参	10克	川石斛	10克	白蒺藜	10克
甘菊	10克	钩藤	10克	大白芍	10克
蛤壳	15克	当归	10克	生牡蛎	15克
大麦冬	10克	桑叶	10克	黑芝麻	10克

[按] 本例高血压，因有家属史，用养阴平肝息风法调，服后头晕明显缓解，续服上方后，症状消失，测血压已正常。

多次人流后乏力，体弱

王×× 女 30岁 浙江

多次人流后，头晕目眩，易感疲乏，要求调治。诊得消瘦，面色少华，腰酸力乏，纳平平上，眠差，2便如常，经汛愆期，量少。色泽如常，脉细濡，舌质略淡，苔色薄，拟养血平肝，和中调经。

| 全当归 | 9克 | 大白芍 | 9克 | 生熟地(各) | 9克 |
| 制半夏 | 9克 | 陈皮 | 9克 | 川续断 | 9克 |

黑料豆	9克	阿胶珠	9克	杞子	9克
白术	9克	淮山药	9克	焦楂曲(各)	9克
麦谷芽(各)	9克				

另服 八珍丸

[按] 服上药症状改善,八珍丸未赚得,再拟方调治。

太子参	15克	白术芍(各)	9克	当归	9克
生地	9克	茯苓神(各)	9克	炙甘草	6克
杞子	9克	制首乌	9克	川续断	9克
制半夏	9克	陈皮	6克	女贞子	15克
仙灵脾	9克	合欢皮	6克		

症状基本消失,纳好,眠可,精力大为好转,上方再服一次。

[按] 本例纯因人流过频引起,调治颇合法度。

更年期综合证

方×× 女 49岁 中国香港

经量渐减,烘热易汗,两乳房胀滞不适,肝区隐痛,带下绵绵,舌润,脉濡带数,尺弱,纳眠尚可。治以疏肝和胃,理气清热化湿固带。(外检高血压,更年期综合证,宫颈糜烂)要求服中成药。

知柏地黄丸

丹栀逍遥丸

愈带丸

[按] 按常规中医辨证治疗。

刘×× 女 48岁 昆山

经汛已停,但有时仍有少量来潮,先后已6月,西医诊断为已届更年期,妇科检阴性,月来情绪易激动,多梦,时汗出,脉濡,舌润,纳可,眠差。

炙苏梗	10克	白术芍(各)	10克	制香附	10克
陈皮	10克	当归	10克	茯苓神(各)	10克
淮小麦	15克	丹皮	10克	黑山栀	10克
女贞子	15克	菟丝子	10克	酸枣仁	10克

[按] 药后2月,月事已停,情绪安宁,唯汗出时有,上方连服,又2月后,一切症状基本消失。

张× 女 47岁

经汛逐月减少，一度请中医诊治后，经量增多，但伴有全身不适，停药后，症状渐减，但未消失。近来情绪欠安，经行一如药前，西医确诊为更年期症状，特来要求中医治疗，诊得神情略紧张，腰酸经行淋漓，断断续续，全身不适，纳可，眠差，时汗出，脉濡弱，舌如常，拟方调摄。

炙苏梗	10克	川楝子	10克	制香附	10克
白术芍（各）	10克	当归	10克	茯苓神（各）	15克
丹皮	10克	黑山栀	10克	焦楂曲（各）	10克
酸枣仁	10克	淮小麦	30克	郁金	10克
制半夏	10克	陈皮	10克	夜交藤	15克
合欢皮	10克	生牡蛎	20克		

[按] 服上药后2月，上述症状基本消失，是属合适，上方又续服2月后，经已停，眠安，更年期症状已减，嘱上方仍可续服。

小儿脑瘫后遗症

周×× 男 8岁 无锡

患儿行走较晚，较差，成剪刀式，右面颊部感觉减退，智力正常，西医拟诊为脑瘫后遗。又检出丙肝可疑，要求给以综合用中药治疗，诊得，小孩消瘦，纳差，面部一侧湿疹布发，另一侧感觉减退，易发怒，不听话，拟和胃健脾，清热化湿。

太子参	6克	陈皮	6克	苦玄参（各）	6克
制僵蚕	6克	甘菊	6克	丹皮参（各）	6克
赤芍	9克	大贝母	9克	焦苡仁	12克
川续断	6克				

好发怒大减，面部湿疹，亦见好转。血检碱性磷性酶尚未正常。进食有进步，前方加减调治。

当归	9克	丹皮参（各）	9克	赤芍	9克
大贝母	9克	制僵蚕	9克	银花	9克
焦苡仁	9克	半枝莲	9克	山豆根	3克
猪茯苓（各）	9克	陈皮	9克	垂盆草	9克

调治已将3月，发怒已消失，面部湿疹已好一半，另一侧感觉减退已正常，胃纳好，精神面貌已改善，唯行走依然，家属要求继续调治。

当归	9克	南沙参	9克	赤白芍（各）	9克
丹皮参（各）	9克	晚蚕砂（包）	9克	大贝母	9克

| 菊花 | 6克 | 银花 | 9克 | 川淮牛膝(各) | 6克 |

又2月后,面部湿疹已消失,未有新萌小湿疹出现,胃纳旺,行走依旧如剪刀式,前方转入和营通络法。

大生地	9克	红花	3克	当归	9克
丹参	9克	川续断	9克	沙苑子	6克
五加皮	6克	白芥子	3克	川淮牛膝(各)	6克
威灵仙	6克	石菖蒲	6克	明天麻	6克

[按] 又2月后,行走似有所缓解,嘱原方仍可续服,以后可在当地中医药调治,最后行走能否好转,未能联系到。

幼儿虚弱

褚×× 男 4岁

形瘦虚弱,反复感冒,纳差,眠时多汗,要求中医调治。

| 太子参 | 10克 | 陈皮 | 3克 | 浮淮小麦(各) | 10克 |
| 红枣 | 3～5枚 | 炙甘草 | 3克 |

上味煎汤服,日2～3次。

玉屏风丸

每次3克,早晚各1次。

[按] 益气和胃,健脾敛汗法,药方轻清平和,药后月余,未再感冒,且胃口好转,要素食,汗基本消失。嘱上方及丸药,可连服,直到形体健康后停服。

王×× 男 4岁

未足月出生,今已3足岁,历年来常有头汗、寝汗,经常咳嗽,渐成喘状,纳欠佳,味蕾明显,大便干结如羊粪,要求中医药调摄。刻诊,一般情况欠佳,无咳嗽,但听到两肺有少许啰音,头汗明显,脉疾。

太子参	5克	大力子	3克	象贝母	3克
南沙参	6克	陈皮	3克	冬瓜子	5克
竹茹	3克	浮淮小麦(各)	5克	炙紫菀	5克
红枣	3枚	生炙甘草(各)	1.5克

症状好转,原方加减。

太子参	5克	黄芪皮	5克	白前	3克
冬瓜子	6克	陈皮	3克	竹茹	5克
浮淮小麦(各)	5克	大白芍	5克	红枣	3枚

上方服后,精神、咳嗽、汗出均明显好转,纳开,便畅,要求续服。

原方续服。

[按] 本例经治3月,症状十去其七,家属满意,嘱原方可续服,方意,养阴益气,和胃化痰法调摄。

罗×× 男 8岁 中国台湾

早产儿,消瘦,纳差,虚年龄8岁,一如3~4岁体形,要求中医药调摄。

| 紫河车 | 1具 | 太子参 | 100克 | 鸡内金 | 100克 |
| 麦谷芽(各) | 50克 |

上药研极细末,匀和,装入胶囊,每服1粒,日2~3次。

[按] 大补元气,健运脾胃,先天后天虚损,均在治疗中,服后来电,悉药未服完,已见显效,纳好,面色已转红润,喜甚。原方再配1料,续服。

叶×× 男 12岁

足月剖腹产,体重2斤稍多,经常会容易感冒,手足冰凉,易汗,纳平平,喜喝饮料,智力可,要求中医药调理。

生晒参	30克	大麻仁	30克	制首乌	30克
麦谷芽(各)	15克	白术	15克	鸡内金	15克
炙甘草	5克	陈皮	15克	黄芪皮	10克

上味共研成细末,匀和,装入胶囊内,每次1粒,早晚各1次,开水过下。

[按] 半年后获悉,上药服3月后,基本上未再感冒,胃纳明显好转,汗出亦见减少,嘱服完后可继续服。上方治则,益气固表,和胃法。

幼儿寝汗

苏× 男 幼 上海

寝汗湿衣,夜尿频多,睛明穴暗滞。

太子参	6克	黄芪皮	6克	白术芍(各)	6克
淮山药	9克	沙苑子	6克	浮淮小麦(各)	9克
麻黄根	3克	女贞子	6克	金樱子	3克

[按] 寝汗,阴虚证较多见,本例睛明穴暗滞,幼儿当此,当以稚阳之体治之,后果获愈。

陈×× 女 幼 上海

早产儿,寝汗,常伴感冒,时有咳嗽,喜睡,白天精神差,外观有病态,稍长,食欲不好,时有反恶作吐,在外检胃肠道无异常发现,特来要求中医治疗。诊得消瘦,面色少华,稍有咳嗽,拟肃肺和胃,清热化湿止咳。

| 前胡 | 6克 | 苦桔梗 | 3克 | 生甘草 | 3克 |
| 淡黄芩 | 3克 | 鱼腥草 | 9克 | 浮淮小麦(各) | 9克 |

旬日复诊,咳嗽已愈,寝汗亦大减,要求续治。

| 南沙参 | 6克 | 陈皮 | 3克 | 鱼腥草 | 6克 |
| 枳壳 | 3克 | 浮淮小麦(各) | 9克 | 香谷芽 | 3克 |

[按] 此方服后,寝汗止。胃纳好。嘱上方再服1次。

傅×× 男 8岁 浙江台州

足月剖腹产,体重约2市斤,产妇出院时婴儿仍留院。月后出院,悉婴儿夜卧汗出,经常换湿衣,但寝汗仍未稍止,出院后即要求中医治疗。

| 太子参 | 9克 | 浮小麦 | 15克 | 淮小麦 | 15克 |
| 红枣 | 3枚 | 炙甘草 | 3克 | | |

上味煎汤,喂,2周后,悉症状减去1半,嘱原方可续服。

[按] 益气养阴,健脾化湿止汗,1月后悉寝汗基本治愈。

多动症

陈×× 男 10岁 广东

平素易汗,多动少静,胃纳不佳,常流口水,尿一度有沉淀,要求中药调治。

太子参	9克	大生地	9克	淮小麦	30克
炙甘草	6克	大白芍	15克	白术	9克
陈皮	6克	生姜	1小片	大枣	3枚

甘麦大枣汤治多动症,有一定疗效,本方因患者有流口水及尿有沉淀,约加参、术,以资化生。因已获效,原方续服1次巩固。

[按] 甘麦大枣汤有养心宁神,治神志不安,急躁,惊悸,眠差,不时啼哭等证疾,本例加参、术2味,因纳差,易汗,尿有沉淀,能增疗效。

徐×× 女 14岁 昆山

患者系早产,体质虚弱,思想不易集中,近增手脚多动,12岁月经即来,常伴夜尿,大便日解,纳可,拟方协助治疗。

白术芍(各)	15克	法半夏	6克	陈皮	6克
柏子仁	12克	郁金	6克	合欢皮	9克
酸枣仁	12克	茯苓神(各)	9克	炒知母	9克
川续断	6克	宣木瓜	15克	淮小麦	30克

炙甘草　　　9克

服上药,症状明显改善,原方续服。

复诊悉症状基本治愈,夜尿1次。

[按] 多次求治,西医一度治疗鲜效。症状更著,此症相似于脏躁,系肝气郁结失疏,心烦神志不宁,治以疏肝养心安神,甘润缓急,加用木瓜,加重缓肝之力,亦玉泰林治肝法中之缓肝一法,服后疗效明显,症状消失。

蒋×× 男 7岁 福州

个体较常孩倭小,思想不集中,不要吃粥饭,诊得瘦小,两眼有神,不断搔头摸耳,无夜尿及尿床,卧则易汗,大便2日一解,舌润,苔浮薄。

| 南沙参 | 15克 | 淮小麦 | 30克 | 炙甘草 | 6克 |
| 小红枣 | 5枚 | | | | |

上药煎汤服

另鸡内金、太子参、生山楂等分研细末,装入胶囊,每次服2粒,日2~3次。

[按] 药后症状明显改善,嘱可继续服用。1年后,悉症状消失,偶有思想不易集中。

智力差

薛×× 女 13岁 江苏昆山

出生时缺氧,现记忆力可,计算时对时错,易紧张,精神好时,考试可及格。多年来,由于一直调补营养,致体重超标,X片示骨骼已如成人,人高大,肌肉结实,但头痛、目眩常发,特来要求中医药调理。

白夕利	9克	钩藤	9克	制僵蚕	9克
玄参	9克	杞子	9克	制首乌	9克
合欢皮	9克	石菖蒲	9克	炙远志	9克
炙龟版	15克	煅龙牡	15克		

[按] 目眩已瘥,时仍头痛。要求续治。

当归	9克	丹参	9克	赤白芍(各)	9克
大川芎		石菖蒲		炙远志	9克
茯苓神(各)	9克	沙苑子	9克	制半夏	9克
桑麻丸(包)	9克	枳壳	9克		

症状缓解,头痛减轻少发,是属合适,原方仍可交叉连服。

[按] 平肝补益心肾之法,缓缓图治,适当参加体育锻炼,可以有帮助。

夜尿

周× 女 13岁 安徽颍上

尿床，每周2次3次不一，颇以为苦，尤以冬令更恼人，家属多次求医，均鲜效。特来沪求治。诊得一般情况，略青瘦，面色少华，月经未来潮，神情倦怠，纳可，眠安，脉细濡，拟方治之。

| 太子参 | 15克 | 白术 | 10克 | 白芍 | 10克 |
| 女贞子 | 15克 | 炙麻黄 | 5克 | 炙甘草 | 5克 |

上方4帖后，症状略减，夜卧朦胧中有排尿意即醒，嘱原方续服5帖。

原方服到7帖，症状完全消失。多年宿疾，来沪治愈。欣喜万分。返皖在即，为防劳累后反复，要求原方带回，再续服5～7帖。

［按］本方中麻黄一味，系性温微苦，发汗散寒，定喘宣肺、利水消肿外，还能通行十二经脉，余常喜用此治中风后偏瘫及梦中遗尿，尤以年轻人夜尿遗床一症，疗效较高。但用剂量不宜过大。

常见有用固涩药，疗效不佳者，用此效好。

杨×× 男 14岁 上海

夜尿遗床多年，曾在外医治鲜效。

麻黄根　　9克　　　桑螵蛸　　9克

［按］此两味中药主，治夜尿遗床，有效。后果获愈。

第十一章
杂病系病证

消瘦

陈×× 女 46岁 安徽

消瘦乏力,脘口不适,牵引及背,夜卧多梦,外检有慢性胆囊炎,胃下垂,子宫肌瘤,胃糜烂,诊得舌略胖,色欠明,脉沉细。

苏藿梗(各)	6克	大白芍	9克	制香附	9克
陈皮	9克	郁金	9克	淡吴萸	6克
九香虫	6克	八月札	9克	枳壳	9克
合欢皮	9克	香谷芽	9克	佛手片	6克

症状已见好转,原方加减。

柴延胡(各)	9克	炙苏梗	6克	大白芍	9克
苏啰子	6克	制香附	9克	八月札	9克
九香虫	6克	郁金	9克	合欢皮	9克
麦谷芽(各)	9克	炙升麻	6克	制半夏	6克

[按] 症状明显缓解,要求续服,前方疏肝和胃,理气止痛,复方加升、柴、合下垂上提之意.故收效更佳.

肝气失疏

张×× 女 41岁 江苏

自觉有气从脐下窜动,旋即上升,冲向胸口及咽喉,接着嗳气,甚则欲吐,已经有年,多方面治鲜效,特来沪诊治,诊得形态略胖,一般情况佳,除上述症状外,仅感夜卧欠安,无心悸,两脉细数,舌润,苔少,二便如常。

炙苏梗	10克	川楝子	10克	制香附	10克
沉香片(后下)	3克	大白芍	15克	郁金	10克

淮小麦	30克	炙甘草	10克	茯神	10克
柏子仁	10克	合欢皮	10克	苏啰子	10克

药后,上述症状,十去其4,又服7帖后,症状基本消失,现感腰脊酸楚,原方加减。

当归	10克	丹参	10克	川续断	10克
延胡	10克	炙苏梗	10克	大白芍	15克
淮小麦	30克	炙甘草	10克	郁金	10克
桑寄生	10克	杜仲	10克	合欢皮	10克

[按] 外地来沪病例,病属肝胃气郁结失疏所致,用疏肝和胃,理气降逆法,获得缓解,后加用和营补肾之味调摄获痊愈。

于× 男 36岁 南京

寤寐之间,容易惊醒,醒后汗出,同时一股热气,从尾闾穴沿背脊上升,直到头顶而散,已经有时,在外检有冠心病,要求中医治疗。察视一般情况可,略消瘦,纳好,脉平顺,二便如常。

大生地	15克	赤白芍(各)	10克	丹参皮(各)	10克
女贞子	15克	川黄柏	10克	知母	10克
茯苓	10克	泽泻	10克	制首乌	10克
川楝子	10克	郁金	10克	淮山药	10克

[按] 知柏地黄法,加白芍,川楝子,走肝肾两经,白芍,川楝,酸苦敛阴,协助调治,上述症状,系督脉行径之路,督脉为诸阳脉汇集之总,阴虚阳浮越将上,循督脉上升,所由来也。上方需敛阴,上浮之阳,才能下潜。故调治后,悉症状全消而获愈。

口干两下肢乏力

何×× 男 46岁 宿迁

喜甜食,口干,两下肢乏力,在外来作检测,要求中医调摄。

太子参	10克	南沙参	10克	大白芍	10克
当归	10克	玉竹	10克	制首乌	10克
淮山药	15克	天花粉	10克	知母	10克
川牛膝	10克	玄参	10克	陈皮	10克

药后症状改善不明显,要求续治。

太子参	15克	苍术	6克	白术	10克
当归	10克	淮山药	15克	焦楂曲(各)	10克
郁金	10克	淮牛膝	10克	宣木瓜	10克
川草薢	10克	枳壳	10克	茯苓	10克

| 桑枝 | 10克 | 秦艽 | 10克 |

药后,症状大减,口干基本消失,下肢乏力恢复十之七,大喜,要求继续调治。

上方连服1次。

[按] 首选养阴清热,利节法,后改益气健脾,燥湿利节法,症状大减,脾苦湿,急食苦以燥之,又因病人喜多食甘,甜食易生湿,脾为所扰,气机不利,阴津不能上承,宗经旨,竟获大效,此种病例较少,录之以备一格。

戒 毒

陈×× 男 成年 中国台湾

人未来,要求口服中药戒毒药,毒已成瘾,姑拟方调治。

党参	15克	黄芪	9克	当归	9克
白术芍(各)	9克	法半夏	9克	陈皮	9克
延胡	9克	以黄连	9克	明天麻	9克
木香	9克	丹参	15克	酸枣仁	15克
熟附片	6克				

另

玉真丸 每次服1~1.5克,日2次。

[按] 中药方参考林则徐戒烟处方加减而成,附玉真丸成分如下。

| 生附子 | 9克 | 生南星 | 9克 | 天麻 | 9克 |
| 防风 | 9克 | 白芷 | 9克 | 羌活 | 9克 |

上味共研细末,备用。因中药房恐不备,特此书出。

[又] 戒烟过程,有反复,要有耐心和决心,家属指导,必不可少。后失去联系。

唐×× 男 63岁 中国香港

吸毒之后,毒燔人之气营,结于于脏腑三焦,顿感神清气爽,久之,生机被困,气血抑遏,正常气化乏力,生化功能受损,口苦干,全身力乏,神倦嗜卧,心悸,惶惶然,饮不解渴,一切均失常态。西医对症处理后,身热虽退,口渴亦缓解,唯感神困,全身肌肤胀滞,两下肢浊肿,晨起艰于站立,外检肝肾功能,尚在正常值内,两脉细濡,舌净,润,无苔,姑拟益气健运,化湿解毒安神。

党参	30克	炙黄芪	30克	丹皮参(各)	15克
淮山药	30克	延胡	9克	白术	9克
明天麻	9克	柏子仁	15克	炙远志	9克
土茯苓	30克	茯神	15克	杜仲	9克
炙甘草	6克	熟附块	15克	浮淮小麦(各)	30克

| 陈皮 | 9克 | 冬瓜子皮(各) | 30克 |

药后,全身肌肤胀滞,两下肢浮肿均消失,晨起精神振作,可以独自步行半小时,现徧体布发散在湿疹,淫痒难忍,是毒邪外越之象,再宗前方加减进治。

党参	21克	炙黄芪	21克	赤芍	9克
丹皮参(各)	15克	明天麻	9克	黑山栀	9克
双花	9克	生熟苡仁(各)	15克	防风己(各)	9克
土茯苓	30克	熟附块	9克	淮川牛膝(各)	9克
车前子叶(各)	15克	川萆薢	9克	六一散(包)	15克
冬瓜子皮(各)	30克	丝瓜络(炙)	9克	秦艽	切片15克

[按] 症状续减,皮肤湿疹,瘙痒难忍缓解,精神日益好转,原想毒邪外达,冀能转入佳境,讵料不久又入歧途,最后去世,诚可婉惜。

无汗

孙 × 女 32岁 上海

自幼及长,暑天或劳动后,从不出汗,仅感闷热不适,纳眠俱可,月事如常,要求调治。

炙麻黄	9克	川桂枝	6克	刺夕利	6克
大白芍	9克	大麦冬	9克	玄参	9克
生甘草	6克	郁金	6克	竹茹	9克
光杏仁	9克				

服药后,有微汗渗出,顿感全身舒适,要求继续调治,上方加减。

太子参	9克	生黄芪	6克	全当归	9克
炙麻黄	6克	川桂枝	6克	大白芍	9克
炙甘草	6克	光杏仁	9克	天麦冬(各)	9克
女贞子	15克	南沙参	9克	制黄精	9克

[按] 遍体不出汗,暑天亦无,仅感全身不适,无肌肤发痒及烘热,初诊用桂枝汤调和营卫,加麻黄,使腠理开,促使汗出,同时用养阴药,以增加津液之源。复诊因已有汗出,巩固疗效,宗上方加入益气加大养阴调治而获愈。

冯×× 女 65岁 安徽

一到夏天,即感胸闷不适无汗,如饮大量热茶后,会冒出微汗润肤,但很快即闭汗,上述一切症状又起,西医认为植物神经紊乱,用大量维生素E族及谷维素,无效,旋即来沪要求中医药治疗,中医认为系营和卫不协调所致,拟方桂枝汤加减。

| 太子参 | 30克 | 南沙参 | 10克 | 藿香梗 | 10克 |
| 炙麻黄 | 6克 | 川桂枝 | 6克 | 玄参 | 10克 |

| 大麦冬 | 10克 | 竹茹 | 10克 | 陈皮 | 10克 |
| 天花粉 | 10克 | 大白芍 | 10克 | 光杏仁 | 10克 |

[按] 用益养阴,调和营卫法,服上药3帖后即有微汗,7帖后,症状全部消失,皮肤湿润,一如常人矣。

姜×× 女 19岁 常州

常喜用冷水洗头洗面,已经有年,年来感皮肤烘热,嗅觉迟钝,发展到无汗和嗅不出焦味和香味,有时又易感冒,西医五官科检均阴性,特来要求中医调治。诊得一般情况可,测嗅觉很差,鼻通气正常,脉濡,舌苔浮薄,舌质如常,大便日解,眠可,纳平平皮肤略呈干毛,异于常人,拟方调摄。

苏藿梗(各)	10克	法半夏	10克	陈皮	10克
刺蒺藜	10克	薄荷	10克	香白芷	3克
荆防风(各)	6克	茯苓	10克	神曲	10克
荷梗	1克	白术	10克	苍术	3克

[按] 长时期冷水洗头洗面,延久,机体清阳之气阻遏烘热,从少汗到无汗,嗅觉迟钝失灵,拟方:宣通清阳,开泄腠理,即可收效,本治则不用麻黄,服药2月后,特来电告症状日渐缓解,现已恢复正常矣。

周×× 男 41岁 常州

冬令在热空调内易出汗,夏令炎热,在室内即不易出汗,皮肤有烘热,人感到不舒,特来沪要求中医药调治,皮肤有烘热,诊得一般情况可,纳眠俱佳,舌偏右无苔,左测苔浮白,两脉细濡,大便略干,拟方调摄。

南沙参	10克	川石斛	10克	大麦冬	10克
知母	10克	枳壳	10克	天花粉	10克
丹皮参(各)	10克	炙麻黄	6克	竹茹	10克
茯苓	10克	陈皮	10克		

[按] 养阴清热,伴开发腠理之麻黄,2周后,悉症状缓解,又2周后,症状消失,一如常人,但不悉入冬是否在热室内易出汗否?

张×× 女 48岁 安徽上颖

从小在冷水中洗衣,洗被单,热天喜用冷水洗身擦汗,致患全身无汗,天热时亦无汗,感有闷闷不适,亦已多年,多次西医治疗,无效,当地中医治疗鲜效,特来沪要中医诊治,诊得情况可,诉四肢关节酸楚,皮肤干燥,纳差,苔白,脉濡。

| 陈香薷 | 6克 | 大豆卷 | 10克 | 制半夏 | 10克 |
| 陈皮 | 10克 | 熟附块 | 10克 | 秦艽 | 10克 |

| 郁金 | 10克 | 神曲 | 10克 | 焦山楂 | 10克 |
| 桑桂枝15克 | 10克 | 麦谷芽(各) | 15克 | | |

2周后,四肢关节酸楚较减,偶有全身皮肤湿润感,原方加减。

苍白术6克	10克	制半夏	10克	陈皮	10克
秦艽	10克	羌独活(各)	6克	熟附块	10克
桑桂枝15克	10克	威灵仙	10克	焦楂曲(各)	10克
茯苓神(各)	10克	炙甘草	10克	麦谷芽(各)	10克

接来信,劳动后,会有微汗,感觉全身舒畅,四肢关节酸楚基本已愈.嘱前方可续服1次,以求巩固。

寝汗

金 × 男 38岁 上海

入睡后,遍体汗出湿衣而醒,已将旬日,平时手足心易汗,平素易感外风,一度服西洋参、生晒参、黄芪后,2年中,不再有感冒。寝汗仍旧,脉平顺,舌如常,纳好,要求服中药调摄寝汗。

大生地	15克	白术芍(各)	15克	生黄芪	10克
防风	5克	茯苓	10克	泽泻	10克
黑山栀	10克	丹皮参(各)	10克	川楝子	10克
生牡蛎	20克	五味子	10克	竹茹	10克

寝汗大减,时有微汗,纳眠俱佳,大便日解2次,如食生冷,容易腹泻,舌苔浮白,原方加减。

南北沙参(各)	10克	黄芪皮	10克	白术芍(各)	10克
茯苓	10克	陈皮	10克	制半夏	10克
生牡蛎	15克	浮淮小麦(各)	15克	淮山药	15克
焦楂曲(各)	10克				

[按] 养阴,清热,止汗,上药调治后,寝汗基本已止,后续服生脉饮治愈。

张 × 男 41岁

入夜烘热汗出湿衣,已经月余,要求调治。

大生地	15克	生白芍	15克	当归	10克
丹皮	10克	黑山栀	10克	玄参	10克
黄芩	10克	净连翘	10克	竹叶	10克
生黄芪皮	10克				

[按] 仿当归六黄汤法调治,10帖后,病去十之九,嘱续服可获愈。

沈×× 女 45岁

每到冬令,即易出汗,汗出颇多,经来尤甚,入夏,出汗明显减少,一度服药好转,停药又起,血压不高,肝火常旺,脉数,舌润略红,纳多,眠易醒。

南沙参	10克	川石斛	10克	大白芍	15克
太子参	10克	白术	10克	女贞子	10克
蒸黄肉	10克	茯苓神(各)	10克	合欢皮	10克
炙龟版	15克	鹿角霜	10克	淮山药	15克
浮淮小麦(各)	20克				

[按] 阴虚之体,性情易于激动(此乃虚性之兴奋,祝味菊语),脉末濡数。姑拟养阴平肝,清热敛汗。按经旨,阴虚者,阳浮于上,欲潜其阳,需以温性药佐之。

故本例加参、术益气。潜阳手鹿角霜。不用姜、附,取左归法,阴中求阳,后竟获愈。

张×× 男 59岁

寝汗湿衣,衣湿即醒,汗出前有烘热感,汗时多时少。已经半年,感到疲乏,舌光无苔,纳可,脉沉细,拟养阴清热,化湿敛汗。

南沙参	15克	川石斛	10克	大白芍	15克
黑山栀	10克	丹皮参(各)	10克	玄参	10克
黄芪皮	10克	白术	10克	陈皮	10克
净连翘	10克	生甘草	5克	浮淮小麦(各)	30克

[按] 仿当归六黄汤意及玉屏风散意加减化裁而成,调治2周见效,又周余寝汗止。

高年虚弱

林×× 女 81岁 上海

形寒怕冷,入夜两下肢抽筋,伴感胸闷,头晕,高年当此,治以益气养阴,和营通络。

党参	9克	白术	12克	当归	9克
大白芍	15克	丹参	15克	川桂枝	9克
茯苓	9克	宣木瓜	9克	杞子	9克
沙苑子	9克	川牛膝	9克	淮牛膝	9克
炙甘草	6克	明天麻	9克	枳壳	9克

形寒怕冷,胸闷,头晕均减,入夜下肢抽筋未发,前方有效,增减进治。

党参	9克	白术	9克	潼白蒺藜(各)	9克
大白芍	15克	川桂枝	9克	大丹参	15克
明天麻	9克	茯苓	9克	淮牛膝	9克

| 宣木瓜 | 9克 | 淡干姜 | 3克 | 红枣 | 3克 |

[按] 桂枝汤调和营卫,加当归有四物汤意,再加四君子汤,治疗高年营卫不调,先父常善用之,收效较好。复方增强脾胃功能,以资化生之源,本例后悉诸恙全失矣。

马×× 女 成年 中国台湾

乏力延久,不易恢复,易感外风,步履稍快或上扶梯,即感胸闷、咽喉似有哽塞感、治以益气养阴健中法。

党参	15克	炙黄芪	21克	生熟地(各)	15克
全当归	9克	青防风	9克	淮山药	21克
焦楂曲(各)	9克	沙苑子	9克	陈皮	9克
砂仁	6克	白术芍(各)	15克	茯苓神(各)	15克

[按] 既有补气固表的玉屏风意,又有资生丸意以匡中州,药后症状明显缓解,嘱原方可续服,可获愈。

徐×× 男 76岁 湖州

视力模糊,脘口不适,大便稀薄,排尿乏力,在外检有胃窦炎,结肠炎,男性激素水平下降,高年当此,拟平补肝肾,和胃健运。

生地黄	9克	白芍术(各)	9克	杞子	15克
制首乌	9克	太子参	12克	桑麻丸(各)	12克
焦楂曲(各)	9克	淮山药	15克	鸡内金	9克
八月札	9克	陈皮	9克	川雅连	6克
淮牛膝	9克	女贞子	15克	仙灵脾	9克

[按] 本方以异功散为主,加杞桑明目,加山药鸡内金增强健运,加黄连、八月札和胃、加女贞仙灵脾益肾调摄。

[后记] 服上药后,体力增强,诸恙明显改善,问是否可以续服,复同意,并祝早日康复。

罗×× 女 88岁 上海

乏力,经常有尿急尿频症出现,经测系内分泌雌激素偏低,尿感,用抗生素治疗后,胃纳渐差,想吐,舌苔白腻而厚,两胁肋隐痛,夜卧不安,来此要求中医调治。

党参	9克	白术	9克	制半夏	9克
陈皮	9克	茯苓神(各)	9克	制香附	9克
郁金	9克	焦楂曲(各)	9克	枳壳	9克
川厚朴	6克	合欢皮	9克	麦谷芽(各)	9克
泽泻	9克				

苔腻已化,两胁隐痛大减,卧能安寐,纳亦好转,尿频尿急已愈,唯仍感乏力,抗生素服中药前即停,舌略干,少润,原方加减。

南沙参	9克	川石斛	9克	茯苓神(各)	9克
焦苡仁	15克	郁金	9克	合欢皮	9克
枳壳	9克	陈皮	9克	天花粉	9克
夜交藤	9克	柏子仁	9克	制香附	9克
麦谷芽(各)	9克				

诸恙续减,乏力亦好转,劳累后两胁偶感不适,肝经脉络失和未复也。

北沙参	9克	大白芍	9克	当归	9克
制首乌	9克	枸杞子	9克	生地黄	9克
川石斛	9克	川楝子	9克	延胡	9克
制香附	9克	合欢皮	9克	八月札	9克
橘络	9克	枳壳	9克		

[按] 首用益气和胃法,纠正抗生素用后肝胃失和,继以养阴清热、和胃化湿法巩固,最后仿一贯煎以养阴疏肝柔肝理气调治而安。

肝、心、肺、肾病证

陈×× 女 48岁

阴虚木旺,不耐烦劳,动辄头晕目眩,两脉虚濡少力,前医治后,口疮起泡,现仍未消失,要求调治。

大生地	9克	制首乌	9克	杞子	9克
太子参	9克	当归	9克	黑料豆	9克
茯苓神(各)	9克	淮山药	9克	蒸萸肉	9克
白术芍(各)	9克	刺蒺藜	9克	甘菊	9克

[按] 阴虚延久,服上药已觉好转,嘱续服,症状明显缓解,方从杞菊地黄法加味,前后3月,症状减去十之七,尤其头晕目眩已消失。

李×× 女 43岁 无锡

血虚木郁,稍久视即有视力疲劳感,腰背自觉空虚,两乳房检有小叶增生,胃有萎缩性炎症,伴肠化生,血虚症著,两脉虚濡无力,舌润少苔,纳差。

当归	10克	大白芍	20克	黑料豆	10克
白术	10克	枸杞子	20克	蒸萸肉	10克
夜明砂(包)	10克	川续断	10克	女贞子	20克
沙苑子	10克	仙灵脾	10克	制香附	10克

大川芎	10克	白蒺藜	10克		

视力疲劳好转,腰背空虚感觉缓解,胃脘不适依然,自诉服成药胃复春颇适,前方加减。

冬白术	10克	法半夏	10克	陈皮	10克
淮山药	20克	当归	10克	大白芍	15克
杞子	20克	沙苑子	10克	大川芎	15克
川续断	10克	女贞子	20克	仙灵脾	11克
制香附	10克	茯苓	10克	玉竹	10克
郁金	10克	大丹参	20克		

视力疲劳感已消失,肠化生(++)→(+),乳房小叶增生,经来时有不适,1～2天后即消失,要求继续调治。

全当归	10克	白芍术(各)	10克	大丹参	20克
大川芎	10克	制半夏	10克	青陈皮(各)	10克
杞子	20克	制香附	10克	郁金	10克
川续断	10克	女贞子	20克	仙灵脾	10克
淮山药	20克	猪茯苓(各)	10克	玉竹	10克
巴戟天	10克				

[按] 前后调治五月,症状基本消失,此方服完后,可改制成丸药,通续调治,前后数方治则,均以养血疏肝,和胃理气进调。

马×× 女 32岁 浙江

形寒怕冷,四末亦凉,已经有年,常服清肠成药(名不详),大便通畅,偶有泛酸,脉沉迟,舌润质淡,拟方协助调治。

太子参	15克	炙黄芪	10克	全当归	10克
大丹参	15克	白术	10克	大白芍	15克
淡吴萸	3克	淮山药	15克	制半夏	10克
陈皮	10克	茯苓神(各)	10克	焦山楂	10克
合欢皮	10克				

[按] 白芍和吴茱萸同用,可治泛酸,系辛酸制木法,白芍和当归同用,有养血功效,取四物汤意,二际和胃,合益气之味调摄,自然中病,症状消失也宜矣。

程×× 女 47岁 宁海

头晕力乏,已经多年,在外侧血压不高,精神可,纳平平,两脉虚细,舌润,质淡,夜寐欠安。经事尚准,测血压120/80,心律齐,要求中医药调摄。

当归	10克	丹参	15克	黑料豆	10克

太子参	15克	白术芍(各)	15克	制首乌	10克
甘杞子	15克	沙苑子	10克	茯苓神(各)	15克
五味子	10克	真阿胶	10克	生熟地(各)	10克
炙远志	10克	炙甘草	10克	陈皮	10克

服药1月后随访,头晕力乏,夜卧欠安均大为好转,嘱原方可续服。

上方又连服,先后4个月,症状全消,体力转健,要求上方做成丸药,以求巩固。

[按] 积劳成疾,服药已取疗效,原方泛丸常服,上方3倍量,共研细末,水和蜜各半泛丸,如绿豆大,每服6克,早晚各1次,开水过下。

俞×× 男 74岁 宁波

高年,力乏,耳鸣,易感外风,夜卧盗汗,形寒怕冷,脉虚弦,舌质淡,舌苔浮薄,拟益气养血,和中化湿。

党参	15克	炙黄芪	10克	大生地	10克
当归	10克	黑料豆	10克	大丹参	10克
甜苁蓉	10克	淮小麦	15克	鹿角霜	10克
沙苑子	10克	女贞子	15克	仙灵脾	10克
甘杞子	10克	制半夏	10克	陈皮	10克

[按] 服后症状大减,汗止,乏力明显缓解,嘱原方可续服。

吴×× 女 52岁 中国香港

全身软弱乏力,头晕心慌,张眼勉强,两脉虚濡,舌略胖,在外检有甲减,拟方调摄。

党参	15克	炙黄芪	10克	炙甘草	10克
白芍	15克	当归	10克	茯苓	30克
白术	10克	熟附块	10克	熟地	10克
杞子	10克	砂仁	6克	淮山药	15克
川桂枝	6克				

服药以来,上述症状大减,仍宗前意进出调摄。

党参	15克	炙黄芪	10克	生熟地(各)	10克
白术芍(各)	10克	丹参	15克	炙远志	10克
茯苓神(各)	10克	鹿角霜	10克	川桂枝	6克
当归	10克	炙甘草	10克	酸枣仁	10克
熟附块	10克	合欢皮	10克	陈皮	10克

症状基本消失,纳眠俱佳,上方可改隔日1帖,再服一段时期即可停服,上两方以心脾肾三经立论。

[按] 甲减病,以心脾主论调治较妥,本病虽未诉形寒怕冷,有腰酸,不能坚持久立,故

又增补肾药物,方中桂附,以助脾肾之阳。

冯×× 男 81岁 中国香港

高年头晕耳鸣,卧不安,诊得高年老态,测血压 130/90,五官科会诊,认为老年鼓膜硬化所致,两脉弦滑,垂按少力。

刺蒺藜	10克	钩藤	10克	甘菊	6克
大白芍	15克	当归	10克	生地	10克
大川芎	10克	炒柴胡	6克	桑寄生	15克
灵磁石	30克	煅龙牡(各)	15克	明天麻	10克

服药月余,症状得减,夜卧已安,耳鸣困扰亦减,是属合适,原方加减续治。

生熟地(各)	15克	白术芍(各)	10克	柴胡	6克
石决明	15克	明天麻	15克	灵磁石	30克
桑寄生	15克	煅龙牡(各)	15克	沙苑子	10克
蒸黄肉	10克	制首乌	10克	焦楂曲(各)	10克

[按] 服药以来,诸恙续减,嘱上两方可交叉换服,处方治则:平肝益肾,佐以柴胡、磁石调摄。

沈×× 女 83岁 中国台湾

高年气阴两虚,心慌力乏,时有端坐呼吸,兼有肾病,在外曾测肌酐500以上,高血压服西药控制中,两脉大而弦硬,垂按无力,舌光无苔,大便日解2次,症属棘手,备方,商进。

党参	15克	炙黄芪	20克	北沙参	15克
川石斛	9克	炙龟版	15克	茯苓皮	20克
上桂心	6克	赤白芍(各)	9克	全当归	9克
炙地龙	9克	泽兰泻	9克	菟丝子	9克
丹皮参(各)	9克	五味子	6克		

半年前,曾服此方,症状大减,后即时服时停、未能坚持,后因感冒,发热,肌酐大幅上升,心慌益甚,急诊住院,血透后改为腹透,日来症状较为稳定,唯感冒时发,伴有咳嗽,四肢关节酸楚,再来沪要求赓续治疗,诊得一般情况尚可,体重较过去略增,时常感冒、伴有咳嗽,有时四肢关节酸楚,纳眠尚可。

苏子梗(各)	9克	荆防风(各)	6克	苦桔梗	9克
光杏仁	9克	象贝母	9克	炙白前	9克
炙百部	9克	鱼腥草	9克	制半夏	6克
冬瓜子皮(各)	15克	秦艽	9克	茯苓	9克

服药颇适,咳嗽大减,痰浊未清,原方加减。

| 南沙参 | 9克 | 苦桔梗 | 6克 | 象贝母 | 9克 |

炙白前	9克	海浮石	9克	制半夏	6克
竹茹	9克	冬瓜子	9克	炙款冬	9克
茯苓	9克	郁金	6克		

上方服后,症状基本已消失,嘱原方可再服1次。

嗜睡

黄×× 男 87岁 中国台湾

高年终日嗜睡,呼之能醒,醒时纳食正常,时有尿失禁,两脉往来不调,拟方肝肾并调,佐以养心醒脑。

生熟地(各)	9克	潼蒺藜	9克	甘杞子	9克
制首乌	9克	当归	9克	茯苓	9克
九节菖蒲	6克	大丹参	15克	蒸萸肉	9克
枳壳	6克	大白芍	9克	明天麻	9克
竹茹	6克	灵磁石	30克	参三七粉	3克

分2次服

[按] 高年嗜睡,醒后一切如常,纳食亦好,本例因有两脉往来不调着手治疗,返台后失去联系。

第十二章
肿瘤系病证

脑胶质瘤

蔡×× 女 60岁 深圳

脑胶质瘤,手术未全切除,曾经放疗,同时服用中药,一度好转,3月后,CT复查,未切除肿瘤阴影增大,即来上海,诊得神情,精力萎软,下肢浊肿,关节活动欠利,幸胃纳尚可,卧欠安眠,二便如常,两脉细濡,舌苔浮薄,拟方协助调治。

赤白芍(各)	15克	全当归	15克	山茨菇	15克
炮甲片	10克	蔓荆子	10克	大贝母	10克
山豆根	10克	蛇舌草	20克	制僵蚕	10克
夏枯草	15克	大生地	10克	炙黄芪	10克
生牡蛎	30克	刺蒺藜	10克	猪茯苓(各)	10克
枸杞子	15克	甘菊花	10克		

神情明显好转,下肢浊肿大褪,左下肢已可移动,左上肢肩关节和肘关节以及腕关节活动亦可,纳眠好转二便到,舌苔薄腻,脉濡带滑,原方加减。

全当归	15克	生地黄	10克	炙黄芪	10克
苍白术(各)	15克	赤白芍(各)	15克	山茨菇	15克
山豆根	10克	猪茯苓(各)	20克	清半夏	10克
桔皮核(各)	10克	羌独活(各)	10克	钩藤	10克
生牡蛎	30克	蛤枳壳(各)	10克	麦谷芽(各)	10克

药后症状均已消失,嘱原方(复方一纸)仍可续服。

[按] 脑胶质瘤,术后放疗另加中药调治,愈后很好,中药需服一较长时期。曾治一类似病例,固在外地郊区,放疗亦续治,一直服中药,先后约半年获愈。

王×× 男 32岁 温州

　　因癫痫手术,发现系胶质瘤,术后未作放、化疗,7个月后,癫痫又发,检胶质瘤复发,来沪作胶质瘤手术,术后放疗,同时要求中医药治疗,诊得,精神尚可,纳眠平平,脉濡舌润,苔浮腻。

白蒺藜	10克	制僵蚕	10克	南沙参	10克
赤白芍(各)	10克	太子参	25克	川石斛	10克
莪白术(各)	10克	炙地龙	10克	蜀羊泉	15克
清半夏	10克	猪茯苓(各)	15克	甘菊	10克
石决明	30克	夏枯草	15克	蔓荆子	10克

　　[按] 痫症因脑部肿瘤而起,治则以肿瘤论治。术后放疗,阴伤及阳,处方以养阴益气,平肝化痰,清热散结,数年后,悉患者健在,早已工作。

钱×× 男 21岁 浙江台州

　　脑胶质瘤,在伽马刀医院用伽马刀治疗,后放疗中,特来要求中医治疗,诊得精神、纳食、睡眠均好。二便如常。脉滑数,舌苔浮薄,拟方调治。

莪白术(各)	15克	清半夏	10克	陈皮	10克
猪茯苓(各)	15克	蜀羊泉	15克	炮山甲	10克
南沙参	15克	太子参	12克	龙葵	15克
赤白芍(各)	12克	大贝母	9克	生熟苡仁(各)	15克
蛇六谷	15克	山茨菇	15克	山豆根	10克

　　[按] 养阴清热,和胃化痰散结法,后失去联系。

韩×× 男 48岁 浙江金华

　　脑胶质瘤,术后放疗,1年后复查阴性,又半年后复查仍阴性,唯增有右上肢接近废用,右下肢乏力,行走不利,两脉沉细,纳差,舌润,眠可。

太子参	15克	南沙参	15克	川石斛	12克
莪白术(各)	15克	赤白芍(各)	15克	制僵蚕	12克
大贝母	9克	清半夏	9克	桑桂枝	15克9克
川续断	9克	秦艽	9克	丹皮参(各)	9克
半枝莲	15克	五加皮	12克	焦楂曲(各)	9克

　　[按] 脑瘤引起肢体活动不利,治以养阴和胃,化痰散结,通络利节法,8个月后,悉上述症状已缓解。

蔡×× 女 60岁 温州

　　脑胶质瘤,手术未全切除,化疗后3个月,出现全身浮肿,人不能起坐,不时流口水,夜尿频多,舌苔厚腻,两脉沉细,垂按无力。

法半夏	10克	苍白术(各)	10克	陈皮	10克
川厚朴	10克	枳壳实(各)	10克	茯苓皮	30克
冬瓜子皮(各)	30克	汉防己	10克	川牛膝	10克
陈胆星	10克	沙苑子	10克	车前子	30克

浮肿、流口水大减,大便日解,夜尿2次,神态自如,苔腻亦化大半,脉重按已转有力,原方连服1次,初诊后1月,浮肿悉褪,不流口水,神志正常,纳眠均可,唯时感头痛,要求赓续进治。

刺蒺藜	10克	玄参	10克	当归	10克
丹皮参(各)	10克	宋半夏	10克	陈皮	10克
炙地龙	15克	苍白术(各)	15克	猫爪草	15克
天葵子	10克	浙贝母	10克	生牡蛎	30克
延胡	10克	蛤壳	30克	炙甲片	6克

[按] 诊治多次,来时症状,以化痰浊消肿为主立方,症状消失后,因肿瘤仍在,偶有头痛,以软坚化痰,消散为主立方,后即回浙,嘱继续由当地医师进治调摄。

陈×× 男 45岁 浙江余姚

脑胶质瘤已手术,要求中医调治,预防复发,诊得一段健康情况尚可,无特殊嗜好及不适,纳眠俱平平。

党参	15克	苍白术(各)	15克	赤白芍(各)	15克
制首乌	15克	蜀羊泉	15克	法半夏	10克
陈皮	10克	川象贝母(各)	10克	灵芝	15克
生熟苡仁(各)	15克	猪茯苓(各)	15克	蛇舌草	15克
蔓荆子	15克				

服药2月后,自觉颇远,要求原方续服。

1年、2年后随访,悉早已工作,体健,10年后陪其亲戚来治过敏性哮喘。

[按] 本例治则,益气和中,清热散结法,脑胶质瘤一病,早期治则,手术切除后,放疗次数不多,复发率不少,中医药治疗,可减少复发,及获愈。

脑垂体瘤

陈×× 男 25岁 中国台湾

多饮多尿,在外检出为脑垂体瘤,视力未受影响,现放疗中,刻诊,一般情况可,纳佳,脉滑,舌润,浮薄苔,要求中医协助治疗。

北沙参	9克	大麦冬	9克	川石斛	9克

夏枯草	15克	赤白芍(各)	9克	浙贝母	9克
制僵蚕	9克	山茨菇	9克	蛤壳	15克
生牡蛎	30克	葛根	9克	文蛤	6克

多尿减,口渴仍有,自觉烘热,纳平平,苔浮腻,大便日解。

大生地	9克	川石斛	9克	生白芍	15克
天花粉	9克	珍珠母	15克	山茨菇	9克
玉泉散(包)	15克	竹茹	9克	芦根	15克
丹皮	9克	黑山栀	9克		

多尿减为2～3次,口干口渴仍有,烘热未除。

生熟地(各)	12克	川石斛	9克	生白芍	15克
天花粉	9克	知母	9克	川黄柏	9克
蒸萸肉	9克	淮山药	20克	五味子	6克

[按] 多尿,渴喜热饮,古方肾气丸有效。本例放疗后多尿已减为正常,而口渴、烘热依然,如此方服后仍症状依然,可考虑用肾气丸进治,惜本例后即失去联系。

左额顶叶棱形细胞瘤

张×× 男 22岁 浙江桐乡

突感头晕,旋即消失,疑为癫痫,检出系棱形细胞肿瘤,术后又伽马刀及放疗一次,后即来到此服中药调治,诊得神软,一般情况可,脉舌如常,拟方调摄。

刺夕利	9克	钩藤	9克	制半夏	9克
制僵蚕	9克	天葵子	9克	猪茯苓(各)	9克
山茨菇	9克	生牡蛎	15克	珍珠母	15克
杞子	9克	延胡	6克	郁金	9克

半年来,未有复发,检测均阴性,个体情况稳定,纳眠俱佳,饮食如常,原方加减。

南沙参	9克	赤白芍(各)	9克	石决明	15克
制半夏	9克	陈皮	9克	钩藤	9克
制僵蚕	9克	夏枯草	15克	石见穿	15克
郁金	9克	枳壳	9克	蛤黛散(包)	15克

距2次复诊1年,体重增加,日前医院复查均阴性,临床无何不适,休学1年后已复课,学习无异常,纳眠均好,要求继续治疗。

太子参	15克	制半夏	9克	陈皮	9克
莪白术(各)	9克	陈胆星	9克	枳壳	9克
郁金	9克	猪苓	15克	生牡蛎	15克
当归	9克	蛤壳	15克	天龙	9克

[按]本例治则,首选疏风平肝,化痰散结,次用养阴平肝,清热散结,最后用益气养阴平肝散结法调治。

听神经瘤

李××　男　39岁　黑龙江

右耳听力日渐下降,在外检患听神经瘤,未手术,来沪要求中医药治疗,诊得,听力逐渐下降,已经5月,纳、眠尚可。

大生地	15克	天麦冬(各)	10克	大白芍	15克
制半夏	10克	陈皮	10克	郁金	10克
海浮石	10克	蛤壳	30克	生牡蛎	30克
当归	10克	炮山甲	5克	炙鳖甲	15克

服药2月后,觉听力有所好转,要求继续治疗,原方加减。

当归	10克	丹皮参(各)	15克	大白芍	15克
海浮石	10克	蛤壳	30克	生牡蛎	30克
炮山甲	5克	炙鳖甲	15克	山茨菇	10克
天葵子	10克	猫爪草	15克	石见穿	15克

又2月后,病人未来,家属云,听力仍在好转,要求再处方续服,答上两方,可交叉换服,不要间断。又半年后,听力已恢复约一半以上,中药未调换,仍在续服中。

[按]本例听神经瘤,服中药已年余,听力逐渐恢复,治则,养阴软坚散结为法。

鼻窦黏液性肿瘤

李××　女　42岁　吴江(苏州)

鼻窦部黏液性肿瘤,手术及放疗亦已2年,嗅觉消失已8月余,时有黏液从鼻腔内流出,当地医治1年余,症状依然,特来上海。诊得一般情况可,平素怕冷,现在更甚,舌胖,脉濡沉,拟方调摄。

党参	15克	炙黄芪	10克	全当归	10克
青蒿梗	10克	藿梗	10克	香白芷	5克
苍耳子	10克	白术	10克	大川芎	10克
赤芍	10克	淡黄芩	10克	郁金	10克

服7帖后,症状未见改善,又7帖后,鼻腔黏液流出明显减少,精神大振,突然感到空气中有怪怪的气味嗅到,分不清是什么气味,再来复诊。

| 党参 | 15克 | 炙黄芪 | 10克 | 白术 | 10克 |
| 青蒿梗 | 10克 | 藿香梗 | 10克 | 大川芎 | 10克 |

香白芷	5克	荆防风(各)	5克	苍耳子	10克
制僵蚕	10克	细辛	5克	赤芍	10克
淡黄芩	10克				

黏腻流出几乎已止，嗅觉近距离可嗅到，但不能明确什么气味，远距离尚难嗅到，纳眠佳，精神更为振作，月事已来，期佳，原方加减。

刺蒺藜	10克	钩藤	10克	赤白芍(各)	10克
大川芎	10克	苍耳子	10克	蔓荆子	10克
党参	15克	制僵蚕	10克	香白芷	6克
青蒿梗	10克	荷叶	10克	淡黄芩	10克
炙黄芪	10克	当归	10克		

另服

川芎茶调丸　　杞菊地黄丸

近又感冒，症状有反复，嘱不要紧张，先治感冒，愈后原方1、2仍可再服，按症状轻重来分别续服，(上系电话联系到)上述治则为疏风清热，扶正利窍。

[按] 电话后又服上药及丸药，约2月不到，竟可嗅出香、辣、焦气味，喜甚，特来电告知。

鼻咽癌

郭×× 男 40岁 新加坡

鼻咽癌在照光治疗中，颈部项侧淋巴结阴性，痰浊素盛，痰中曾伴有血丝，治以养阴清肺平肝，化痰摄血。

南北沙参(各)	10克	川石斛	10克	夏枯草	30克
杭甘菊	10克	竹茹	20克	丹皮	10克
黑山栀	10克	苦玄参(各)	10克	枳蛤壳	10克,30克
海浮石	10克	陈皮	10克	藕节炭	5枚
羚羊角粉	0.6克	吞服日1次			

药后痰浊减少，1月内未见血丝，嘱原方可续服，停羚羊角粉。

曾×× 男 54岁 中国台湾

鼻咽癌，肝已有转移，诉咽干，吞咽需缓慢才可，胸胁偏右不适，呼吸尚利，两脉虚糯。眠可，纳平平，大便日解，拟养阴清热，利咽消肿。

北沙参	15克	川石斛	10克	泡射干	6克
杭甘菊	10克	苦玄参(各)	10克	丹皮	10克
山豆根	10克	象贝母	10克	石决明	15克

| 夏枯草 | 15克 | 制僵蚕 | 10克 | 川楝子 | 10克 |
| 郁金 | 10克 | 猪苓 | 15克 | | |

服药以来,诸恙均减,体重增加,原方加减。

南北沙参(各)	10克	川石斛	10克	制僵蚕	10克
夏枯草	15克	山豆根	10克	苦玄参(各)	10克
天麦冬(各)	10克	蛇舌草	15克	蛤黛散(包)	15克
半枝莲	15克	天花粉	10克	陈皮	10克
象贝母	10克	猪苓	15克	丹皮	10克

服药已将3月,前述症状基本消失,精神好,尤以吞咽已正常,嘱上方仍可再服。

陆×× 男 41岁 福州

鼻咽癌已侵及视神经,右视为已受影响,口干,纳好,眠可,要求中医药调治。

大生地	15克	川石斛	10克	夏枯草	15克
决明子	10克	石蟹	10克	刺蒺藜	10克
山豆根	10克	菟丝子	10克	茺蔚子	10克
车前子	10克	大丹参	10克	赤白芍(各)	10克
蛤壳	15克				

养阴、清热、散结、明目法进治。

曾×× 男 54岁 中国台湾

2年前鼻咽癌,经照光治愈,3月前发现肝有占位,插管治疗后,即来沪要求中医药协会调治。诊得神情佳,纳眠俱可,脉沉细,舌苔浮白,二便如常。

太子参	15克	炙黄芪	15克	全当归	7克
半枝莲	21克	蛇舌草	21克	苍白术(各)	15克
山茨菇	15克	山豆根	9克	猪茯苓(各)	15克
杞子	12克	制首乌	9克	炙必甲	15克
荆三棱	9克	生炙甘草(各)	6克	苦玄参(各)	12克

[按] 肝占位病变,是否鼻咽癌转移,不详,处方益气养阴,清热,软坚散结法。

赵 × 男 16岁 上海

鼻咽癌,右胸锁乳突肌肿大淋巴结,经西医确诊,患者一面接受放疗,一面来此要求中医治疗。诊得一般情况尚佳,临床上无何不适,拟方协助调治。

白夕利	9克	制僵蚕	9克	夏枯草	15克
赤白芍(各)	9克	丹皮参(各)	9克	大贝母	9克
半枝莲	15克	天葵子	6克	甘菊	6克

白英	9克	天麦冬(各)	9克	海浮石	6克
焦苡仁	15克				

增加化疗已5次,有便秘。

细生地	9克	天麦冬(各)	9克	天花粉	9克
川石斛	9克	生熟苡仁(各)	9克	龙葵	9克
猪茯苓(各)	9克	赤白芍(各)	9克	大贝母	9克
苦玄参(各)	9克	制半夏	9克	陈皮	9克
望江南子	12克				

放疗、化疗均已结束,症状情况稳定。

北沙参	9克	川石斛	9克	天麦冬(各)	9克
玄参(各)	9克	夏枯草	15克	白英	9克
龙葵	9克	丹皮	9克	玉竹	9克
山茨菇	9克	焦楂曲(各)	9克	制半夏	9克

又增加化疗1次,确诊迄今,已1年,一般情况,未见异常,要求续服。

南北沙参(各)	9克	川石斛	9克	赤白芍(各)	9克
夏枯草	15克	玄参	9克	猪茯苓(各)	9克
猫爪草	9克	知贝母(各)	9克	橘皮核(各)	9克
制半夏	9克	生熟苡仁(各)	15克	蛤枳壳 30克	9克

[按] 鼻咽癌,迄今已2年,经中西医结合治疗,目前,未有异常发现,中医治则,拟清热、疏风、解毒、养阴、和胃诸法。随访3年、4年、体力好,工作已多年。

陶×× 男 32岁 南通

先患鼻涕中见血丝,继则左耳下颌处扪及肿块,检出是鼻咽癌,曾先后放、化疗共6个月,左耳下颌淋巴结已消褪,但仍感不适,饮食吞咽需要汤水,血压正常,舌红带绛,口干毛,大便2日1次,姑拟养阴和营,疏风清热。

细生地	15克	川石斛	10克	天花粉	10克
制僵蚕	10克	知贝母(各)	10克	赤白芍(各)	10克
夏枯草	20克	玄参	10克	苦桔梗	10克
蛤黛散(包)	15克	竹茹	10克	丹皮参(各)	10克
刺蒺藜	10克				

服中药已年余,进食好,舌仍少苔,大便日解,近检患处无异常发现,原方加味。

太子参	15克	南沙参	10克	川石斛	10克
制黄精	10克	赤白芍(各)	10克	知贝母(各)	10克
天花粉	10克	生牡蛎	20克	炙龟版	15克
夏枯草	15克	天麦冬(各)	10克	陈皮	10克

焦苡仁　　　　15克

鼻咽癌中医治疗已3年余,复查阴性,有轻度肺气肿,易怕冷,受冷后咽喉干呛,伴左耳闭气,张口数次,即消失,两脉细濡,舌略胖,大便如常,纳眠如常,要求再服中药调摄。

党参	15克	炙黄芪	10克	北沙参	10克
夏枯草	15克	白术芍(各)	10克	知贝母(各)	10克
生牡蛎	25克	天花粉	10克	蛤壳	25克
天麦冬(各)	10克	制半夏	10克	陈皮	10克
沙苑子	10克	女贞子	15克	川石斛	10克

[按] 发病后,中医诊治,已逾4年,近半年表有两肺受放射线影响,体力虚弱,处方养阴清肺预防复发。加用益气健脾药物,本方可以常服,又1~3年后随防,体力增强,每年复查,均未发现有异常,现每月服上方约1周。

陆×× 男 51岁 上海

鼻咽癌照光治疗,要求加用中药协助调治,诊得一般情况尚可,诉有喉干、口苦、纳差、两脉平顺,舌润,大便日解。

太子参	10克	南沙参	10克	川石斛	15克
天麦冬(各)	10克	天花粉	10克	焦苡仁	15克
猪茯苓(各)	15克	蛤壳	20克	大力子	10克
山豆根	10克	苦玄参(各)	10克	白术芍(各)	10克

服药后,喉干、口苦已消失,照光40次已结束,进食仍要汤液过下,自觉津液少,脉苔如前,原方加减。

大生地	10克	川石斛	10克	大白芍	15克
天麦冬(各)	10克	天花粉	10克	知贝母(各)	10克
淡海粉	10克	炙龟版	15克	玄参	10克
女贞子	15克	焦苡仁	15克	猪茯苓(各)	10克

半年后随访,曾在照光医院内复查,结论是阴性。

太子参	10克	白术芍(各)	10克	天麦冬(各)	10克
苦玄参(各)	10克	焦苡仁	20克	玉竹	10克
山豆根	10克	猪茯苓(各)	15克	炙龟版	15克
女贞子	15克	野百合	10克	夏枯草	10克
北沙参	10克	珍珠母	30克	焦楂曲(各)	10克

又半年,1年后,先后随访,均阴性,体质转佳,纳眠个俱好,才改上药为丸药,继续巩固疗效。

参麦地黄丸,用生脉饮过下,日2~3次。

[按] 本例先后调治,中药汤剂共服2年,药丸服年余复查,阴性,丸药仍在续服中。

曾遇一同病患者,西医治愈后,8年,发现原淋巴肿大处又肿起,无疼痛,3月后悉又转移,未悉后果。

舌癌

包× 男 30岁 上海

声带肿瘤术后,一直在外服中药调治,后口腔溃疡频发,检舌根部有一结节,质硬,手术切除,检系鳞癌,拟予照光,一面来此,要求中医药调治,诊得精神软弱,以书写代言,咽喉干,脉细濡,纳以流质为主,眠尚可,大便2日一次,拟养阴和胃,清热法,进行调理。

南沙参	9克	川石斛	9克	大贝母	9克
大麦冬	9克	陈皮	9克	枳壳	6克
夏枯草	9克	苦桔梗	6克	大白芍	9克
土茯苓	9克	蛤壳	9克	合欢皮	6克
制半夏	6克	焦苡仁	15克		

服上药颇适,咽喉干已缓解,前方加减进治。

党参	9克	北沙参	9克	大贝母	9克
制半夏	6克	陈皮	6克	焦苡仁	15克
大麦冬	9克	夏枯草	12克	蛤壳	15克
净连翘	6克	生炙甘草(各)	3克	合欢皮	9克

气色转红润,精力大为好转,多进甜食易作酸,纳眠如常,2便无异常。

党参	9克	白术芍(各)	9克	大贝母	9克
法半夏	9克	陈皮	9克	制僵蚕	9克
净连翘	6克	茯苓神(各)	9克	焦苡仁	15克
蛇舌草	12克	石上柏	9克	枳壳	6克
焦山楂	9克	麦谷芽(各)	9克		

服药以来,体力增强,体重增加,面色红润,纳眠俱佳,准备外出旅游。

党参	9克	制黄精	9克	白术芍(各)	9克
制半夏	9克	陈皮	9克	焦苡仁	15克
猪茯苓(各)	12克	大贝母	9克	郁金	9克
枳壳	9克	焦楂曲(各)	9克	蒲公英	9克
竹茹	6克				

在1年内,旅游3次,先去云南、昆明,登上3000公尺有高山反应,测血压尚在正常范围内,继至湖南、张家界,接着又去哈尔滨欣赏冰灯,有咳嗽,游毕返沪,因咳嗽伴发热,检出肺部有散在转移灶,治疗月余,病逝在院内。本病例,舌癌术后调治,先后3年,疗效颇佳,每年复查,即去旅游前亦作体检,均未发现有何异常。1年不到,旅游3次,路途困顿,

劳累,疲倦过度,体力不支,诱发旧病,终未挽救,殊为惋惜。

林××　男　34岁　中国台湾

舌癌已转移,伴有头痛,精神尚可,拟方调摄。

南北沙参(各)	15克	生牡蛎	30克	天麦冬(各)	9克
制僵蚕	9克	知贝母(各)	9克	夏枯草	30克
山茨菇	9克	山豆根	9克	川石斛	9克
玄参	12克	延胡	12克	炙乳没(各)	9克
半枝莲	21克	赤白芍(各)	12克	西黄醒消丸(研吞)	壹粒

[按] 养阴平肝,清心解毒,化痰散结为法,久服有缓解获愈者,忌辛辣刺激食物,怡情自娱,清淡饮食为是,后失去联系。

喉癌

胡××　男　58岁　温州

喉癌,在甲状软骨左侧,已切除,病理报告为中度分化鳞状细胞癌,淋巴结3/10(右),0/5(左),阳性。术后放疗,化疗结束后来此,患者乙肝大三阳,一般情况可,脉虚濡,舌润苔少,二便如常,眠可,纳差,拟方养阴益气,和胃化痰散结。

南沙参	15克	北沙参	15克	太子参	15克
莪白术(各)	10克	清半夏	10克	陈皮	10克
土茯苓	15克	苦玄参(各)	10克	白英芍(各)	15克
夏枯草	15克	象贝母	10克	苦桔梗	10克
杞子	10克	陈胆星	10克	生牡蛎	20克
制僵蚕	15克				

药后平平,半年后复查阴性,要求继续进治。

大生地	15克	太子参	20克	莪白术(各)	15克
赤白芍(各)	15克	象贝母	10克	制僵蚕	10克
川石斛	10克	山茨菇	15克	蛇六谷	15克
蛤黛散(包)	30克	海浮石	10克	夏枯草	15克
清半夏	10克	橘络核(各)	10克	蜀羊泉	15克

癌病术后1年,复查阴性,一般情况良好,纳眠亦好,再拟益气养阴,和胃化痰,散结法调治。

太子参	20克	莪白术(各)	15克	当归	10克
赤白芍(各)	15克	夏枯草	20克	象贝母	15克
山茨菇	15克	山豆根	10克	天葵子	10克

制僵蚕	10克	清半夏	20克	藤梨根	15克
半枝莲	15克	生牡蛎	30克	蛤枳壳	30克,10克
制黄精	10克	京玄参(各)	10克		

[按] 喉癌术后已2年,复查阴性,健康情况良好,纳眠亦佳,中药上方续服,又1年后复查,阴性。

甲状腺肿瘤

谢×× 女 46岁 宁海

2009年4月8日,因拟诊甲状腺肿瘤,在全麻下作手术,术后诊断为左上甲状腺乳头状瘤,术后服优甲乐片后,不久出现四肢抖动,检有缺钙,住院对症治疗后,症状消失,后见有全身关节酸痛,拟有类风湿病经测排除上述诊断,仍以补钙治疗,同时来此中医药协同治疗。刻患者术后1年来,症状如下。诊得一般情况可,脾气性格无异常。甲状腺检阴性,脉沉细略数,舌润略胖,苔浮薄,拟方协助调摄。

当归	10克	大丹参	15克	党参	15克
炙黄芪	10克	苍白术(各)	10克	制半夏	10克
夏枯草	15克	橘核皮(各)	10克	山茨菇	10克
秦艽	10克	八月札	10克	制香附	10克
佛手片	5克	石决明	15克	豨莶草	10克

服上药颇适,症状未发,要求续服。

党参	15克	炙黄芪	10克	当归	10克
丹参	15克	枸杞子	20克	制首乌	15克
半枝莲	15克	天葵子	10克	夏枯草	15克
土茯苓	15克	生牡蛎	30克	法半夏	10克
秦艽	10克	豨莶草	10克	忍冬藤	10克
大生地	10克				

[按] 半年后,上述症状全消,一般情况良好,眠食俱佳,初诊以益气养阴,通络化湿法,复方加强通络法。

食道癌

蒋×× 男 56岁 汕头(福建)

因吞咽哽格检出食道上1/3肿瘤,术后化疗过2次,即来此中医药协同治疗。诊得:一般情况可,消瘦,吞咽慢,须小口小口尚可,眠可,舌润,苔浮薄,大便日解,量少。

北沙参	9克	川石斛	9克	赤白芍(各)	9克

莪白术(各)	9克	制僵蚕	9克	猫爪草	9克
浙贝母	9克	猪茯苓(各)	15克	夏枯草	15克
炙苏梗	6克	八月札	9克	灵芝	15克
草河车	15克	白英	15克	龙葵	15克

服药颇适,化疗持续中,一般情况软弱。

太子参	15克	制黄精	9克	莪白术(各)	9克
猪茯苓(各)	15克	山豆根	9克	蛇舌草	15克
半枝莲	15克	清半夏	9克	山茨菇	9克
白英芍(各)	15克	虎杖	9克	橘皮核(各)	9克
苦玄参(各)	9克				

化疗已6次,纳已可进稀饭(薄粥),精力仍软,时汗出,脉濡,舌略胖,原方加减。

太子参	15克	莪白术(各)	15克	猪茯苓(各)	15克
半枝莲	15克	藤梨根	15克	制香附	9克
大贝母	9克	白英芍(各)	15克	淮山药	15克
焦苡仁	15克	石上柏	15克	石见穿	15克
枳壳	9克	麦谷芽(各)	15克		

食道上1/3肿瘤,术后化疗,已近1年半,工作已半年,一般情况良好,进食仍以软饭和稀饭为主,吞咽已如常,脉细濡,舌略干,曾多次检查均阴性,要求仍服中药续治。

大生地	9克	太子参	9克	莪白术(各)	15克
清半夏	9克	大麦冬	9克	玄苦参(各)	9克
焦苡仁	15克	女贞子	15克	沙苑子	9克
淮山药	15克	陈皮	9克	蒸萸肉	9克
猪苓	15克	枳壳	9克	陈皮	6克

[按] 食道癌上1/3手术迄今,已愈2年,检查多次均阴性,工作已年余,体力健,精力佳,眠好,纳仍以软饭、稀饭为主,大便日解。调治以来,首选养阴清热消散,次选益气养阴,清热消散,3、4均宗益气养阴,和中健运,清热散结,随访3、4、5年,均健在。仍工作,即将退休。

胃癌

沈×× 男 65岁 上海浦东

胃癌术后,血压升高(曾经输血),测得150/105,诉头晕,脉虚弦,平素饮食无殊,要求中医药调治。

白蒺藜	10克	钩藤	10克	大川芎	10克
石决明	30克	制僵蚕	10克	决明子	10克

| 龙葵 | 15克 | 泽泻 | 10克 | 半枝莲 | 15克 |
| 丹皮参（各） | 15克 | 黑山栀 | 10克 | 陈皮 | 10克 |

服药后,头晕好转,血压下降,150/95。舌苔浊薄黄略化,前方加减。

南沙参	10克	川石斛	10克	大白芍	15克
白夕利	10克	钩藤	10克	明天麻	10克
龙葵	10克	丹皮参（各）	10克	石决明	30克
泽泻	10克	黑山栀	10克	郁金	10克
蛇舌草	15克	焦苡仁	20克	宋半夏	10克

血压续降,140/90,头晕未发,苔腻已化,纳眠可。

太子参	10克	川石斛	10克	大白芍	15克
钩藤	10克	制僵蚕	10克	蛤壳	20克
枳壳	10克	焦苡仁	20克	郁金	10克
半枝莲	15克	蛇舌草	15克	天花粉	10克
宋半夏	10克	陈皮	10克	丹参	15克

血压续降,135/86,原方加减,准备化疗。

南沙参	10克	川石斛	10克	大白芍	15克
宋半夏	10克	陈皮	10克	丹参	15克
茯苓神（各）	15克	焦苡仁	20克	枳壳	10克
蛤壳	20克	太子参	15克	黑山栀	10克
丹皮	10克	麦谷芽（各）	15克		

血压续降,128/78,开始化疗,一般情况良好,后即在当地中医治疗。

宋×× 男 64岁 南京

胃癌术后未化疗,1年后复检有转移,半年后来此要求中医调治。一般健康尚可,纳平平,眠可,脉来细濡少力,舌润,苔少,二便如常,拟益气养阴,疏肝和中,清热散结。

党参	15克	炙黄芪	15克	天麦冬（各）	15克
炙苏梗	9克	旋复花（包）	9克	清半夏	9克
山茨菇	12克	石见穿	15克	八月札	9克
枳壳实（各）	9克	大贝母	9克	郁金	9克
制香附	9克	猪苓	15克	赤白芍（各）	12克
蛇舌草	30克	半枝莲	30克	麦谷芽（各）	15克

药味多,每帖煎汁3次,2帖可服3天。(每天2次)。后失去联系。

陈 女 48岁 中国台湾

胃癌术后2年,近检肝胰均有多处转移,化疗后,未见缩小及增大,特来诊治,诊得情况可脉舌无异。

太子参	12克	炙黄芪	9克	白莪术(各)	9克
赤白芍(各)	9克	猪苓	12克	山茨菇	12克
山豆根	9克	蒲公英	9克	半枝莲	15克
蛇舌草	15克	炮山甲	9克	炙鳖甲	15克
生牡蛎	30克	焦楂曲(各)	15克	炒枳壳	9克
制半夏	9克	制香附	9克	八月札	9克
麦谷芽(各)	15克				

本例除内服上方外,肝、胰占位在体表另贴上膏药,再加上平安散粉末(处方一并交病员,另配)。电告,药粉末能配到,仅服中药,后果如何,失去联系。

肺癌

丁×× 女 87岁 中国台湾

肺癌已证实,未手术,高年当此,治以养阴消肿,软坚散结。

南沙参	9克	川石斛	9克	赤白芍(各)	15克
夏枯草	20克	生百部	9克	山豆根	9克
蛤黛散(包)	20克	大贝母	9克	天麦冬(各)	9克
生牡蛎	30克	淡黄芩	9克	鱼腥草	15克
山茨菇	9克	苏桔梗(各)	9克	清半夏	9克
猫爪草	15克	焦楂曲(各)	9克		

另 生晒参3克,煎汤代茶服(每日1次)

精力好转,纳可,偶有咳嗽,脉来有力,舌苔浮薄,夜卧欠安。

北沙参	9克	大白芍	15克	川石斛	9克
生百部	9克	大贝母	9克	清半夏	9克
蛤黛散(包)	20克	白英	15克	石上柏	15克
生熟薏苡仁(各)	20克	生牡蛎	30克	冬瓜子	20克
苦玄参(各)	9克	淡黄芩	9克	山茨菇	9克
合欢皮	9克				

诸恙均减,胃纳转旺,眠可。

太子参	15克	北沙参	15克	川石斛	9克
炒白术芍(各)	12克	生百部	9克	半枝莲	15克
蛇舌草	15克	蛤黛散(包)	15克	石上柏	15克
猪茯苓(各)	15克	焦楂曲(各)	15克	莪术	15克
合欢皮	9克	炒枳壳	9克	野百合	15克

另　百合 1 只,焦薏苡仁 30 克,每日煎和生晒参交叉隔日调服。

[按]　因年事已高,病属晚期,服上药已逾半年,悉症状续见缓解,纳眠明显好转。因未作摄片及血检查,肿块大小则不详。

叶×× 男 21 岁 浙江台州

肺癌,血胸,低热,盗汗,消瘦,纳眠俱差。

南沙参	15 克	太子参	20 克	生芪皮	15 克
赤白芍(各)	9 克	生百部	9 克	地骨皮	15 克
半枝莲	15 克	石上柏	15 克	蛇舌草	15 克
天麦冬(各)	9 克	苦玄参(各)	9 克	葶苈子	9 克
枳壳	9 克	煅龙牡(各)	15 克	苦桔梗	9 克
蛤黛散(包)	15 克	炙款冬	15 克	丹皮参(各)	9 克

症状平平,服上药颇适,原方加减。

北沙参	15 克	太子参	15 克	黄芪皮	15 克
丹皮炭	15 克	茜草炭	9 克	鱼腥草	15 克
知贝母(各)	9 克	猪茯苓(各)	15 克	黄芩炭	9 克
侧柏叶	9 克	陈皮	9 克	煅龙牡(各)	15 克
藕节炭	9 克	焦楂曲(各)	9 克		

服药迄今已逾 2 月,血胸仍未消退,其他诸症均大减。

南北沙参(各)	20 克	川石斛	9 克	大白芍	15 克
太子参	20 克	灵芝	20 克	蛤黛散(包)	30 克
白英	20 克	龙葵	9 克	丹皮参(各)	15 克
黑山栀	9 克	炙白前	15 克	海浮石	9 克
百部	9 克	藕节炭	15 克	墨旱莲(炒)	15 克

[按]　养肺阴,和中解毒,清热散结,摄血法,药后症状缓解,唯血胸仍存在,因精力好转,增加化疗,后失去联系。

王×× 女 65 岁 中国台湾

右肺癌术后 1 月,服抗霉菌药后,胃纳不佳,不时作恶,一周来,身热高达 39.3℃,经用消炎肛塞后,汗出热退,力乏,旋即身热又起,两脉细促,舌净,拟养阴益气,和胃化湿退热。

南沙参	9 克	川石斛	9 克	赤白芍(各)	9 克
丹皮参(各)	15 克	淡黄芩	9 克	法半夏	9 克
陈皮	9 克	黑山栀	9 克	苏梗	9 克
太子参	15 克	茯苓	9 克	半枝莲	15 克
竹茹	9 克	苦玄参(各)	9 克		

身热下降,脉象细促已缓和,自觉精力略好,再宗前方进治。

太子参	15克	南沙参	9克	川石斛	9克
法半夏	9克	陈皮	9克	丹皮	9克
黑山栀	9克	淡黄芩	9克	焦苡仁	15克
鱼腥草	15克	茯苓	9克	枳壳	9克
蛤壳	15克	竹茹	9克	甘菊	6克

[按] 霉菌感染,治以益气养阴,和胃清热调治,本例经治热退,胃纳好转,精神振作,是属合适,后即在台继续西医治疗。

吴×× 女 67岁 浙江

反复咳嗽痰血,胸闷气逆,已将十年,逐年加重,1周前入院,检有右侧中央型肺癌,伴轻度阻塞性炎症,肺气肿,左上肺炎症,高血压,慢性肾病,因无手术指证,由友人介绍来此,诊得人消瘦,不时咳嗽,可以平卧,低热不明显,无寝汗,纳平平,脉细濡,带滑,重按尚有力,二便如常,偶有腰酸,血压略高,拟方协助治疗。

→ 太子参	15克	川石斛	10克	赤白芍(各)	15克
浙贝母	10克	炙白前	10克	制半夏	10克
海浮石	10克	蛤壳	30克	炙款冬	10克
炙百部	10克	半枝莲	20克	凤尾草	15克
陈皮	10克	丹皮炭	10克	炒白术	10克
→ 南沙参	10克	白蒺藜(各)	10克	赤白芍(各)	10克
焦苡仁	30克	苦玄参(各)	10克	橘络核(各)	10克
猪茯苓(各)	15克	山茨菇	10克	山豆根	10克
蛇舌草	15克	夏枯草	15克	制半夏	10克
野百合	10克	枳蛤壳	10克,30克 茜草炭	15克

服药后,咳嗽痰血大减,空调室内易诱发,且易增剧,纳眠可,要求续治。

→ 南北沙参(各)	10克	川石斛	10克	赤白芍(各)	10克
甜杏仁	10克	象贝母	10克	炙白前	10克
海浮石	10克	枳蛤壳	30克,10克 茜草炭	10克
青黛(包)	5克	蜀羊泉	15克	凤尾草	15克
丹皮炭	10克				
→ 党参	15克	炙黄芪	10克	蒺白术(各)	15克
赤白芍(各)	15克	焦苡仁	30克	苦玄参(各)	10克
半枝莲	20克	蛇舌草	20克	山茨菇	10克
山豆根	10克	象贝母	10克	茯苓神(各)	10克
淮山药	10克	藕节炭	10克		

服药半年,复查右肺结节减小过半,右肺下纤维状阴影增粗,CT示炎症后现象,一般情况可,时咳嗽,痰白沫,带黏,无低热,无寝汗,纳眠俱可,有时大便不成形,有黏腻状物排出,日2～3次,便后脘腹部明显松弛,精力自觉好不少。

原方略为增减,继续进治。

方——略

服中药已1年又2个月,尚未复查,自觉健康情况有明显进步,偶有咳嗽1～2声,血白球蛋白1∶1,嘱增加营养。中药可续服。

[按] 服药已2年,复查未见肺部肿块,有慢性支气管炎,病员体力增强,后因往返不便,悉原方仍在续服中。处方初诊,养阴益气,和中清热散结,复方系原方略为调整,方意同前。

胸腹肿块

章×× 男 63岁 台州

右胸腹部肿块,伴有胸水,曾先后用抗生素疗效不著,改用抗结核治疗3个月。亦无疗效。肿块依然,加用引流,抽取液培养多次。未见结核杆菌,发病迄今已半年余,体重100～140斤,现患处疼痛,艰于入寐,脉虚濡,舌红无苔,时伴低热,纳差,二便尚调。

大生地	10克	南沙参	15克	大白芍	15克
川石斛	12克	太子参	15克	知贝母(各)	10克
玄参	10克	当归	10克	丹皮参(各)	12克
大麦冬	10克	黑山栀	10克	橘白核(各)	10克
麦谷芽	15克				

服药后胃纳好转,精神较前振作,唯疼痛仍有,舌红尚未改善,阴阳一时尚难恢复,再拟前方加减。

太子参	15克	北沙参	15克	白术芍(各)	10克
川石斛	10克	当归	10克	制黄精	10克
橘白核(各)	10克	丹皮参(各)	10克	制僵蚕	10克
桃仁	10克	黑山栀	10克	制香附	10克
延胡	10克	大贝母	10克	麦谷芽(各)	10克

[按] 疼痛得减,引流管尚未拔除,纳食已增,舌红已褪,低热亦平,体质日渐恢复,是属合适,再拟上法加减进治。

党参	15克	炙黄芪	10克	北沙参	15克
川石斛	10克	白术芍(各)	10克	当归	10克
制香附	10克	大贝母	10克	制半夏	10克
桃仁	10克	陈皮	10克	茯苓神(各)	10克
淮山药	15克	麦谷芽(各)	10克		

[按] 经治以来，诸恙均已消失，胃纳转旺，体力转强，阴虚日渐恢复，整个治则，初诊及复诊，均以养阴益气，清热化湿止痛法，复三加大益气力度，体质增强，后带方回家服1~2次，用以巩固。

肝癌

王×× 男 48岁 江西

已确诊为肝癌，患者不愿手术，要求中医药调治，诊得一般情况可，体质健，无乙肝史，劳动人民，主诉劳累后，肝区有隐痛，脉平顺，舌如常。

生地	15克	赤白芍(各)	15克	丹皮参(各)	15克
苦玄参(各)	10克	半枝莲	20克	蛇舌草	20克
猪茯苓(各)	15克	天麦冬(各)	10克	延胡	10克
焦苡仁	20克	左牡蛎	30克	鳖甲	15克
炮甲片	10克	三七(研)	3克(分2次吞)		

服上药半年，复检肿块未见增大，要求继续调治。

太子参	15克	茋白术(各)	15克	赤白芍(各)	15克
苦玄参(各)	10克	半枝莲	20克	蛇舌草	20克
丹皮参(各)	15克	生牡蛎	30克	鳖甲	15克
炮山甲	10克	三七粉	3克(分2次吞)	郁金	10克
灵脂	30克				

[按] 先后续服又半年后，体力自觉更佳，纳眠亦好，中药诊续服中，治则初诊养阴柔肝，和中清热，清肿散结，复诊增加益气和中散结法。

患者未复查，肿瘤情况不详。

吴×× 男 56岁 中国台湾

肝癌，先后已2次手术，肝功能各指标均高出正常值，精力疲软，眼圈发黑，纳眠均差，大便日解，脉虚濡，舌干苔少。

大生地	25克	白术芍(各)	15克	猪茯苓(各)	15克
太子参	30克	炙黄芪	30克	炙鳖甲	15克
生牡蛎	20克	炮山甲	15克	鸡内金	9克
八月札	9克	生熟苡仁(各)	20克	山茨菇	15克
山豆根	9克	蛇舌草	20克	半枝莲	20克

[按] 养阴益气，清热化湿消症法，曾治肝癌患者，亦有完全获愈者，本例药后颇适，原方续服中。

刘×× 男 42岁 中国台湾

肝区刺痛,检已证实肝癌,癌指标均呈阳性,已服药8个月,复查肝肿块已减小,上述阳性指标均已阴性,症状消失,是属合适,原方加减进治。

北沙参	15克	半枝莲	20克	蚤休	15克
猪茯苓(各)	20克	山豆根	15克	丹皮参(各)	15克
郁金	9克	泽兰泻(各)	15克	焦薏苡仁	30克
苦玄参(各)	9克	鳖甲	15克	鸡内金	9克
淮山药	20克	生蒲黄	9克	蛤黛散(包)	30克
全当归	15克	石见穿	15克		

[按] 养阴清热软坚法,已得疗效,继续调治。

陈×× 女 60岁 中国台湾

肝癌术后3月,消瘦,头目昏眩,精力疲软,检癌指标均阴性,大便2日1解,成形,脉少力,舌润,纳减,眠差,治以益气养阴,和中安神。

明党参	30克	川石斛	9克	白术芍(各)	15克
制首乌	15克	杞子	20克	太子参	20克
炙黄芪	9克	当归	9克	黑料豆	9克
茯神	15克	丹参	20克	明天麻	9克
女贞子	20克	仙灵脾	9克	合欢皮	9克

[按] 术后气阴两伤,拟益气养阴,和胃安神法调治。

葛×× 男 47岁 浙江

肝病已久,检发现有肿块,手术切除后2月,又检出复发小结节,作介入治疗,先后3次,半年后,结节未消失,嘱玄伽马刀治疗后(先后3次),即来中医药调摄,诊得,术后恢复良好,眠纳平平,精神可,二便调,脉沉,有力,拟方进治。

太子参	10克	生地黄	10克	川石斛	10克
灵芝	25克	焦苡仁	30克	山茨菇	15克
芪白术(各)	10克	苦玄参(各)	10克	黑山栀	10克
丹皮参(各)	10克	法半夏	10克	八月札	10克
猪茯苓(各)	15克	白术	10克	石见穿	15克

[按] 原有乙肝,伴发肿瘤,术后复发,伽马刀治疗后,伴用中药调治,另常服灵芝,迄今已5年余,体力可,生活质量佳,中药以益气养阴、疏肝和中、柔肝消肿。

王×× 男 61岁 浙江

肝巨大肿块,已不能切除,作酒精注射,一面服中药协同治疗,半年随访,原肿块经酒精注射治疗后未增大,但其旁又生一小结节,糖类抗原、癌胚抗原,均上升,再作酒精注射,同时服中药继续治疗,又半年后,病情稳定,未发现有新肿块,病人健康情况明显改善,续中医药治疗,病人已可从事家庭操劳。中医治则,养阴柔肝,化痰软坚散结法。

[按] 本例原有乙肝,大三阳,伴发肿瘤,肝阴已仿,痰浊羁滞,用柔肝软坚化痰散结,佐以清热法治经3年,病情持续缓解,体力转健,已操持家务,又一年后随访,悉一切均安康,体健。

王×× 男 56岁 中国台湾

1991年乙肝纤维化,1997年检出肝有占位,肾功能已受损,特来沪要中医药治疗。

当归	15克	丹参	21克	党参	15克
大生地	9克	猪茯苓(各)	21克	半枝莲	25克
蛇舌草	15克	蒲公英	15克	蛇六谷	15克
沙苑子	9克	炙鳖甲	15克	生牡蛎	30克
炮甲片	9克	藤藜根	15克	橘络皮(各)	9克
麦谷芽(各)	15克				

药后体力转佳,复查癌指标下降,要求继续治疗。

太子参	21克	赤白芍(各)	15克	丹皮参(各)	21克
制香附	9克	大腹皮	9克	蛇舌草	21克
蜀羊泉	21克	猪茯苓	30克,12克	半枝莲	21克
南沙参	21克	莪白术(各)	15克	炙鳖甲	15克
炮甲片	9克	左牡蛎	30克	麦谷芽(各)	15克

[按] 肝纤维化后有占位病变,经中医药调治好转,缓解者常见。本例甲胎从服药前531,经中药治疗后,降416→375→＜10,体重明显增加,体质增强,唯腹胀尚未全清,因肝病仍在,尚需继续调治,仍需养阴疏肝理气,清化湿热,宽胀软坚法治疗。

吴×× 男 50岁 中国台湾

肝病,甲胎蛋白(AFP)升高,检有占位,手术后常规化疗,一面中医药调治,诊得一般情况尚可,半天工作,脉濡,舌润,拟方进治。

太子参	15克	炙黄芪	9克	制首乌	9克
天麦冬(各)	15克	川石斛	9克	蜀羊泉	15克
猪茯苓(各)	15克	女贞子	21克	沙苑子	9克
丹皮	9克	黑山栀	9克	赤白芍(各)	9克
法半夏	9克	蚤休	15克	八月札	9克

益气养阴,疏肝和胃,清热化湿法治疗后,一般情况颇佳,偶有乏力,脉舌如前,纳眠可,原方加减。

莪白术（各）	15克	制黄精	9克	苦玄参（各）	9克
清半夏	9克	陈皮	9克	焦薏苡仁	21克
猪苓	21克	鸡内金	9克	焦山楂	9克
炙鳖甲	15克	生牡蛎	30克	合欢皮	9克
川楝子	9克	制香附	9克	郁金	9克

纳眠佳，下午仍感力乏，工作半天，肝癌术后化疗，体力尚未全复，幸精神乐观，遵守劳逸结合，不应酬，清淡饮食，仍宗前方进出。

党参	15克	大生地	9克	大白芍	12克
制首乌	9克	天麦冬（各）	9克	鸡内金	9克
淮山药	15克	女贞子	15克	仙灵脾	9克
莪白术（各）	9克	猪茯苓（各）	15克	焦山楂	9克
枸杞子	9克	沙苑子	9克	郁金	9克

服上药后，下午乏力有所好转，要求继续治疗。最后服丸药，再拟益气养阴，肝肾并调，佐以清热化湿。

党参	9克	莪白术（各）	9克	大生地	9克
赤白芍（各）	9克	当归	9克	黑料豆	9克
猪茯苓（各）	9克	清半夏	9克	陈皮	9克
焦楂曲（各）	9克	蛇舌草	15克	半枝莲	15克
女贞子	15克	仙灵脾	9克	沙苑子	9克
郁金	9克	淮山药	9克	枸杞子	9克
制首乌	9克				

上药3倍量，共研细末，水蜜各半泛丸，如绿豆大，每服5克，早晚各1次，开水过下。

[按] 肝癌术后，紧接化疗，不久又半天工作，体力虚弱，胃纳不香，舌苔浮润，拟益气养阴，和胃健脾，清化湿热法，患者每年来沪1次，更调处方，化验各项指标，多年来一直在正常值内，5年来，生活习惯保持中午休息，晚9时休息，谢绝一切应酬，体力恢复转健后，仍坚持不懈，每年春节，均有年卡贺年，又已六年余，悉健康情况良好。

胆道中肿瘤

杨×× 女 48岁 中国台湾

肝及胆管肿瘤，黄疸明显，外科大夫认为不能手术。特来沪要求中医药治疗。

柴延胡（各）	9克	川楝子	9克	淡黄芩	9克
猪茯苓（各）	15克	姜半夏	15克	蛇舌草	15克
黑山栀	9克	橘皮叶（各）	9克	郁金	9克
茵陈	12克	龙胆草	15克	赤芍	9克

| 青蒿 | 9克 | 大豆卷 | 9克 | 泽泻 | 9克 |

另服　片仔癀（新癀片）

[按] 肝及胆管恶性肿瘤，预后很差，本例形神尚可，首要褪黄，治则以疏肝消肿，清热化湿法进治。

徐× 男 59岁 浙江台州

胆道肿瘤术后7个月，曾经化疗，现放疗中，诊得神疲，软弱，纳差，苔腻，便溏，肝胆区不适明显，脉濡，重按乏力。

炙苏梗	9克	川楝子（炒）	6克	制香附	9克
郁金	9克	焦楂曲（各）	9克	枳壳实（各）	6克
制半夏	9克	赤芍	9克	淡黄芩	9克
川厚朴	6克	黑山栀	9克	麦谷芽（各）	9克
淮山药	15克				

服药以来，转氨酶下降已正常，偶有低热，前方加减。

柴延胡（各）	6克	丹皮参（各）	15克	赤白芍（各）	9克
苦参	9克	黑山栀	9克	枳壳实（各）	6克
白英	9克	龙葵	9克	虎杖	9克
焦楂曲（各）	9克	制香附	9克	合欢皮	9克
猪茯苓（各）	15克				

另服　牛黄醒消丸

疏肝理气，清热消肿化湿法，身热已退，肝胆区不适基本消失，纳有好转，但不能进食过饱，大便或结或溏，脉仍细濡少力，舌润，苔浮薄。

太子参	25克	南沙参	9克	苡白术（各）	12克
赤白芍（各）	12克	丹皮参（各）	15克	制香附	9克
焦楂曲（各）	9克	郁金	9克	枳壳	9克
猪茯苓（各）	9克	山茨菇	12克	半枝莲	15克
蛇舌草	15克	焦苡仁	15克	佛手片	6克

[按] 中药前后治疗，已逾1年，离手术已2年余，生活早已可自理，因往返不便，原方可选择自服。

汪×× 男 62岁 浙江台州

平素体健，体检发现肝内胆管细胞癌，插管化疗后，癌块减小，月后发现肺部有转移灶，要求加中药协助治疗。察视一般情况尚可，纳眠俱佳，平素体质，怕热不怕凉，面色红润，脉滑大有力，舌稍红亦润。

| 南北沙参（各） | 15克 | 川石斛 | 10克 | 赤白芍（各） | 15克 |

苦玄参（各）	10克	夏枯草	15克	川楝子	10克
蛇舌草	21克	半枝莲	21克	石上柏	21克
大贝母	10克	橘核皮（各）	10克	淡黄芩	10克
生熟苡仁（各）	30克	鱼腥草	15克	郁金	10克
蛤黛散（包）	30克	山豆根	10克	猪茯苓（各）	15克

[按] 肝胆系肿瘤，转移到肺，神情仍佳，化疗加中医药调治，肝胆湿热，郁结成瘤，已有转移。病属晚期，用疏泄肝胆湿积，佐以养阴清肺散结法。另服西黄丸进治，后失去联系。

郁×× 女 57岁 浙江

上腹部胀痛，伴呕吐，1周，住院检出剑突下有压痛，偏右扪及1肿块，质硬，CT示胆囊窝占位，右腹前壁及侧腹壁有占位，前因胆囊结石作胆囊切开取石术，未作连胆囊切除，因目前有梗阻症状，决定手术。术中见到壶腹处有巨大肿瘤，未能切除。改作胃空肠吻合术，住院20天出院，两周后来此，要求服中药，检一般情况尚可，无黄疸，纳眠可，有高血压史，服西药控制中，测血压160/100，舌质淡，脉细濡，大便日解。

（一）柴延胡（各）	10克	川楝子	10克	制香附	10克
赤白芍（各）	15克	清半夏	10克	大贝母	10克
郁金	10克	蛇舌草	15克	半枝莲	15克
焦苡仁	20克	猫爪草	15克	蜀羊泉	15克
枳蛤壳	10克，30克				
（二）炙苏梗	10克	莪白术（各）	15克	清半夏	10克
橘皮核（各）	10克	制香附	10克	郁金	10克
猪茯苓（各）	15克	苦参	10克	蛇六谷	15克
八月札	10克	生牡蛎	30克	藤梨根	10克
山茨菇	10克	川楝子	10克		

另 平安散药粉处方，交病员家属，嘱在当地医药公司配制，外用，药粉洒在一般膏药上，膏药贴在肿块处。

4月后复诊，肿块未增大，纳眠可，大便日解2～3次（此可能和服西药有关？）脉稍有力，舌润，原方加减。

（一）南沙参	10克	川石斛	10克	赤白芍（各）	15克
当归	10克	莪白术（各）	15克	制香附	10克
制僵蚕	10克	大贝母	10克	青陈皮（各）	10克
龙葵	10克	白英	15克	焦楂曲（各）	10克
沉香片（后入）	3克	石见穿	15克		
（二）延胡	10克	炙苏梗	10克	川楝子	10克
制香附	10克	清半夏	10克	八月札	10克

郁金	10克	赤白芍(各)	10克	当归	10克
枳蛤壳	10克,30克 猪茯苓(各)		15克	焦苡仁	20克
青陈皮(各)	10克	生蛤蛎	30克		

[按] 又3个月后,一般情况好,肿块未增大,且见减小,原处方4张,嘱可交叉续服,术后1年再来改方,处方治则,养阴疏肝理气,清热消肿散结法,加减调治。1年后,患者仍健在,中药未停。肿块减小。

胰腺癌

姚×× 女 69岁 宁波

胰头肿瘤,引发黄疸,仅作总胆管空肠吻合术,因广泛粘连,未作胃空肠吻合术。刻诊形神萎黄,舌苔白腻,纳眠俱差,食入脘口饱胀,时有隐痛,引及背心,形寒怕冷,脉沉缓,重按少力,症属凶险,姑拟疏肝和胃,理气消肿,化湿褪黄。

南沙参	9克	赤白芍(各)	9克	丹皮参(各)	15克
莪白术(各)	9克	川楝子	9克	制香附	9克
山豆根	9克	旋复花(包)	9克	代赭石	15克
土茯苓	15克	蜀羊泉	15克	半枝莲	15克
半边莲	15克	砂蔻仁(各)	6克	制半夏	9克
姜竹茹	9克	姜山栀	9克	茵陈	9克

黄疸渐褪,精神好转,胃纳尚可,有饥饿感,但食入仍有上顶感,两脉少静,舌中心薄白苔,大便日解。发病以来,夜卧不能仰位睡,需半坐卧位才能勉强闭眼休息。服药2周,情况未见缓解,原方加益气进治。

旋复花(包)	9克	代赭石	15克	茵陈	15克
太子参	12克	炙黄芪	9克	大腹皮	9克
枳壳	9克	半枝莲	15克	半边莲	15克
丹皮参(各)	9克	猪茯苓(各)	15克	蜀羊泉	9克
郁金	9克	合欢皮	9克	冬瓜子皮(各)	15克
川厚朴	6克	砂仁	6克		

精神继续好转,脉来略转平顺,唯黄疸尚未褪尽。食入胃脘不时有上顶感,夜卧仍需半坐半侧位才可入睡。有时嗳气,少矢气,舌苔浮薄,脉来似稍安,仍拟益气健运,疏肝理气和胃,化湿消癖。

太子参	9克	炙黄芪	9克	莪白术(各)	9克
枳壳实(各)	9克	制香附	9克	沉香曲(包)	9克
丹皮参(各)	12克	旋复花	9克	代赭石	30克
石见穿	15克	蒲公英	15克	冬瓜子皮(各)	15克

| 猪茯苓(各) | 15克 | 半边莲 | 15克 | 郁仁 | 15克 |

诸恙均减,精神日见好转,纳食后脘腹不适已消失,夜卧可侧位平睡,大便日解,曾试下楼活动片刻。

党参	15克	炙黄芪	9克	苍白术(各)	15克
制香附	9克	沉香曲(包)	9克	延胡	9克
郁金	9克	枳壳实(各)	9克	半边莲	15克
川厚朴	6克	砂仁	6克	丹皮参(各)	9克

服中药先后已6月,黄疸已褪尽,夜卧可平睡,仰卧偶有轻度不适,但仍可仰卧入睡。纳好,便日解,可上街去商场,脉平顺,舌如常,在家常玩麻将3～4小时。原方续服。

临床症状基本已消失,睡眠可自由转侧,仰卧,精神大振,常外出散步,纳眠俱好,大便日解,再拟疏肝运脾和胃,理气消化湿热。

炙苏梗	9克	苍白术(各)	9克	制半夏	9克
陈皮	9克	枳壳实(各)	9克	制香附	9克
沉香曲(包)	9克	焦山楂	9克	猪茯苓(各)	15克
丹皮参(各)	9克	八月札	9克	郁金	9克
蛇舌草	15克	合欢皮	9克		

胰腺头部肿瘤,因粘连广泛,仅作胆总管空肠吻合术,术后即用中药内服治疗,同时肿块处贴膏药,膏药内药粉是平安散(孟河马培之消肿块药)。经治以来,先后已8月,脘腹肿块消失,体重增加约5公斤,可外出购物,平时在家玩麻将半天,纳眠好,曾作B超示肿块已消失。症经年余,再拟一方,隔日一帖调摄。

太子参	15克	北沙参	9克	苍白术(各)	15克
法半夏	9克	陈皮	9克	枳壳	9克
郁金	9克	猪茯苓(各)	15克	制香附	9克
大白芍	9克	制首乌	9克	沙苑子	9克
半枝莲	15克	合欢皮	9克	麦谷芽(各)	9克

[按] 本例确诊胰腺肿瘤,已经晚期,黄疸明显,食少,进食后上腹部有上顶感,隐痛牵引后背,入晚,不能平卧,只能半坐侧位眠,手术仅作胆总管肠吻合术,术后未作放、化疗,即服中药调治,治则以疏肝降逆,和胃化湿,消肿散结法,尤以理气、升清降浊,贯彻于整个治则中,经治约年余,竟获痊愈。4年后,因肺炎住院,检原有胰腺肿瘤已消失,体质康健,后一年,因心肺病而急诊住院,不久,因心力衰竭亡故。

陈×× 男 70岁 上海

4年前,因胰头肿瘤住院,手术未能全部切除,因肝有转移,作插管介入治疗多次,后一直服中药治疗。同时口服化疗药,术后因体力调治好转。仍工作,应酬颇忙。4年后,因感力乏,检糖类抗原CA199逐渐上升,检出结肠有块状物,镜检证实系肿瘤,手术时发现原胰头未切除肿瘤已消失,肠癌已有广泛转移,术后化疗,因体力不支,又值天寒,高年体力下降,肺部感染,而病亡在医院。患者自首次手术及插管介入治疗后即服中药,余将有关中药主要药方列下。

(一) 南北沙参(各) 15克　　川石斛　　9克　　赤白芍(各) 15克
　　 七叶一支花 9克　　　　制僵蚕 15克　　　象贝母 15克
　　 苦玄参(各) 9克　　　　山茨菇 9克　　　　炮山甲 9克
　　 露蜂房 9克　　　　　　半枝莲 15克　　　郁金 9克
　　 制香附 9克　　　　　　枳壳 9克　　　　石见穿 15克

(一) 大生地 9克　　　　　　赤白芍(各) 9克　　莪白术(各) 15克
　　 猪茯苓(各) 15克　　　蛇舌草 15克　　　陈皮 9克
　　 蜀羊泉 15克　　　　藤梨根 15克　　　焦薏苡仁 21克
　　 太子参 15克　　　　龙葵 9克　　　　法半夏 9克
　　 制香附 9克　　　　八月札 9克

(一) 太子参 15克　　　　莪白术(各) 15克　　清半夏 9克
　　 橘络核(各) 9克　　夏枯草 15克　　　蚤休 15克
　　 白英 15克　　　　龙葵 15克　　　焦楂曲(各) 9克
　　 合欢皮 9克　　　　炙苏梗 9克　　　浙贝母 9克
　　 佛手片 6克　　　　枳壳 9克

(一) 党参 15克　　　　炙黄芪 9克　　　制黄精 9克
　　 枸杞子 15克　　　大贝母 9克　　　枳蛤壳 9克,15克
　　 山茨菇 9克　　　　山豆根 9克　　　猪茯苓(各) 15克
　　 猫爪草 15克　　　郁金 9克　　　　莪白术(各) 15克
　　 焦薏苡仁 25克　　八月札 9克

(一) 当归 9克　　　　丹皮参(各) 15克　　北沙参 9克
　　 赤白芍(各) 9克　　莪白术(各) 15克　　制香附 9克
　　 大贝母 9克　　　　铁树叶 15克　　　焦楂曲(各) 9克
　　 青陈皮(各) 9克　　猪茯苓(各) 15克　　蜀羊泉 9克
　　 清半夏 9克　　　　八月札 9克

焦×× 男 57岁 上海

胰腺癌晚期,身热腹胀,腹水明显,纳差脉虚大,重按无力,勉方商进。

太子参 30克　　　炙黄芪 9克　　　大生地 15克
天麦冬(各) 9克　　茯苓皮 30克　　　清半夏 9克
制香附 9克　　　沉香曲(包) 9克　　冬瓜子皮(各) 30克
砂蔻仁(各) 6克　　山茨菇 9克　　　广木香 9克

| 丹皮参(各) | 9克 | 黑山栀 | 9克 | 车前子(炒) | 30克 |

[按] 服药后，身热退而未清，腹胀觉松，矢气频转，小溲增多，嘱原方续服。后即失去联系。

鹿× 女 28岁

脘口隐痛，牵引到背心，食入不舒，在外检B超示胰腺尾部粗，回声不匀，白细胞2800，多次化验，均在3000以内，且中性＜淋巴，脉濡，舌略胖，大便稀。

苏梗	6克	白术芍(各)	9克	法半夏	6克
制香附	6克	郁金	6克	枳壳	6克
青陈皮(各)	6克	旋复花	6克	苏啰子	6克
合欢皮	6克	八月札	6克	淮山药	9克

服上药后，症状明显缓解，原方续服1次，接服。

逍遥散

香砂六君丸。

[按] 患者原住北方，就读沪地，饮食以荤腥为主，不久即有是症，多次测淀粉酶，均在正常值内。B超示胰尾部粗糙，回声不匀，服上药先后半年，症状逐渐缓解，后即消失。再作B超，示胰腺正常，测血白细胞在3000以上，中性＞淋巴，一切如常矣。

朱×× 女 49岁 浙江台州

胰腺癌术后(未全切除)，已经化疗，胃纳不佳，脉沉濡，舌苔浮腻，要求中医药协同调治。

苏梗	10克	制半夏	10克	陈皮	10克
枳壳实(各)	10克	八月札	10克	川朴	3克
焦楂曲(各)	10克	白术	10克	蛇舌草	21克
半枝莲	20克	郁金	10克	猪茯苓(各)	15克
制香附	10克	檀香屑	3克	炒谷芽	10克

[按] 胰腺肿瘤，深在腹后壁，常伴胃不适进一步检查查出，但症已中晚期，本例手术未能切除，如不影响进食，中药以疏肝和胃，理气散结法调治。外可用"平安散"(马培之外用药方，参考《孟河四家医集》中马氏一章)，内服中药，外用膏药贴患处，可增加治愈概率。本例远在浙江，后未随访到。

丁×× 女 42岁 温州

2月份，胃脘不适，由西医作胰腺炎处理后好转，6月份，仍感不适，牵引到后背，住院检出胰腺肿瘤，肝已有转移，插管化疗2次后，来此诊治，诊得有发热、乏力，胸脘饱胀，纳食胀甚，消瘦，体重近1月来由100市斤减退到82斤，眠艰，舌苔浮腻而干，喜饮，大便日解,脉沉细,面色萎黄少华,月事已停。

南沙参	10克	川石斛	10克	赤白芍(各)	15克
当归	10克	炙苏梗	10克	枳壳实(各)	10克
太子参	15克	天花粉	20克	合欢皮	10克
八月札	10克	淡黄芩	10克	黑山栀	10克
焦苡仁	20克	蛤黛散(包)	30克	蛇舌草	15克
川厚朴	5克	川楝子	10克		

服上药适,诸恙均稍减,要求继续治疗,前方加减。

苏藿梗(各)	10克	制半夏	10克	陈皮	10克
枳壳实(各)	10克	北沙参	10克	川石斛	10克
赤白芍(各)	15克	丹皮参	15克,20克	黑山栀	10克
苦玄参(各)	10克	焦苡仁	20克	山茨菇	15克
砂仁	6克	竹茹	10克		

纳明显好转,近2月来,体重增加8斤,形体较前丰满,饮食稍硬,或稍多食,脘腹部仍感不适,便解,精力大好,眠佳,无身热。

大生地	10克	川石斛	10克	苏藿梗(各)	10克
川楝子	10克	制香附	10克	枳壳实(各)	10克
赤白芍(各)	10克	猪茯苓(各)	10克	山豆根	10克
蛤壳	30克	丹皮参	10克,20克	山茨菇	10克
黑山栀	10克	佛手片	5克	半枝莲	15克
焦楂曲(各)	10克				

[按]　先后调理半年,症状逐月缓解,生活可以自理,无身热,下午感力乏,纳平平,眠可,二便如常,处方均宗养阴清热,疏肝理气,消肿散结法,其中疏肝理气,尤为重要。病久气滞,气滞则津液、气血升降润泽失调。反增剧病情发展,笔者喜用此法,治胰腺肿瘤手术未能切除病例,大都均获缓解,且有竟获痊愈者。留此存备一格,谨供参酌。

谢×× 男 67岁 连云港

上中腹饱胀,食入更甚,在外服中药即吐,转来上海,检出系胰腺近头部肿瘤,不能手术,仅作插管引流,转辗介绍来此,诊得消瘦,神倦,面色少华,无黄疸,饮食仅流汁,有时可半流质,进食后,无呕吐,眠差,尿混浊,大便数日一解,脉沉濡,重按无力,舌润,苔浮腻。

(一) 杜苏梗	10克	苍白术(各)	10克	制香附	10克
焦楂曲(各)	10克	法半夏	10克	陈青皮(各)	10克
枳壳	10克	莱菔子	10克	砂仁	6克
黑山栀	10克	丹皮参(各)	10克	石见穿	15克

佛手片	6克	猪茯苓(各)	15克	蛇舌草	15克
(二)柴延胡(各)	10克	丹皮参(各)	10克	法半夏	10克
青陈皮(各)	10克	制香附	10克	郁金	10克
白英	10克	龙葵	10克	焦苡仁	30克
淡黄芩	10克	当归	10克	莪白术(各)	10克
枳壳	10克	大贝母	10克	焦楂曲(各)	10克

[按] 上两方可交叉服,治则均以疏肝理气,和胃,清热消肿散结调摄。另用平安散药粉散少许在一般膏药上,贴在相当于肿瘤位置的脘腹部皮肤上,3天调换1次,外贴膏药,内服中汤药,两者配合,收效更好。本例后未来联系。

周×× 男 55岁 浙江桐乡

胰腺癌手术未切除,诉脘部及腰右作痛,需止痛药才可缓解,每餐仅小半碗,下肢浮肿,体重大减,拟方协助调摄。

(一)炙苏梗	10克	川楝子	10克	制香附	10克
枳壳实(各)	10克	法半夏	10克	青陈皮(各)	10克
郁金	10克	延胡	10克	石见穿	20克
蜀羊泉	20克	茵陈	10克	生牡蛎	30克
蛤黛散(包)	30克	车前子草(各)	15克		
(二)太子参	15克	炙黄芪	15克	莪白术(各)	15克
石见穿	20克	半枝莲	20克	蛇舌草	20克
制香附	15克	生地	10克	焦薏苡仁	30克
冬瓜子皮(各)	30克	生牡蛎	30克	焦楂曲(各)	10克
车前子草(各)	15克	枳壳实(各)	10克		

癌属晚期,上两方交叉服,药后脘及右腰部疼痛且胀逐渐缓解,消褪,纳转佳,大便成形,眠安,要求继续调摄。

(一)炙苏梗	10克	川楝子	10克	莪白术(各)	15克
延胡	10克	法半夏	10克	制香附	10克
郁金	10克	蛤黛散(包)	30克	枳壳实(各)	10克
猪茯苓	30克,10克	白英	20克	石见穿	20克
车前子(各)	15克	焦薏苡仁	20克		
(二)延胡	10克	赤白芍(各)	15克	苏梗	10克
郁金	10克	枳壳实(各)	10克	法半夏	10克
制香附	10克	桃仁	10克	丹皮参(各)	15克
蛤黛散(包)	30克	蜀羊泉	20克	青陈皮(各)	10克
生熟苡仁(各)	20克				

[按] 服药以来，症状缓解，纳食增加。癌痛尚未全消，处方疏理止痛，消肿散结法，先后2次，处方4纸，告以可交叉续服，约1年后，特来电告已获愈。

戈×× 男 60岁 安徽

胰腺头部肿瘤，手术未能全切除，胆总管已改道，术后来沪，诊得术后体质虚弱，黄疸隐约，脉沉细少力，舌红苔少，纳平平，眠尚可，拟予调治。

南沙参	15克	川石斛	10克	赤白芍(各)	15克
猪茯苓(各)	15克	天仙子	10克	蛇舌草	20克
制香附	10克	枳壳	10克	桃仁	10克
鳖甲	15克	生牡蛎	30克	大贝母	10克
炮山甲	6克	蛤壳	30克	青黛(包)	10克

另服 小金丸

诉服药后，腹部肿块大为减小，喜甚，要求配原方，带回皖家续服。

原方加小金丸。

[按] 1年后，同乡来诊，特带信，症状已全消，获愈，体检阴性，前方治则，养阴清热，理气化湿，软坚散结。

结肠癌（肝、肺、淋巴转移）

邬×× 男 45岁 广西

肠肿瘤已发现有肺、肝转移，手术切除肠肿瘤，放、化疗结束后来此要求配服中药调治。诊得疲乏貌，虚弱明显，测血白细胞仅1000，消瘦，两脉沉小，弱，重按乏力，舌苔浮白，纳平平，眠易醒，伴有盗汗，拟方调治。

党参	30克	炙黄芪	20克	白术	15克
川石斛	10克	大白芍	15克	丹皮	10克
黑山栀	10克	石见穿	20克	半枝莲	30克
蛇舌草	30克	制半夏	10克	陈皮	10克
浮淮小麦(各)	15克	浙贝母	10克	生牡蛎	30克
炙甘草	10克	麦谷芽	10克		

服药2周后，汗止，精力明显好转，测白细胞2800，原方加红枣四枚，生姜一小片。

[按] 改方后即回广西，1年后，悉精神、体力已完全恢复。且可参加家务活动，复查，肺、肝占移灶影模糊不清，肝功正常。呼吸顺利，原方拟可续服，已告其在沪家女儿。

吴×× 女 73岁 加拿大

降结肠癌术后，发现肝已有转移，癌胚抗原居高不下，经酒精注射后，癌胚抗原指标下降,经会诊后,邀请中医诊治,拟养阴益气,和中散结,分化湿热法。

党参	15克	炙黄芪	15克	大生地	15克
猪茯苓(各)	15克	白术芍(各)	15克	山豆根	9克
半枝莲	30克	蛇舌草	30克	炮山甲	9克
左牡蛎	30克	炙鳖甲	15克	甘杞子	15克
川楝子	9克	制首乌	9克	焦苡仁	30克
焦山楂	9克	麦谷芽(各)	15克		

仿八珍、三甲,清热和中法调摄。

[按] 高年妇女,用药扶正为主,攻补协同施治,和中以助化生之源,方中更有护肝之一贯煎药物。

又悉病员取药即回加拿大。

宋×× 妇 55岁 上海

降结肠癌已手术,淋巴结有3处已转移,术后常规化疗结束后来此中药调治。诊得消瘦,饮食以素为主,稍进油腻即便溏,不药会自愈,神倦,面色少华,两脉虚濡,少力,舌苔浮薄,夜卧不佳,寐则多梦,无盗汗,拟益气养阴健脾散结法进治。

太子参	15克	芪白术(各)	9克	猪茯苓(各)	9克
白英	9克	半枝莲	15克	淮山药	15克
清半夏	9克	橘皮核(各)	9克	焦苡仁	15克
鸡内金	9克	当归	9克	大白芍	9克
郁金	9克	麦谷芽(各)	9克		

服上方颇适,偶进荤腥,未有便稀薄现象,仍宗上法进治。

党参	15克	炙黄芪	9克	芪白术(各)	9克
焦苡仁	15克	法半夏	9克	橘皮核(各)	9克
山茨菇	9克	七叶一支花	15克	蜀羊泉	9克
鸡内金	9克	淮山药	15克	当归身	9克
麦谷芽(各)	9克	枳壳	9克	大白芍	15克

益气养阴,健脾清热化湿法,长期调治以来,已逾3年,身体健康,纳眠可,常外出活动,原方加减。

党参	15克	制黄精	9克	芪白术(各)	9克
制半夏	9克	蛇舌草	15克	杞子	15克
制首乌	9克	焦苡仁	15克	淮山药	15克
枳壳	9克	炒地榆	9克	焦楂曲(各)	9克
麦谷芽(各)	9克				

肠癌术后将4年,复查肠镜未见异常,B超肝、脾、肾、胰、X肺片,均阴性,临床一般健

康情况转佳,要求继续治疗。

党参	15克	制黄精	9克	莪白术(各)	9克
制半夏	9克	陈皮	6克	蛇舌草	15克
半枝莲	15克	淮山药	15克	焦楂曲(各)	9克
鸡内金	9克	杞子	9克	猪茯苓(各)	9克
麦谷芽(各)	9克				

药后一般情况佳,纳眠俱好,二便畅,外出活动。以购物为主,饮食以清淡为主,偶伴荤腥,忌油腻,早晚作息有时,仍要求服药调理。

党参	15克	莪白术(各)	15克	淮山药	15克
沙苑子	9克	菟丝子	9克	无花果	9克
蜀羊泉	9克	焦苡仁	15克	白芍英(各)	9克
焦楂曲(各)	9克	制半夏	9克	竹茹	6克
蒸萸肉	9克				

[按] 服药先后逾5年,体重增加已达10市斤。肠镜阴性,B超肝、脾、胰,双肾均阴性,X胸片亦阴性,纳眠俱好,面色红润,二便亦正常,嘱中药可隔日服1帖,后6、7、8、9年随访,健在,体力好,生活如正常人一样,仍定期作息,清淡饮食。

吴×× 女 60岁 江阴

结肠癌术后,创口未愈,有糖尿病,要求中医药协助治疗。

太子参	30克	炙黄芪	15克	北沙参	15克
大白芍	15克	天麦冬(各)	9克	淮山药	20克
焦山楂	9克	沙苑子	9克	莪白术(各)	15克
焦薏苡仁	20克	天花粉	9克	蒸萸肉	9克

[按] 养阴清热利湿,加参芪,促使伤口早日愈合。

周×× 女 48岁 昆山

结肠癌,手术时发现肝已转移,先后化疗6次,肝转移灶已缩小,化疗仍继续中,一面来此要求加中药协助治疗。诊得一般情况可,肺片阴性,化疗后,饮食如常,眠好,脉细数,舌略胖,二便如常。

南沙参	9克	川石斛	9克	赤白芍(各)	9克
猪茯苓(各)	15克	莪白术(各)	15克	白英	15克
太子参	15克	制黄精	9克	龙葵	15克
制半夏	9克	陈皮	9克	焦山楂	9克
焦苡仁	15克	天麦冬(各)	9克	枳壳	6克

服上药颇适,化疗12次已结束,病情稳定,纳眠、经汛如常,二便亦如平日,要求继续

治疗。

北沙参	9克	川石斛	9克	炙白术(各)	15克
党参	15克	猪茯苓(各)	15克	赤白芍(各)	9克
山茨菇	9克	山豆根	9克	藤梨根	15克
法半夏	9克	陈皮	9克	合欢皮	9克
麦谷芽(各)	15克	川怀牛膝(各)	9克	焦苡仁	15克

复查肝转移灶消失，一般情况好。血常规及各项化验均正常，纳眠、经汛、二便均正常，脉来有力，舌仍略胖，苔浮薄，原方可续服。

[按] 结肠癌肝已转移，术后化疗共12次，加服中药，先后1年，复查转移灶早已消失。体力增强，纳眠、经汛、二便均正常，生活自如，嘱原方可继续治疗，饮食改为清淡，中药继续调治，随访。

金×× 女 39岁 温岭

检出乙状结肠肿瘤，已手术切除。发现切除肠段长25厘米，内除肿块外，息肉多枚，术后常规化疗，次数不详，结束后再来上海，要求中医药调治，诊得一般情况软弱，诉时有腹部不适，大便日解，又胃纳平平，眠可，脉濡带数，舌润、苔浮少。

南沙参	10克	川石斛	10克	赤白芍(各)	10克
半枝莲	15克	蛇舌草	15克	炙白术(各)	15克
大贝母	10克	山茨菇	15克	八月札	10克
制半夏	10克	制香附	10克	枳壳实(各)	10克

药后，腹部不适已消失，纳眠转佳，要求续治。

太子参	15克	白炙术(各)	15克	制半夏	10克
陈皮	10克	猪茯苓(各)	15克	苦玄参(各)	10克
藤藜根	15克	赤白芍(各)	10克	郁金	10克
焦苡仁	20克	野百合	10克	生炙甘草(各)	3克
佛手片	6克	焦楂曲(各)	10克	猪茯苓(各)	15克

[按] 药后，体力转佳，上方均宗，养阴益气，清热化湿法，嘱饮食以清淡为主，避免甜食过量摄取。此两方今后可交换进服，以防肿瘤复发及息肉再发。

直肠癌

黄×× 男 88岁 上海

直肠癌术后，腹胀纳差，要求服中药调治。（1/10 淋巴结阳性）

苏梗	9克	枳壳实(各)	9克	制香附	9克
大腹皮	9克	八月札	9克	广木香	6克

茯苓	15克	丹皮参(各)	15克	川厚朴	3克
麦谷芽(各)	9克	蛇舌草	15克	砂仁	3克
鸡内金	9克	白术	6克	陈皮	6克

术后腹胀,气机未洽,以疏肝理气,健运为法较妥。药后腹胀已松,唯大便仍欠畅,舌略红,纳转佳,前方加减。

生地	9克	天麦冬(各)	9克	生首乌	15克
全当归	9克	丹参	9克	天花粉	9克
川石斛	9克	女贞子	21克	黑山栀	9克
桃仁	9克	枳壳实(各)	9克	竹茹	9克

入夜腹胀已消失,大便畅解,精神好转,要求续服。

生熟地(各)	9克	生首乌	9克	当归	9克
天麦冬(各)	9克	半枝莲	15克	大麻仁	15克
川石斛	9克	枳壳实(各)	9克	鸡内金	9克
太子参	15克	白术芍(各)	9克	蛇舌草	15克

[按] 从疏肝理气、健运,转入养阴益气,清热润肠法调治。症状缓解,原方仍须续服,协助恢复健康。

彭×× 女 53岁 深圳

直肠癌连肛门一并切除,作人工肛门,淋巴6/6阳性,术后2月,来沪要求中医诊治。诊得一般情况尚可,略瘦,脉虚濡,舌苔浮薄,纳可,眠差。

太子参	15克	莪白术(各)	9克	赤白芍(各)	9克
半枝莲	21克	蛇舌草	21克	白英	15克
法半夏	9克	橘皮核(各)	9克	猪苓	30克
焦苡仁	30克	猫爪草	15克	制黄精	9克
合欢皮	9克	茯神	15克	夜交藤	15克
麦谷芽(各)	15克				

服上药3月后复诊,一般情况较前转健,纳眠俱佳,前方加减进治。

党参	15克	莪白术(各)	9克	赤白芍(各)	9克
七叶一支花	21克	法半夏	9克	橘皮核(各)	9克
蜀羊泉	15克	苦玄参(各)	9克	蒲公英	15克
焦楂曲(各)	9克	制黄精	9克	麦谷芽(各)	15克

服上方又1年半,复查阴性,体力好转,纳眠可,要求巩固疗效,增强体力。

党参	15克	炙黄芪	9克	当归	9克
生地黄	9克	莪白术(各)	15克	制半夏	9克
赤白芍(各)	9克	山茨菇	9克	猪苓	30克

焦苡仁	30克	蚤休	15克	龙葵	15克
橘皮核(各)	9克	麦谷芽(各)	15克		

[按] 直肠肿瘤术后，人工肛门，服药以来，已经2年，多次复查，未见异常，尤其是盆腔情况，中药用气血双调，结合清热散结法调摄，同时仍密切观察，定期随访。

王×× 女 64岁 台州

直肠癌术后6月，淋巴1/6转移，化疗已6次，纳眠可。要求中药配合治疗，诊得一般情况可，生活可自理，纳眠尚属正常，大便日或2日1次，脉濡少力，舌质略淡，拟益气养阴，健脾清化湿毒。

太子参	15克	莪白术(各)	10克	制半夏	10克
橘皮核(各)	10克	苦参	10克	半枝莲	21克
蛇舌草	21克	焦楂曲(各)	10克	淮山药	21克
麦谷芽(各)	15克	焦苡仁	21克	土茯苓	15克
当归	10克	制黄精	10克	赤白芍(各)	10克

[按] 上法方药连服，对直肠癌已有淋巴转移患者，有一定疗效。

类癌

俞×× 男 34岁 上海

左下腹不适，镜检示距肛门7厘米处有异物，取检示肿瘤，且深入肌层，剖腹手术切除，出血约1000毫升，术后半年，来此要求服用中药。诊得一般情况可，诉平素喜油腻及甜食，术后已戒除，纳可，眠佳，脉平顺，舌苔浮薄，二便如常，拟益气养阴，和胃健脾，分化湿热法进治，本例病理示类癌。

太子参	9克	白莪术(各)	9克	制半夏	9克
猪茯苓(各)	15克	灵芝	9克	赤白芍(各)	9克
南沙参	12克	淮山药	15克	焦苡仁	21克
苦参	9克	藤梨根	15克	白英	15克
半枝莲	15克	蛇舌草	15克	枳壳	6克
焦楂曲(各)	9克				

一度因饮食不慎，胃肠不适，急诊对症治疗获愈，上方加减。

苏梗	9克	白苍术(各)	6克	制半夏	9克
焦楂曲(各)	9克	枳壳	6克	广木香	6克
陈皮	6克	淮山药	9克	鸡内金	6克
猪茯苓(各)	9克	麦谷芽(各)	9克		

工作繁忙，又多应酬，自觉精力疲乏，脉舌如常。

党参	15克	炙黄芪	9克	莪白术(各)	15克
生地	15克	大白芍	15克	制半夏	9克
陈皮	6克	枳壳	9克	无花果	9克
灵芝	15克	猪茯苓(各)	15克	焦楂曲(各)	9克
沙苑子	9克	女贞子	15克	仙灵脾	9克

服上药颇适,要求续服,并希望配制丸药,以备常服,上方加半枝莲15克,蛇舌草15克,上药共三倍量,研成细末,水泛为丸,如绿豆大,每服5克,早中晚各服1次,开水过下。

[按] 术后服中药已1年半,复查阴性。类癌,似癌,实非癌,流行病学认为,数十年后仍会复发。忆有一阑尾炎患者,术后诊断为类癌,40年后患肠癌手术,术后检出系类癌复发,约1年后病逝于医院内。

肾脏肿瘤

彭×× 男 70岁 安徽

经常出现尿色淡红,检出右肾有肿块,住院作肾切除术,术后拟行化疗,病员拒绝,特来沪要求中医药治疗。诊得一般情况尚佳,纳眠俱可,脉滑大,舌苔浮白浅薄,术后1月半,拟方调治。

太子参	15克	莪白术(各)	15克	制半夏	9克
陈皮	9克	半枝莲	15克	蛇舌草	15克
土茯苓	15克	枸杞子	15克	大生地	9克
白英芍(各)	15克	淮山药	21克	焦薏苡仁	15克

服上药颇适,精力好转,体重略增,纳眠均安,唯多梦纷扰,拟方再作进治。

党参	15克	炙黄芪	15克	莪白术(各)	15克
丹皮	9克	猪茯苓(各)	15克	制半夏	9克
蒸萸肉	9克	半枝莲	15克	白英芍(各)	15克
合欢皮	9克	蛇六谷	15克	陈皮	9克
泽泻	9克	焦楂曲(各)	9克		

[按] 肾脏肿瘤,多因邪毒、湿热蕴结,未能及时清除。日久蓄积而成,加以肾气虚弱,则更易罹患。治则以清热、解毒、化湿、补益肾气为主立方。上两方即据此调摄。现有相当一部份病员及家属,认为术后应增加营养,且均以动物肉类为主,膏粱厚味,唯恐体力不支,常见因此而致肌酐升高。久居高不下,此肾脏排毒力量下降所致。清淡饮食,最为妥当。

张×× 男 46岁 浙江

肾癌,有症状到明确诊断,共1个月,术后1月,用干扰素治疗中,因有乏力,腹胀,低热,要求中医调治。诊得神清,两眼圈较暗,诉力乏,时腹胀,大便日解,眠差,脉濡,舌润,苔浮薄。

太子参	15克	白芍术(各)	15克	法半夏	9克
陈皮	9克	茯苓神(各)	15克	蛇舌草	15克
半枝莲	15克	杞子	15克	炒枳壳	9克
制香附	9克	焦山楂	9克	女贞子	15克

服后矢气转,腹胀得减,胃纳未馨,时有盗汗。

南沙参	9克	川石斛	9克	太子参	15克
黑料豆	9克	大白芍	15克	茯苓神(各)	15克
杞子	15克	制半夏	9克	乌药	6克
浮淮小麦(各)	15克	碧桃干	15克		

诸恙均减,偶有腹胀,便日解,苔浮白,纳仍差。

白术	9克	苏梗	9克	淡黄芩	9克
黑山栀	9克	郁金	9克	猪茯苓(各)	15克
蚤休	9克	炒枳壳	9克	焦楂曲(各)	9克
山豆根	6克	盆垂草	15克		

胃纳好转,苔腻未清,偶有口苦,腹平坦,便畅解,检肾功能多次,肌酐高,尿素氮亦居高不下,嘱清淡饮食。

北沙参	15克	白术芍(各)	15克	法半夏	9克
黑山栀	9克	丹皮参(各)	9克	垂盆草	15克
生熟薏苡仁(各)	15克	淡黄芩	9克	焦山楂	9克
陈皮	9克	茯苓	9克	泽泻	9克
八月札	9克				

[按] 肾癌术后,一直高蛋白、高脂肪饮食,致肌酐、尿素氮居高不下,改用清热解毒化湿药物后,腹胀、纳差、口苦等症状逐渐下降,是属合度,患者还有顾虑,仍不时要求方中增加补药。

[后记] 清淡饮食,减少各种营养副食品,2年后悉化验正常,后即失去联系。

阴茎癌

李×× 男 60岁 常州

阴茎硬结,已有月余,排尿时有刺痛,自幼即患有湿疹,服药才能缓解,停药又起,天寒亦有类似发作,大便日解2~3次,要求中药调治,拟清热化湿,软坚散结法。

太子参	9克	苍白术(各)	15克	猪茯苓(各)	15克
苦玄参(各)	15克	丹皮参(各)	15克	蛤黛散(包)	30克
蛇舌草	15克	半枝莲	15克	焦苡仁	30克

川淮牛膝(各)	9克	大贝母	9克	赤白芍(各)	9克
车前子(包)	15克	生牡蛎	30克		

另服 西黄丸如无化改牛黄醒消丸。

遍体湿疹,逐渐消褪,阴茎硬结未增大,亦未减小,局限在阴茎中段腹侧,上方服后颇适,原方加减。

茋白术(各)	15克	猪茯苓(各)	15克	苦玄参(各)	15克
蛤黛散(包)	30克	黑山栀	9克	丹皮	9克
大贝母	15克	制僵蚕	9克	赤芍	9克
炙地龙	9克	当归	9克	生牡蛎	30克
七叶一支花	15克	柴延胡(各)	6克		

湿疹已愈,阴茎硬结仍存在,虽未增大,减小不明显,尿时有刺痛,一面中药调服,一面请外科会诊。

当归	9克	丹皮参(各)	9克	赤芍	9克
大贝母	15克	柴延胡(各)	9克	炙地龙	9克
黑山栀	9克	川楝子	6克	生牡蛎	30克
蛤黛散(包)	15克	山茨菇	9克	猫爪草	15克
土茯苓	15克	藕节炭	9克		

[按] 上方系消肿散结为主立法,不久即由西医门诊收入病房,手术确诊为阴茎癌,约半年后,悉病逝在院内。

膀胱肿瘤

杨 男 58岁 浙江

两年前,因膀胱肿瘤作全膀胱切除,同时切除前列腺,术后一直在外服药及化疗迄今,出现便后带血,伴里急后重,检有肿瘤占位,侵及直肠,开始放疗,不久出现便解日8～10次,才停,才来要求中医药调治。诊得老态,全身乏力,少腹及腰部隐痛,身热持续,夜卧盗汗,胃纳不佳,两脉虚弦而数,舌苔浊腻,治以益气健脾,清热化湿消瘤法。

香白薇	9克	丹皮参(各)	15克	南沙参	9克
白术芍(各)	15克	法半夏	9克	广木香	9克
半枝莲	30克	垂盆草	30克	白英	15克
焦薏苡仁	30克	蛤黛散(包)	20克	车前子草(各)	15克
淮山药	20克				

药后身热已退,汗出亦减,大便日解3～4次,开始放疗后,大便又日解10次以上,原方加减。

太子参	15克	白术芍(各)	15克	北沙参	9克

丹皮参(各)	15克	广木香	9克	白英	15克
延胡	9克	淮山药	30克	罂粟壳	6克
五味子	9克	蛇舌草	30克	焦楂曲(各)	9克

放疗持续,大便次数仍10次以上,精力益疲,纳眠俱差,脉来细弦,舌胖,苔浊腻,方拟益气和中,健运利湿,消瘤。

党参	30克	炙黄芪	20克	白芍术(各)	15克
淮山药	30克	猪苓	15克	焦楂曲(各)	15克
半枝莲	30克	蛇舌草	30克	罂粟壳	6克
清半夏	9克	广木香	9克	青防风	6克
藕节炭	9克	苦玄参(各)	9克	煅牡蛎	20克

加用白蛋白后,突感头脑胀痛,血压升高,全身乏力益甚,舌胖苔腻,脉弦而数,现放疗已停,大便日解1～2次,眠尚可,少腹仍有隐痛,病属棘手。

潼白夕利(各)	9克	钩藤	9克	赤白芍(各)	15克
猪茯苓(各)	15克	丹皮参(各)	9克	白藓术	15克
石决明	30克	淮山药	30克	广木香	9克
制香附	9克	蛇六谷	20克	蜀羊泉	15克
煅牡蛎	20克	焦楂曲(各)	9克		

头脑胀痛大减,血压尚未平稳,大便日解2～4次,纳差眠可,舌胖苔薄,脉细弦,再勉方商进。

太子参	15克	藓白术(各)	15克	猪茯苓(各)	15克
淮山药	30克	鸡内金	9克	焦楂曲(各)	9克
广木香	9克	清半夏	9克	青陈皮(各)	6克
钩藤	9克	荷蒂	5枚	五倍子	9克

[按] 本例癌症已晚期,高年当此,虽经中西医积极协治,疗效并不理想,最后调整上方,另嘱用胸腺5肽带回原籍,后未得随访到。

仲×× 男 84岁

尿血多时,在外检出膀胱肿瘤,已不能手术,患者年事已高,又有心血管病,仅配口服抗肿瘤西药及止血药,要求中医协同治疗。

生地	15克	党参	15克	大白芍	15克
丹皮炭	10克	黑山栀	10克	炒槐花	10克
苦参	10克	荠菜花	10克	知贝母(各)	10克
炒当归	10克	车前子草(各)	10克	仙鹤草	15克

[按] 养阴益气,清热摄血法,调治。

吴×× 男 65岁 无锡

发现膀胱肿瘤,术后要求中医药调治,诊得一般情况可,纳眠佳,脉虚弦,舌润,大便日解。

南沙参	10克	赤白芍(各)	15克	丹皮参(各)	15克
白术	10克	制半夏	10克	陈皮	10克
半枝莲	20克	蛇舌草	20克	猪茯苓(各)	15克
薏苡仁	20克	淮川牛膝(各)	10克	车前草	15克
郁金	10克	枳壳	10克	生甘草	6克

[按] 癌症术后,中药调治,对预防复发,有一定帮助。本例治则,养阴清热,和胃健脾化湿法。

前列腺癌

何×× 男 62岁 江阴

前列腺癌,睾丸已切除,又加放疗,膀胱结石经碎石已排出,休养已1个半月,刻诊脸浮肿,耳鸣,苔腻,尿仍失禁,要求中药协同进治。

太子参	15克	炙黄芪	9克	白术芍(各)	15克
当归	9克	丹皮参(各)	15克	茯苓	9克
法半夏	9克	陈皮	9克	蒸萸肉	9克
淮山药	12克	生地黄	9克	泽泻	9克

[按] 术后放疗,气血并亏,湿浊未清,宜补养气血,兼利脾胃,分化湿热。后失去联系。

吴×× 男 82岁 无锡

前列腺肿块,已作姑息性手术,贫血改善,两下肢浮肿,心、肝、肾功能正常,纳可眠佳,脉虚弦,舌苔薄腻,拟益气养阴,健脾分利法进治。

党参	15克	炙黄芪	9克	大生地	9克
全当归	9克	黑料豆	9克	苍白术(各)	9克
大丹参	15克	川淮牛膝(各)	9克	冬瓜子皮(各)	15克
汉防己	9克	泽泻	9克	茯苓皮	15克
白英	9克	淮山药	15克	车前子	9克

[按] 下肢浮肿已褪,精神振作,纳眠2便如常,前方加减。

党参	15克	炙黄芪	9克	大生地	9克
全当归	9克	丹参	9克	大白芍	9克
苍白术(各)	9克	淮山药	12克	焦苡仁	15克
苦玄参(各)	9克	焦楂曲(各)	9克	猪茯苓(各)	15克

| 冬瓜子皮(各) | 12克 | 车前子 | 15克 |

[按] 术后调治，恢复良好，复方仍宗初诊法调治。

乳腺癌

林 女 41岁 中国台湾

1年前作乳腺导管癌术后常规化疗，近发现右肺有占位，穿刺证实，亦已手术，术后化疗有顾虑，要求中医药诊疗，诊得一般情况可，脉濡，舌润，纳眠可。

太子参	15克	白芪术(各)	15克	法半夏	9克
橘络核(各)	9克	猪茯苓(各)	15克	山茨菇	9克
百部	9克	山豆根	9克	夏枯草	15克
象贝母	9克	蜂房	9克	石上柏	15克
南沙参	9克	半枝莲	20克	蛇舌草	20克

乳癌术后转移到肺，术后化疗，有发热，纳差，泛恶，上方服后，接着化疗，要求续治。

南沙参	15克	太子参	15克	川石斛	9克
赤芍	9克	大贝母	9克	黑山栀	9克
粉丹皮	9克	半枝莲	20克	清半夏	9克
山茨菇	9克	猪茯苓(各)	15克	石上柏	15克
蛇舌草	20克	姜竹茹	9克	炙苏梗	9克

[按] 初复诊相隔3个月，初诊治则益气养阴，清热解毒消结，复诊因化疗后反应，消化道反应，伴有发热，治则以养阴和胃，清热解毒散结法，病属棘手，中西医积极治疗中。

丁×× 女 60岁 上海

乳腺癌术后，化疗已结束，要求中药调治，诊得神情佳，已恢复工作，纳眠俱可。拟益气养阴，疏肝和胃，清热解毒。

太子参	15克	黄芪	9克	川石斛	9克
夏枯草	15克	天花粉	9克	天麦冬(各)	9克
制香附	9克	合欢皮	9克	当归	9克
橘络核(各)	9克	川楝子	9克	浙贝母	9克
蚤休	9克	赤白芍(各)	9克		

服上药后，精神益振，要求继续调治。

太子参	15克	制黄精	15克	芪术(各)	15克
法半夏	9克	橘络核(各)	9克	当归	9克
赤白芍(各)	9克	夏枯草	15克	浙贝母	9克
制香附	9克	郁金	9克	天麦冬(各)	9克

| 焦山楂 | 9克 | 合欢皮 | 9克 |

[按] 乳癌，总因肝失疏泄，冲任失调。加以饮食热毒邪积内蕴，多方因素引起。一般而言，生育年龄期间，以内分泌协调失常居多。绝经期后，以脂肪摄入失常为主，此言其大概。本例年事已高，经用上法调治，随访五年，精力充沛，常参加社区社会活动，多次体检，均阴性。

林×× 女 43岁 中国台湾

乳癌骨转移，腰椎椎体受损，疼痛，纳差，脉细数，舌苔浮薄，形神萎软，姑拟方商进。

太子参	15克	延胡	15克	炙黄芪	20克
莪白术(各)	15克	蚤休	15克	炙乳没(各)	10克
骨碎补	15克	山豆根	9克	川续断	10克
蒲公英	15克	蛇舌草	20克	半枝莲	20克
石见穿	15克	狗脊	9克		

[按] 乳癌骨转移，中西结合治疗有缓解者，中药仿辨病加辨证调治，益气和胃，养阴清热止痛。

王×× 女 50岁 上海

乳腺癌，腋下淋巴结转移，术后，患者心情乐观，饮食不忌，纳眠俱佳。

南沙参	9克	赤白芍(各)	9克	制香附	9克
白莪术(各)	9克	天花粉	9克	炙苏梗	6克
川楝子	6克	山茨菇	9克	合欢皮	9克
郁金	9克	大贝母	9克	橘皮核(各)	9克

服药颇适，纳眠俱可，近月来左手臂有肿胀感不适。无身热，悉近来工作繁忙，较过去有增多，拟方调治。

全当归	9克	大丹参	9克	赤白芍(各)	9克
川桂枝	6克	路路通	9克	制香附	9克
大贝母	9克	郁金	9克	虎杖	6克
桑枝	9克	制僵蚕	6克	延胡	6克
橘络核(各)	6克	荆防风(各)	6克		

左臂肿胀增剧，不能穿衣，经治已全消，恢复常态。上方加减。

南沙参	9克	赤白芍(各)	9克	莪白术(各)	9克
山茨菇	9克	枳壳	9克	蒲公英	9克
郁金	9克	制香附	9克	大贝母	9克
橘络核(各)	9克	天门冬	9克	猫爪草	9克

左臂肿消已近年，左乳侵润性腺癌术后亦将2年，体力好，复检均阴性，要求继续中医

药调治。

芪白术(各)	9克	制半夏	9克	陈皮	9克
当归	9克	丹皮参(各)	9克	天麦冬(各)	9克
郁金	9克	枳壳	9克	山茨菇	9克
半枝莲	9克	茯苓神(各)	9克	制香附	9克
浙贝母	9克				

[按] 乳腺癌术后已3年，一度左臂肿胀，经治肿消，主因左臂劳动过度，中药连服近2年即断断续续服用，随访4、5年，体力仍佳，眠纳俱好，复检均阴性，治疗均以养阴疏肝，和胃清热，化湿理气调理。

徐×× 女 43岁 浙江

乳癌术后，面部色素沉着加重，妇科检出有子宫肌瘤，要求服中成药，患者性格开朗，血压100/60，纳眠佳，脉滑大有力，便秘结，病理示乳腺管腺癌。

香贝养营丸

丹栀逍遥丸

西黄丸

上药按说明书剂量减半调服。

[按] 疏肝理气，调畅气血，佐以散结法，可以常服。每半年随访1次，已逾5次。检均阴性。

刘×× 女 42岁 美国

1999年，左乳房肿瘤切除，化疗30余次。2001年发现同侧有肿块，切除，未发现有癌细胞。2003年，左乳房发现肿块，伴同侧腋下淋巴结，已有转移，作化疗及放疗，2004年来沪，要求中医药调治。西药服三苯氧胺一类药，每周1次，据述，此药易引起子宫内膜增厚、变异。未服中药治疗，诊得形丰，一般情况可。脉细濡，重按有力，舌苔浮腻，纳眠可，二便如常。

柴延胡(各)	10克	川楝子	10克	制香附	10克
郁金	10克	细青皮	10克	大贝母	10克
芪白术(各)	10克	合欢皮	10克	夏枯草	20克
猫爪草	15克	山茨菇	10克		

服上药甚适，因在国外，服汤药携带不便，要求改服丸药。

党参	15克	制黄精	10克	制首乌	10克
枸杞子	10克	制僵蚕	10克	制半夏	10克
橘皮核(各)	10克	郁金	10克	猪茯苓(各)	10克
当归	10克	制香附	10克	全瓜蒌	10克

赤白芍（各）	10 克	莪白术（各）	10 克	大贝母	10 克
柴延胡（各）	10 克	合欢皮	10 克	生牡蛎	10 克
蛤黛散	10 克	猫爪草	10 克	女贞子	10 克
留行子	10 克	沙苑子	10 克	夏枯草	10 克
天门冬	10 克	大生地	10 克	八月札	10 克
山茨菇	10 克	焦楂曲（各）	10 克		

上味加倍，共研细末，水蜜各半，泛成丸，如绿豆大，每服 6 克，早晚各 1 次，开水过下。

[按] 本例 2004 年服中药，后改服丸药，已逾 5 年，每年体检，未见肿块增大，腋下淋巴结逐渐减小，后和块一并消失，精神愉快，继续工作，纳眠俱佳，本方治则，以疏肝理气，消肿散结，从柴胡疏肝方扩大加减组成。

贺×× 女 40 岁 安徽

两乳房先后发现肿块，已经手术，术后常规化疗，并嘱服三苯氧胺类药，1 年后，发现子宫内膜增厚，有高低不平，切片示恶性肿瘤，作手术切除，术后又作常规化疗及放疗，结束后来此要求中医药调治，诊得神软，略消瘦，纳平平，眠多恶梦，常常叫醒，两脉细濡，重按少力，舌略淡，苔浮白，二便如常，拟益气养阴，疏肝和胃，健脾安神。

当归	10 克	党参	15 克	白术芍（各）	10 克
制半夏	10 克	陈皮	10 克	炙苏梗	10 克
川楝子	10 克	合欢皮	10 克	郁金	10 克
辰茯神	10 克	酸枣仁	10 克	焦山楂	10 克
枳壳	10 克	淮山药	15 克	淮小麦	15 克

服上药后，自觉精神明显好转，恶梦未有，能安寐，要求上方续服，并要求再开上方，带皖常服。

[按] 乳癌服西药后，子宫内膜增厚常见，发现恶性肿块，幸已作手术切除。乳癌术后服中药者，少见。

卵巢癌

丁 女 42 岁

因卵巢囊肿，子宫多发肌瘤手术，术后病理示卵巢透明样癌，常规化疗结束后来此，要求中医药调治。诊得一般情况尚可，低热、盗汗、脱发、咽喉干毛。热饮作呛咽痛，脉濡，纳可，无腹胀。

南沙参	10 克	川石斛	10 克	赤白芍（各）	10 克
丹皮参（各）	10 克	淡黄芩	10 克	大麦冬	10 克
苦桔梗	10 克	制僵蚕	10 克	玄参	10 克

| 黑山栀 | 10克 | 大力子 | 10克 | 竹茹 | 10克 |

服药后,诸恙均大减,唯脱发仍有,纳眠均佳,要求继续调治。

北沙参	10克	川石斛	10克	玄参	10克
象贝母	10克	黑山栀	10克	丹皮	10克
苦参	10克	茯苓神(各)	10克	泽泻	10克
苦桔梗	10克	制僵蚕	10克	赤白芍(各)	10克

药后症状全消,自觉体力明显转健,纳眠亦佳,准备返乡,要求再开一常服方,最好以丸药调摄,本例初复诊,以养阴清热疏解,最后丸药以八珍和六君子丸调摄,巩固。

[按] 透明样癌,系上皮细胞癌一种,复发率颇高,卵巢癌绝大部分为上皮细胞癌,几占卵巢癌中80%以上,又预后较差,因发现较晚。本例发现较早,积极治疗,仍属必要。已告其家属,定期随访。

朱×× 女 59岁 上海

卵巢肿瘤,术后引起肠梗阻,再手术时发现肠段已成黑色,坏死,切除后,即开始化疗,一面中医协助治疗。

炙苏梗	10克	延胡	10克	南沙参	10克
赤白芍(各)	10克	制香附	10克	郁金	10克
焦楂曲(各)	10克	制半夏	10克	青陈皮(各)	10克
枳壳	10克	佛手片	6克	蛤壳	30克

[按] 2月后,因去其他医院医治,大便稀薄,腹部隐痛,营养受到影响,精神较萎,纳减,力乏,察视前医处方,有大量苦寒药,少和中健运药物,嘱原方苦寒药剂量均减半(原均在30~50克之间),另加制半夏10克干姜6克(因无炮姜)白术10克,山药15克而安,后每次均来咨询,后每年来此,迄今已5年,体健。

张×× 女 62岁 浙江桐乡

因腹痛便泻,服药多日无效,检出有卵巢肿瘤。术中发现和肠有广泛粘连,且已有转移,一并手术切除,术后常规化疗,同时中药协助调治,诊得一般情况软弱,脉濡少力,舌略胖,纳眠平平。

(一)党参	15克	苍白术(各)	15克	炙黄芪	15克
法半夏	10克	橘络核(各)	10克	猫爪草	15克
灵芝	20克	蛇舌草	15克	半枝莲	15克
蜀羊泉	15克	猪茯苓(各)	15克	大贝母	10克
麦谷芽(各)	15克				
(二)法半夏	10克	橘络核(各)	10克	蛇六谷	15克
大贝母	10克	白英	15克	龙葵	15克

太子参	15克	莪白术(各)	15克	蚤休	15克
焦楂曲(各)	10克	鸡内金	10克	石见穿	15克
制首乌	10克				

[按] 处方两纸,方义均用养阴益气,和胃清热,散结软坚法,两方交叉调治,经随访2、3、4、5年,患者多次复查,均阴性,身体健壮,精力充沛,经常外出旅游。

B淋巴细胞癌

陆×× 男 61岁 浙江织里

在外拟诊为非霍奇金淋巴瘤,系弥漫大淋巴性瘤Ⅲ期-B1。因化疗肝伤,要求保肝。患者原有乙型肝炎,体健。

太子参	15克	赤白芍(各)	15克	清半夏	10克
陈皮	10克	黑山栀	10克	丹皮	10克
白英	15克	杞子	15克	制首乌	15克
桃仁	10克	郁金	10克	焦楂曲(各)	10克
龙葵	15克	麦谷芽(各)	15克	焦苡仁	20克

服上药适,要求继服,上方加减。

(一)当归	10克	丹皮参(各)	15克	赤白芍(各)	15克
大贝母	15克	制僵蚕	10克	生牡蛎	30克
炙鳖甲	15克	炙龟版	15克	女贞子	30克
炙地龙	10克	清半夏	10克	橘络核(各)	10克
沙苑子	10克	红枣	3枚	太子参	15克
(二)莪白术(各)	15克	赤白芍(各)	15克	大生地	15克
垂盆草	20克	制首乌	15克	杞子	20克
焦苡仁	20克	苦玄参(各)	15克	柏子仁	15克
延胡	10克	蛇舌草	15克	焦楂曲(各)	10克

上药反复交叉服5月,一般情况良好,因未检测肝功能及癌指标,不详,自我感觉,无何不适,要求继续中药调理。

(一)南北沙参(各)	10克	川石斛	10克	赤白芍(各)	10克
蛇舌草	20克	半枝莲	20克	清半夏	10克
陈皮	10克	八月札	10克	焦楂曲(各)	10克
枳壳	10克	郁金	10克	柏子仁	15克
合欢皮	10克	莪白术(各)	15克	炙鳖甲	15克
制首乌	10克				
(二)大生地	15克	丹皮	10克	黑山栀	10克

赤白芍(各)	15克	莪白术(各)	15克	苦玄参	10克
夏枯草	15克	海浮石	10克	蛤壳	30克
石见穿	15克	生牡蛎	20克	大贝母	10克
陈皮	15克	焦楂曲(各)	10克		

[按] B淋巴细胞瘤,是血液病之一,较霍奇金病难治,中医称此病认为痰浊瘀积,和此病形成有一定关系,治则均以化痰浊为首选,本方以此加养阴清热之味,更合证病论治,本例已三易处方,患者中西医协同治疗,已经4年,体健,中药仍在交叉服用中。

索 引

[1] 邓学稼. 尿石病 509 例临床统计和分析. 上海市 1977 年泌尿外科年会论文汇编, 中华医学会上海分会 1978 年 6 月

[2] 邓学稼. 复发尿石病 80 例病因分析和探讨. 医学科研资料(泌尿外科论文专辑), 上海第一医学院 1980 年 1 期

[3] 邓学稼. 补肾法与分利法对尿石病伴有肾盂积水征的疗效观察. 上海医学编辑委员会, 上海医学 1978 年 3 期

后 记

　　本书病例，是1949年前直到现在的，经由子友之翻阅整理成册，同道们对此初稿提了不少宝贵的建议，现准备出版。又承蒙上海科学技术文献出版社编办主任应丽春女士；北京出版集团原产品总监兼重大选题规划部主任、编审、全国五一劳动奖章获得者杨钢先生；原常州市第一人民医院长，该院神经外科创始人，教授，主任医师刘信基之女刘青医师，审阅了全书，大力协助，谨此一并致谢。

邓学稼
2019年10月